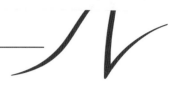

JN041400

系統看護学講座

専門基礎分野

栄養学

人体の構造と機能 3

小野　章史　　川崎医療福祉大学大学院名誉教授

倉貫　早智　　神奈川県立保健福祉大学教授

五味　郁子　　神奈川県立保健福祉大学教授

柴田　みち　　聖マリアンナ医科大学横浜市西部病院栄養部部長

杉山みち子　　神奈川県立保健福祉大学名誉教授

鈴木志保子　　神奈川県立保健福祉大学教授

外山　健二　　奈良女子大学特任教授

中村　丁次　　神奈川県立保健福祉大学名誉学長

医学書院

系統看護学講座　専門基礎分野
人体の構造と機能[3]　栄養学

発　　　行	1968 年 2 月 1 日	第 1 版第1刷
	1970 年 9 月 1 日	第 1 版第7刷
	1971 年 1 月 1 日	第 2 版第1刷
	1975 年 1 月 15 日	第 2 版第8刷
	1976 年 2 月 1 日	第 3 版第1刷
	1980 年 2 月 1 日	第 3 版第7刷
	1980 年 11 月 15 日	第 4 版第1刷
	1984 年 2 月 1 日	第 4 版第4刷
	1985 年 1 月 6 日	第 5 版第1刷
	1987 年 2 月 1 日	第 5 版第3刷
	1988 年 1 月 6 日	第 6 版第1刷
	1988 年 9 月 15 日	第 6 版第2刷
	1990 年 1 月 6 日	第 7 版第1刷
	1994 年 2 月 1 日	第 7 版第6刷
	1995 年 1 月 6 日	第 8 版第1刷
	1999 年 2 月 1 日	第 8 版第6刷
	2000 年 1 月 6 日	第 9 版第1刷
	2004 年 2 月 1 日	第 9 版第6刷
	2005 年 2 月 1 日	第 10 版第1刷
	2009 年 4 月 15 日	第 10 版第8刷
	2010 年 1 月 6 日	第 11 版第1刷
	2014 年 2 月 1 日	第 11 版第6刷
	2015 年 1 月 6 日	第 12 版第1刷
	2019 年 2 月 1 日	第 12 版第5刷
	2020 年 2 月 15 日	第 13 版第1刷Ⓒ
	2024 年 2 月 1 日	第 13 版第5刷

著者代表　中村丁次
発 行 者　株式会社　医学書院
　　　　　代表取締役　金原　俊
　　　　　〒113-8719　東京都文京区本郷 1-28-23
　　　　　電話　03-3817-5600（社内案内）
　　　　　　　　03-3817-5657（販売部）
印刷・製本　三美印刷

はしがき

栄養の意味 ▶ 　「この食べ物はからだによい」とか，あるいは「からだにわるい」とか，人間は古くから食べ物が身体にどうであるかという問題に大きな関心をもってきた。どのような時代にも，不老長寿の食べ物を熱望してさがし求める人々が存在し，経験をもととした知恵を集積させ，多くの議論を繰り返してきた。

　この議論の行き着くところは，「私たちは，なにを食べればよいのか」ということであり，人間にとってきわめて大きなテーマである。このテーマに科学的に取り組みはじめたのは18世紀になってからであり，それを今日まで「栄養学」として発展させてきた。

　生体が発育・成長して生命を維持し，健全な生命活動を営むために，体外から取り入れるべき必須物質が栄養素 nutrients である。これらが不足すると種々の欠乏症が出現し，さらに進展すれば死にいたる。栄養学は，エネルギーとさまざまな栄養素のはたらきを解明する学問分野である。

　たとえば，タンパク質はからだづくりに利用され，脂質はエネルギー源になると同時に，脂溶性ビタミンの吸収をよくし，必須脂肪酸を供給する。糖質は，脳・神経系，各種細胞のエネルギー源となり，食物繊維は便通をよくすると同時に，低エネルギー源物質として，脂肪や糖質の吸収遅延をおこして肥満や糖尿病の予防に役だつ。各種のビタミン・ミネラルも，微量ながら体内においてさまざまなはたらきを有している。栄養学は，これらのことを明らかにしてきたのである。

栄養学の ▶
新たな課題 　ところで，日本人の栄養状態に関しては，かつての食料不足による単純な欠乏症にかわって，生活環境やライフスタイルの変遷に伴う新たな問題が生じている。

　交通手段の発達や労働形態の変化などによって，エネルギー消費量が減少した一方，豊富な食品，高エネルギー食品の普及，食生活の簡便化などによって過食（エネルギー摂取過剰）状態が引きおこされ，このような食習慣が肥満・糖尿病・高血圧症・脂質異常症・動脈硬化・脂肪肝など，いわゆる生活習慣病の一大誘因になってきている。

　他方，若年女性・傷病者・高齢者には，食料不足ではない新たな要因による低栄養状態が出現してきている。低栄養によって体力や免疫能の低下，薬効の低下，病気からの回復の遅延，さらに生活の質（QOL）の低下や入院日数の増加，医療費の増大などの問題を生じている。

　これらの多様な問題を解決するには，「人間」を対象とした新たな栄養学としての取り組みが必要とされる。

改訂の趣旨▶　本書は 1968 年に，看護師を志す者が栄養学を系統的に学ぶためのテキストとして刊行され，その後，数度の改訂を重ねて内容を刷新してきた。

　今回の改訂（第 13 版）では，基本的に前版の章構成を踏襲しながら，新たな執筆者を迎え，一部項目の構成や内容を変更した。第 1 章には，時間栄養学に関するコラムを追加している。また，第 12 版の第 1 章で扱っていた食欲のしくみについては，第 13 版では，栄養の消化・吸収・代謝の一連の流れとともに学べるように，第 3 章におくこととした。第 5 章では，「食事と食品」について解説しているが，ここでは，食品やその調理に関する知識に加え，「日本人の食事摂取基準（2020 年版）」についての基本的な説明と，新たに加えられた考え方や従来からの変更点を述べている。従来，第 10 章に掲載していた食事バランスガイドについても，食事についての学習の流れのなかで学べるよう，第 5 章で扱うこととした。第 7 章では，看護学生が学ぶ栄養アセスメントの視点で必要な内容を吟味し，近年利用されているアセスメントツールについても紹介した。第 9 章では，「やせ・低栄養患者の食事療法」「肥満・メタボリックシンドローム患者の食事療法」により多くの紙面をさくとともに，潰瘍性大腸炎やクローン病，膵炎についての記載を追加した。なお，本書の内容よりもさらに具体的な栄養療法・食事療法について学習する場合は，系統看護学講座の別巻『栄養食事療法』を参照されたい。

　また，本書では全章を通じて，学習内容に関連するコラムやイラストの掲載といった工夫により，学生が読みやすく，理解しやすい紙面を目ざしている。章末のゼミナールについても，看護師国家試験の出題を分析し，一層学習に役だつものになるように心がけている。そのほか，研究により明らかになった知見を加え，医療制度・ガイドラインの変更などに関しても最新のものに対応した。巻末には，付録として 2019 年 12 月に公表された「日本人の食事摂取基準（2020 年版）」を抄録として掲載している。

　それぞれの専門職種が，チームワークによって保健・医療・福祉を連携させる必要性の叫ばれている昨今，患者の生活という面を視野におかなければならない看護業務にとって，栄養学を学ぶことには重要な意味があると信じている。

　2019 年 12 月

著者ら

目次

第1章 人間栄養学と看護
中村丁次

第2章 栄養素の種類とはたらき
鈴木志保子

第3章 食物の消化と栄養素の吸収・代謝

小野章史

第6章 栄養ケア・マネジメント

杉山みち子

第7章 栄養状態の評価・判定

五味郁子

第8章 ライフステージと栄養

鈴木志保子・杉山みち子

第9章 臨床栄養

外山健二・柴田みち・中村丁次

第10章 健康づくりと食生活

中村丁次

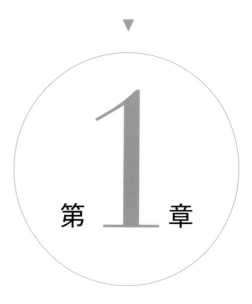

第 1 章

人間栄養学と看護

　18世紀に誕生した栄養学は，これまでおもに食物や栄養素が着目され，それらを中心に教育・研究が行われてきた。しかし，近年の栄養問題である生活習慣病や，傷病者・高齢者などの低栄養障害の治療ならびに予防に貢献するためには，人間の栄養状態をみる「人間栄養学」としての取り組みが必要である。

　食品やその成分のみではなく，目の前の人間を見て健康・栄養状態を考えることは保健・医療にとって重要であり，実践活動としての看護はそこでも大切な役割を担っている。

A｜栄養を学ぶということ

① 栄養とは

1 栄養と栄養素

　私たちは，毎日食べ物を口にすることで空腹を満たし，食事を楽しみながら，生命に必要な成分を摂取している。

　栄養 nutrition とは，生体が必要な成分を体外から取り入れて，発育・成長および生命の維持に利用し，健全な生命活動を営むことをいい，取り入れるべき必須成分を**栄養素** nutrient という。栄養素には，生体の構成成分やエネルギーになるエネルギー産生栄養素と，代謝調整の役割を果たす微量栄養素がある。

エネルギー産生▶
栄養素
　栄養素のなかで，おもに生体の構成成分になる**タンパク質**，生体の活動源となる**炭水化物**（とくに**糖質**）と脂質は，ほかの栄養素と比べて摂取量が何十 g 単位と多い。これらはエネルギー源となることから**エネルギー産生栄養素**，また摂取量が多いことから**マクロ栄養素**とよばれる。

微量栄養素▶
　また栄養素には，生体の構成成分となると同時に生体機能の調節をつかさどる**ミネラル**（**無機質**）や，代謝の調整などにはたらく**ビタミン**がある。これらは摂取量が mg 単位以下であることから，**微量栄養素**あるいは**ミクロ栄養素**とよばれる。

　これらのほかに，人間の体内で消化はされないが生理作用を有する**食物繊維**も栄養素に分類される。

2 栄養価と栄養素の利用効率

栄養価▶
　食物がもつ栄養的価値のことを**栄養価**といい，具体的には食物が含有するエネルギーと栄養素の内容によって決定される。たとえば，ある食物にビタミン・ミネラルなどが多く含まれていると，その食物は「栄養がある」「栄養価が高い」といわれる。しかし，含有される栄養素の量だけで，その食物が及ぼす栄養的な影響を評価することはできない。摂取する人の消化・吸収能や体内の栄

養素の代謝や貯蔵の状態によっても，その栄養的評価は異なるからである。

利用効率▶ 　栄養素が消化・吸収され，体内で代謝を受けて利用される割合を栄養素の**利用効率**という。食物に多くの栄養素が含まれていたとしても，その栄養素の利用効率は摂取する人の消化・吸収能や代謝状態，さらに栄養素の貯蔵状態によって変化する。つまり，栄養があるといわれる食物も，栄養素を多く含むだけでは，必ずしも私たちの健康の維持・向上に役だつとはいえない。

② 栄養素と人間の栄養状態

　人間は食べ物を摂取・消化して，そこから栄養素を体内に吸収し，代謝することによって適正な栄養状態を維持している。したがって，これらの過程が障害され，栄養状態が悪化すると健康状態から疾病状態へと移行し，逆に栄養状態が改善されると健康を回復させることができる。

調査と評価▶ 　人間の栄養状態を調べて評価するためには，いくつかの方法がある。たとえば，摂取した食べ物の内容を調べることを**食事調査**といい，栄養素の摂取状態や代謝過程を調べることを**栄養調査**，さらに最終的な身体の栄養状態を知ることを**栄養アセスメント（栄養評価）**という（▶図1-1および第6, 7章）。

栄養素の摂取状態▶ 　人間におけるエネルギーおよび栄養素の摂取状態は，大別すると次の4つに分類することができる。

（1）適正な栄養摂取状態
（2）栄養素相互のバランスがくずれた状態
（3）栄養素が不足した状態
（4）栄養素が過剰の状態

　（2），（3）のようなエネルギーや栄養素の摂取量の不均衡や不足の状態が持続

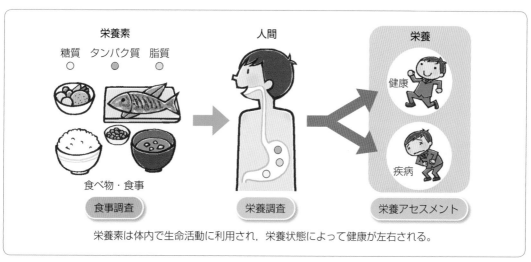

栄養素は体内で生命活動に利用され，栄養状態によって健康が左右される。

▶ **図1-1　栄養素や栄養状態の調査・評価**

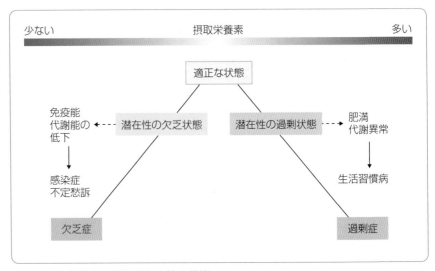

▶図1-2　栄養素の摂取量と人体の状態

すると，身体は栄養の適正な状態から栄養素がやや不足する潜在性の欠乏状態，さらに著しく不足すると欠乏症の状態となる（▶図1-2）。一方，(4)の過剰な状態が続くと潜在性の過剰状態がおこり，過剰症が出現することになる。

栄養欠乏症▶　栄養欠乏症には，エネルギー・タンパク質欠乏症や，脚気(かっけ)・夜盲症(やもう)・くる病のような各種のビタミン欠乏症がある。一方，明らかな異常がみとめられるわけではないが，欠乏症への移行期，あるいは栄養が十分な状態との境界領域にある状態が存在し，このような状態を**潜在性の栄養欠乏状態**とよんでいる。潜在性の栄養欠乏状態では，各種の臨床検査値が病気と診断される異常値にはないが，栄養素摂取量が不足し，体内の貯蔵量が低下し，さらに免疫能や代謝能が低下して感染症や各種の不定愁訴(しゅうそ)が出現しやすくなっている。

栄養過剰症▶　栄養過剰症には，肥満や脂質異常症，糖尿病，高血圧症，各種のビタミン・ミネラルの過剰症などが存在する。**潜在性の栄養過剰状態**とは，血糖・中性脂肪・コレステロール・血圧などの臨床検査値が病気と診断されるほどの異常値にはないが，栄養素摂取量が過剰で，肥満によって体脂肪量が増大したり，エネルギーおよび栄養素の代謝が変化し，これらが**リスクファクター risk factor**（危険因子）となって生活習慣病が誘発されやすい状態をいう。

③ 栄養学の歴史

1 エネルギー代謝の研究

近代栄養学の基礎▶　栄養素を基盤とした近代栄養学は，1783年にフランスの化学者ラボアジェ Lavoisier, A. L.（1743〜1794）が，生体のエネルギーは酸素による燃焼によって生じることを発見したことで，その扉が開かれた。

　ラボアジェは，人間の生命の源は体内でものが燃焼して発生するエネルギーであると主張し，栄養学の基礎となるエネルギー代謝の概念をつくった。食物摂取や労作が増大することによって酸素消費量や二酸化炭素の発生量が増加することを見いだし，エネルギー代謝の概念の基礎を築いたのである。

　その後，ビタミン・ミネラルのようなエネルギー産生栄養素以外の栄養素も発見され，その化学構造や機能，さらに食品中に含有される栄養素の量も明らかになった。エネルギーや栄養素を基礎として，健康や病気と飲食物との関係が科学的に解明されるようになったのである。

海外での研究▶　ドイツの生理学者**ルブネル** Rubner, M.（1854〜1932，▶図1-3）は，1891年にエネルギー代謝量が体表面積に比例し，エネルギー必要量を算定するためには基礎代謝の概念が必要であることを提唱した。また，ルブネルは糖質・脂質・タンパク質がエネルギー源となることも見いだした。

　一方，アメリカの生理学者**アトウォーター** Atwater, W. O.（1844〜1907，▶図1-4）は，食品に含まれる熱量を直接測定できる装置を開発し，食品に含まれる栄養素の熱量は1gにつき糖質は4 kcal，脂質は9 kcal，タンパク質は4 kcalであることを導き出した。これは**アトウォーターのエネルギー換算係数（アトウォーターの指数）**とよばれている。

　その後，アメリカの化学者**ベネディクト** Benedict, F. G.（1870〜1957）らによってエネルギー代謝の研究はさらに進み，基礎代謝量が年齢や体格によって変化すること，また睡眠時や安静時さらに飢餓時でのエネルギー代謝が異なることなどが明らかになった。

わが国での研究▶　わが国においては，1920年に現在の独立行政法人国立健康・栄養研究所の前身である国立栄養研究所が設立され，エネルギー代謝に関する研究が盛んに行われた。日本人の体表面積の算定式の作成や，各労作別のエネルギー代謝率（各労作別のエネルギー代謝量÷基礎代謝量）の調査が行われ，これらをもとに1日のエネルギー消費量を算定する方法が確立された。

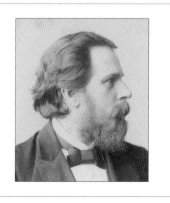

▶図1-3　ルブネル

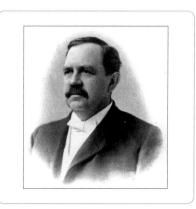

▶図1-4　アトウォーター

2 エネルギー産生栄養素の研究

エネルギー代謝研究の進展とともに，各種の栄養素の構造や生理作用に関する研究も発展した。

糖質▶　19世紀には，エネルギー源となる糖質の消化・吸収のしくみが解明され，各種の消化酵素が発見された。20世紀の初頭には，吸収された糖質の代謝の研究が始まり，1937年には糖質が解糖を経て二酸化炭素と水へ酸化されてエネルギーを産生する**クエン酸回路**(TCA回路)がドイツの生化学者**クレブス** Krebs, H. A.(1900〜1981)によって発見された。

脂質▶　脂質が酸化されてエネルギー源になることは19世紀になってから解明され，その後，ドイツの化学者**リービッヒ** von Liebig, J. F.(1803〜1873)らが，体内において他の栄養素から脂質が合成されることを発見した。さらに，脂質は単なるエネルギー源ではなく，必須脂肪酸などは成長や生殖にかかわり，さらに皮膚などの生理作用にも関与することもわかってきた。

タンパク質▶　また，19世紀に入りタンパク質の本格的研究が始まり，タンパク質の栄養価が食品中に含有される窒素量に関係することがわかった。20世紀にはタンパク質がアミノ酸から構成されていることが確認され，タンパク質の性質がそのアミノ酸構成によって決定されることが明らかにされた。その後，体内で合成されない不可欠アミノ酸(必須アミノ酸)と合成される可欠アミノ酸(非必須アミノ酸)の分類，アミノ酸の必要量とそのバランス，さらに各種タンパク質やアミノ酸の生理作用の研究へと発展した。

3 微量栄養素の研究

19世紀後半には，糖質・脂質・タンパク質だけでは動物は成育できないことがわかり，副栄養素の存在が推測されていた。

このころ，わが国ではビタミンB₁の欠乏によって，多発性神経障害や循環器障害，浮腫などを生じる脚気（かっけ）が大流行し，当時の海軍軍医**高木兼寛**（たかぎかねひろ）(1849〜1920，▶図1-5)は，食事を和食から洋食に切りかえると脚気が予防できることを発見していた。ビタミンB₁は精米過程で取り除かれる胚芽（はいが）に多く含まれる。海軍では食事を洋式にすることで，麦や豚肉からビタミンB₁をとることができたのである。

ビタミン▶　オランダの生理学者**エイクマン** Eijkman, C.(1858〜1930)は，1890年に脚気症状を示すニワトリの飼料に米ぬかを添加すると，その症状が消失することを発見した。また，ポーランドの生化学者**フンク** Funk, C.(1884〜1967)は，1911年に米ぬかから脚気予防のための有効成分の結晶化に成功し，それがアミン amine の性質を有していたことから，生命 vital のアミン，すなわち**ビタミン** vitamin と命名した。そのころ，わが国でも**鈴木梅太郎**（すずきうめたろう）(1874〜1943，▶図1-6)が米ぬかから有効成分の単離・結晶化に成功し，オリザニンと命名し

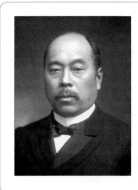

（写真提供：
東京慈恵会医科大学）

▶ 図 1-5　高木兼寛

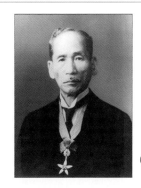

（写真提供：
日本農芸化学会）

▶ 図 1-6　鈴木梅太郎

▶ 表 1-1　ビタミンの発見の歴史

年	事項	発見者
1901	抗脚気因子（ビタミン B_1）の発見	グリーンス，エイクマン
1907	抗壊血病因子（ビタミン C）の発見	ホルスト，フレーリッヒ
1912	牛乳中に成長促進因子（ビタミン A）を発見	ホプキンス
1922	抗くる病因子（ビタミン D）の発見	マッカラム
	ビタミン E の発見	エバンス，ビショップ
1926	抗ペラグラ因子（ナイアシン）の発見	ゴールドバーガー
1927	ビタミン B_2 の発見	イギリス微量栄養素委員会
1931	ビオチンの発見	ジオルジー
1934	ビタミン B_6 の発見	ジオルジー
	ビタミン F の発見	ブル
1935	コリンの発見	ベスト
	ビタミン K の発見	ダム
1936	ビタミン P の発見	ジオルジー
1940	イノシトールの発見	イーストコット
1941	葉酸の発見	ミッチェル
1947	ビタミン B_{12} の発見	ショーブ
1951	リポ酸の発見	リード

ていた。

　その後，多くのビタミンが発見され，その生理作用や食品における含有量が明らかにされてきた（▶表 1-1）。

ミネラル▶　18世紀には，血液に鉄が含有されることや，骨がカルシウムやリンから構成されていることがわかってきた。20世紀に入り，甲状腺腫がヨウ素欠乏でおこることが解明されてきたように，多くのミネラル欠乏症が発見され，ミネラルの生理作用や食品における含有量が明らかにされてきた。

④ 食物栄養学から人間栄養学へ

戦後日本の栄養学▶　日本人は第二次世界大戦の前後を通じ，長年にわたって食料不足による栄養失調に悩まされてきた。限られた食料を有効に活用するために，エネルギーや

栄養素を多く含む食物の利用が検討され、さらに食物の生産・選択・加工・組み合わせ(献立)・調理・給食などが栄養学の重要な課題となった。これらの課題に対しては、食物や栄養素を中心に考える**食物栄養学**として研究・開発の取り組みが行われた。

今日の栄養問題▶　ところが、わが国における今日の重要な栄養問題は、中高年者にみられる生活習慣病や若年女性・高齢者にみられる低栄養障害であり、これらはいずれも食物の単なる摂取の過剰や不足によっておこる問題ではない。

　生活習慣病は、長期に及ぶ生活習慣のゆがみによって代謝に変動がおこり、生体がもつ恒常性が維持されなくなったときに発症する。過食や脂肪・食塩の過剰摂取、さらに食物繊維の不足などが誘因となり、高血糖・高血圧・脂質異常などが発症し、これらがリスクファクターとなって糖尿病・高血圧症・動脈硬化がおこる。さらに動脈硬化が原因となって脳梗塞や心筋梗塞が発症し、これらが現代人のおもな死因および介護の要因になっている。

　若年女性・傷病者・高齢者にみられる**低栄養障害**は、第二次世界大戦後にみられた食料不足による栄養失調とは異なり、摂食障害や食欲低下、消化・吸収能の低下、必要量の増大など、おもに生体側での栄養素の摂取能力や処理能力の低下、さらに侵襲による必要量の増大によって出現している。

人間栄養学の▶
必要性　このように、現在の栄養問題は単に食料の不足による栄養欠乏症でも、また豊かな食生活下での食べすぎだけによるものではない。食物の安定供給や有効的な利用法を検討するだけではなく、人間の健康状態や栄養状態を起点として、リスクを低減・除去するための栄養管理が求められる。

　そのため、従来の食物栄養学から人間へ視野を向け、健康状態や栄養状態をよりよい状態へと改善する**人間栄養学**が必要となるのである。

NOTE
時間栄養学

　時間栄養学は、栄養素の消化・吸収・代謝・排泄などについて、時間軸を設定して研究する学問である。栄養を摂取する時間によって、人体はさまざまな影響を受けると考えられている。たとえば、食事時間は体内時計の決定因子となり、身体機能は食事時間を目安に活動期と休息期を決めるので、食事時間が不規則になると生体リズムが乱れ、学習や運動能力のパフォーマンスは低下する。

　また、生体リズムと食事内容にも、関連があるとされている。からだは、朝食など、絶食後の食事ではエネルギーになりやすい炭水化物を、睡眠に入る前は脂肪分を欲する。1日の摂取量が同じでも、まとめ食いや朝食欠

食、夜食偏重、さらに早食いは、太りやすい状況をつくる。

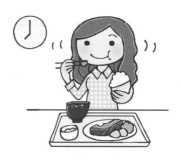

B 保健・医療における栄養学

① 保健と栄養

保健とは，心身の健康を保ち増進することである。たとえば，日常の生活活動において食事・運動・休養を調和させると同時に，禁煙や適度な飲酒を心がけることによって健康度を増大させ，疾病への罹患を回避する取り組みなどがあげられる。

個人と集団の▶健康増進　食物や栄養素の摂取状況からだけではなく，人体をみることでその栄養状態・健康状態を知ることの重要性は，これまで述べてきたとおりである。しかし，人間は社会的存在であり，個人の栄養状態は集団や地域など，環境から影響を受ける。そのため，栄養に関する意識の啓蒙や知識の普及が不可欠であり，これらを通じて集団の健康増進をはかることが**公衆栄養学**のおもな目的である。

保健の領域においては，栄養欠乏症や栄養過剰症をおこさないように，「**日本人の食事摂取基準**」(▶93, 253 ページ)を参考に，個人や集団の栄養状態を個々に評価・判定しながら栄養の適正量を決定し，食事の管理や指導をすることが必要になる。

栄養による▶疾病の予防　栄養にかかわる保健活動には，①健康な人がより健康度を高める健康増進(ヘルスプロモーション)と，②生活習慣病のリスクファクターの形成を防ぐなど，危険因子を低減・除去することの2種類がある。これらは疾病の一次予防策としてとくに重要である。

従来の疾病構造の中心であった感染性疾患の予防は，特定の病原微生物への感染を防ぐことであった。しかし，生活習慣病は非感染性慢性疾患であり，発症に関係する明らかな原因物質はなく，さまざまなリスクファクターの存在により発症にいたる疾患である。そのため，これらのリスクファクターを低減・除去することが保健活動の主眼となり，保健領域における栄養の実践活動として重要になる。

これは若年女性・傷病者・高齢者にみられる低栄養障害においても同様であり，低栄養状態をおこす因子を明らかにし，その因子を低減・除去することが必要になる。たとえば，対象者の健康状態や栄養状態を評価するなかで，食品選択の間違いや摂取量の低下，さらに摂食障害，食欲低下，消化・吸収能の低下，疾病による栄養素の必要量の増大などのリスクファクターを見つけ，その課題への対応を行うことが求められている。

② 医療と栄養

人間は古くから病気と食事との関係を検討してきた。記録に残っているもの

としては，中国には紀元前1000年ごろから「食医」と称される医師が存在し，国民の食事のあり方を国政に反映させ，皇帝に対して食事指導をしていた。西洋においては紀元前460年ごろのギリシャの医師**ヒポクラテス** Hippocrates（B. C. 460〜375ごろ）が，著書『古い医術について』で，治療において大切なことは，薬をできるだけ排し，食事を整え自然治癒力を助長することであると述べている。

治療方針に応じた▶ 食事療法は疾患の種類や状態によって，次に示すようにそれぞれ別の目的を
食事療法 もっている。

①**自然治癒が期待できる場合** かぜ・食中毒・外傷など，感染症あるいは軽い炎症は，悪化しなければ，からだの自然治癒力によって治癒する。これらの場合は，急性期に食べやすく消化がよい食事を提供し，より多くの栄養素を補給する目的で食事療法を行う。栄養状態の改善によって免疫能の改善を期待する。

②**自然治癒以上に積極的な治療が必要な場合** 胃や腸の病変，胆石，がんなどで外科的治療を必要とする場合や，重篤な感染症で抗菌薬を積極的に使用する場合が該当する。これらの場合，自然治癒力に頼るだけでは限界があるので，一時的に高度の医療を行い，自然治癒力がはたらきはじめるのを待つ。自然治癒の場合と同様に，治癒・回復には消化・吸収効率がよく，エネルギーやタンパク質を多く含んだ食事が必要である。摂食能力の低下や侵襲が著しい場合は，経管栄養法や経静脈栄養法などの強制栄養補給が行われる場合もある（▶197ページ）。

③**自然治癒が望めず増悪や再発の防止をはかる場合** 糖尿病・動脈硬化症・肝臓病・腎臓病などの慢性疾患の場合であり，食事療法は合併症や増悪の防止のために用いられる。発症後は，生涯にわたって食事療法が必要となる。

④**治癒が期待できず症状の改善などを行う場合** がんや後天性免疫不全症候群 aquired immunodeficiency syndrome（エイズ，AIDS）のような重症性の疾患のうち，治癒はさることながら増悪を防ぐことも困難な場合である。食事によって，全身の栄養状態を改善して疾患の進行を遅らせることや，患者の精神的満足が得られるようにすることが目的となる。

③ 食事療法の進歩と医療制度

●明治〜大正の食事療法

食事療法のあゆみ▶ わが国は明治時代，医療の近代化をはかるためにドイツ医学の導入を決定し，栄養学に基づいた食習慣の改善や食事療法の普及を進めた。1877（明治10）年には，ドイツの医師**フォイト** von Voit, C. が「食事というのは好みにしたがって食べるのではなく，含有される成分によって食べること」と，栄養学の思想

を紹介し，西洋型の食事療法を導入した。

　1888（明治 21）年，順天堂医院は，当時，西洋式の内容をそのまま導入していた病院食を日本人に適するように改良した。1924（大正 13）年には，慶應義塾大学医学部に食養研究所が開所されて病院食の本格的な研究が始まり，このころから大病院に特別調理室が設置され，食事療法が実践されるようになった。

● 昭和の食事療法と医療制度

病院食の位置づけ ▶ 　わが国の医療機関で食事療法が体系化され，病院食が現在のように制度的に整理されてくるのは第二次世界大戦後である。1947（昭和 22）年，わが国の占領政策を実施していた連合国軍最高司令部（GHQ）は当時の病院を調査し，政府に病院の改善の必要性を指摘した。そこから翌 1948 年には医療法が制定され，病院食はそのなかで法的に位置づけられた。

診療報酬 ▶ 　1950（昭和 25）年には，入院患者が補食をせずに，病院の食事だけで適正な栄養量が確保できることを趣旨とした完全給食制度が策定された。また，1958（昭和 33）年には，病院食の量の確保から質の改善を目的とした基準給食制度が開始された。このとき，病院食は診療報酬で点数化され，食事の内容ごとに設定された一定の基準に達すると，社会保険から診療報酬が支払われるようになった。

特別食加算 ▶ 　1961（昭和 36）年には，病院食のなかの特別食に対する診療報酬の加算制度（特別食加算）が開始された。加算の対象となる特別食とは，「疾病治療の直接手段として，医師の発行する食事せんに基づいて提供される患者の年齢，病状等に対応した栄養量及び内容を有する治療食，無菌食及び特別な場合の検査食をいうものであり，治療乳を除く乳児の人工栄養のための調乳，離乳食，幼児食等並びに治療食のうちで単なる流動食及び軟食は除かれる」[1]と定義されている。時代とともに加算の対象となる疾患は増大し，現在では治療食のほとんどがその対象となっている（▶表 1-2）。

個人に適した食事 ▶ 　1973（昭和 48）年，栄養審議会は，栄養量の確保という目的で当時の病院食に一律に定められていた 2,400 kcal の規定を廃止し，病院給食における一般食給与患者の熱量所要量（15 歳以上）によって食事を提供するようにした。

● 平成以降の食事療法と医療制度

医療サービス ▶ 　1994（平成 6）年には，診療報酬制度の改正に伴って基準給食制度は廃止され，
としての病院食　食事料の一部定額自己負担を含んだ入院時食事療養制度が開始された。また，医療に患者へのサービスの概念が導入され，食事にも快適性が求められるようになってきた。

---

1) 厚生労働省保険局医療課「入院時食事療養費に係る食事療養及び入院時生活療養費に係る生活療養の実施上の留意事項について」（平成 18 年 3 月 6 日保医発第 0306009 号）

▶ 表 1-2　特別食加算の対象の例

• 腎臓病食	• てんかん食
• 肝臓病食	• 高度肥満食（肥満度＋70% 以上または BMI 35 以上）
• 糖尿病食	
• 胃潰瘍食	• 低フェニルアラニン食
• 貧血食（血中ヘモグロビン 10 g/dL 以下）	• メープルシロップ尿症食
• 膵臓病食	• ホモシステイン尿症食
• 脂質異常症食（空腹時 LDL-C140 mg/dL 以上または HDL-C 40 mg/dL 未満もしくは中性脂肪 150 mg/dL 以上）	• ガラクトース尿症食
	• 低残渣食（クローン病・潰瘍性大腸炎）
	• 潜血食
• 心臓病食	• 無菌食
• 妊娠高血圧症候群食	• 治療乳
• 痛風食	

　また，1992（平成 4）年の改正では，生活時間に合わせてあたたかいものはあたたかく，冷たいものは冷たく提供する適温適時の食事に対して**特別管理給食加算**がなされることになった。そして，1994（平成 6）年の改正では，特別管理給食加算は**特別管理加算**に改名され，新たに**食堂加算**と**選択メニュー加算**が創設された。

　2006（平成 18）年には特別管理加算は**入院栄養管理実施加算**へと発展し，選択メニュー加算は廃止されたが，入院栄養管理実施加算は 2012（平成 24）年には入院基本料の一部に組み込まれた。これにより，いわば適切な病院食の提供や栄養管理が特別なことではなく，入院患者すべてに実施されるべきものと考えられるようになったといえよう。

C｜看護と栄養

　19 世紀に近代看護の基礎を築いた**ナイチンゲール** Nightingale, F.（1820～1910）は，著書『看護覚え書』のなかで，患者の食事に関する注意点や提供すべき食物について述べており，食事を看護の重要な要素に位置づけている。

日常の食事と▶
病院食の違い　人間は，単に栄養素を補給するために食事をしているのではなく，空腹感を癒したり，料理を味わって嗜好を満足させたり，さらに喫食を他人と共有することによって人間関係をよくするために食事をしている。ところが病院食では，適正な栄養素の補給や栄養状態の改善，疾患の治療や増悪防止，さらに予防をすることが目的となる。また病院食は，家庭や職場などでの食事とは異なり，食事が医療の監視下におかれ，医師・看護師・管理栄養士の指導や管理のもとで実施されることにも特徴がある。

① 食事における看護師の役割

適切な食事の提供▶　入院生活を送る患者の食事に求められる条件には，さまざまなものがある（▶図1-7）。看護師は，患者個々人に適正な食事や食品，さらに栄養剤が提供されているかを確認し，多方面から検討する必要がある。条件に合わない食事が提供されていたら，担当医に相談したり，管理栄養士・栄養士と連携して食事の改善に努めることが必要である。

摂食の介助▶　外傷や神経の機能障害などで自立的な摂食が困難な場合には，看護師は食事を介助する必要がある。とくに，摂食・咀嚼・嚥下などの障害を有している患者への介助は重要であり，このような取り組みが十分に行われないと，必要以上に経管・経腸栄養や経静脈栄養が用いられることになる。

食環境の整備▶　料理をおいしく食べるためには食環境を整備することも重要である。たとえば，一流の料理人が高価な料理をつくったとしても，冷たくなってから夕方の4時ごろに配膳され，しかもそばに採尿びんがあるベッド上では食欲はわかない。適切な提供時間，適正な部屋の明かり，清潔な食卓，さらに臭気への配慮

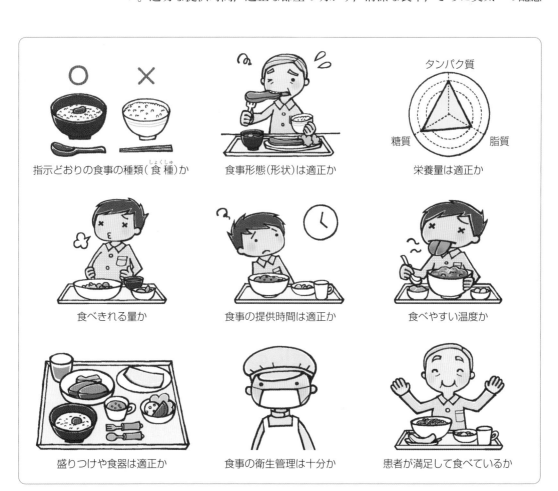

指示どおりの食事の種類（食種）か　　食事形態（形状）は適正か　　栄養量は適正か

食べきれる量か　　食事の提供時間は適正か　　食べやすい温度か

盛りつけや食器は適正か　　食事の衛生管理は十分か　　患者が満足して食べているか

▶図1-7　適切な食事の条件

や，ここちよい音楽をかけるなど，快適に食事ができるように環境を整えることも看護師の役割となることがある。

摂食状況の調査▶　そして，最終的な摂食状況を調査・観察することも看護師の役割である。一般に，摂食状況の調査は残食調査または摂食調査によって行われ，料理ごとに食事摂取量が5段階（全量，3/4，1/2，1/4，0）で評価される。

② 経口摂取と栄養補給法

経口摂取の条件▶　健康な人の場合，食事は口から取り入れるが，傷病者の場合は経口摂取がつねに可能なわけではない。人間が自然に経口摂取できるためには，①食欲が存在すること，②咀嚼・嚥下が可能なこと，③上部消化管に閉塞性病変が存在しないこと，④小腸に適当な運動と表面積が存在すること，の条件が必要となる。傷病者では，このような条件が欠落している場合がある。食物の咀嚼・嚥下・消化および吸収などが不十分で，栄養素が必要量まで満たされない場合も少なくない。

栄養補給法▶　近年，その解決策として**栄養補給法**が進歩した。栄養補給法は，腸管壁を通して栄養素を補給する**経腸栄養法**と，静脈に直接栄養剤を入れる**経静脈栄養法**に分けられる（▶197ページ）。経腸栄養はさらに，食物を口に通す**経口栄養法**と，カテーテルを用いて経鼻や胃瘻により消化管に食物を入れる**経管栄養法**に分類される。看護師は，栄養補給に用いられる食品や栄養剤，さらにカテーテルの管理をベッドサイドで行うことになる。

生理的な補給経路▶
への転換　栄養補給は，低栄養状態を解決する手段として有効ではあるが，長期の経静脈栄養においては，消化管粘膜の萎縮や脱落，腸管粘膜を介して腸内細菌が体内に侵入して引きおこされる全身感染症（バクテリアルトランスロケーション），栄養素の代謝異常などの有害作用，さらに，口から食べられないことからおこる精神的弊害などの問題点が存在する。このことから近年，より自然な補給経路に近い，生理的な栄養補給の意味が再確認されている。

　それぞれの栄養補給法の特徴を理解すると同時に，できる限り経腸，さらに経口への転換をはかることも看護師の重要な役割である。

③ チーム医療・地域医療における栄養ケア

1 栄養サポートチーム（NST）

　アメリカでは1970年代，入院患者の約半数が栄養失調状態にあることが報告され，**病院栄養失調** hospital malnutrition として大きな注目を浴びた。このような栄養失調が放置されると，手術や薬物療法の治療効果が低下し，薬物量や検査回数，さらに入院日数も増加し，結局のところ医療費の増大を助長する

▶表 1-3　NST の役割

1. 栄養アセスメントを行い，栄養管理が必要かどうかを判定する。
2. 適切な栄養管理が施行されているかどうかを確認する。
3. 患者に最もふさわしい栄養管理法を指導・提言する。
4. 栄養管理に伴う合併症を予防・早期発見・治療する。
5. 栄養管理上の疑問に答える（コンサルテーション）。
6. 資材・素材のむだを削減する。
7. 早期発見や社会復帰をたすけ，患者の生活の質を向上させる。
8. 新しい知識の啓発をする。

▶表 1-4　NST における各職種のおもな役割

医師	栄養状態と栄養補給法に関する最終的な決定 輸液・栄養剤の処方
看護師	栄養リスク者の抽出（スクリーニング） カテーテルの挿入・管理 輸液の管理 患者の状態や検査値の確認（モニタリング） 食事摂取状況の観察 看護的指導
薬剤師	輸液の調製 服薬指導
管理栄養士	栄養スクリーニング・モニタリング 栄養アセスメント 栄養必要量の算定 食事・経腸栄養剤の選定と調製 栄養食事指導

ことになる。近年，わが国においても同様のことがおこっている。

　この問題を解決するには，看護師や管理栄養士などの単独の力だけでは不可能であり，関連する職種が連携したチームケアが必要になる。近年，多くの施設でチーム医療を基本とした**栄養サポートチーム** nutrition support team（ニュートリションサポートチーム，**NST**）が組織化されている。

NST とは▶　NST とは，医師・看護師・薬剤師・管理栄養士などのチームによって，患者の栄養状態の評価・判定を行い，適正な栄養補給や栄養食事指導，栄養や食事の相談・検討などを実施し，さらにモニタリングを行って栄養状態を改善するチームのことをいう（▶表 1-3）。NST に参画し，チーム医療の一員として働くことも，これからの看護師の役割である。

　NST は，それぞれの病院の状況に応じて組織され，形態も多様で各診療科から独立した全科型となっている場合や，小児科・内科・外科などに属している場合もある。NST にはさまざまなタイプがあるが，チーム内での各専門職の役割はほぼ決められている（▶表 1-4）。

　NST が創設されてチームで栄養管理を行った場合は，NST がなく医師のみによる栄養管理と比較して，手技のトラブルや敗血症，さらに代謝の異常が著しく減少されてくることが報告されている。

　2012（平成 24）年の診療報酬改定では，**栄養サポートチーム加算**（NST 加算）が認められた。

2　地域における栄養ケア

看護師の役割▶　近年，生活習慣病予防のための保健指導・栄養指導や，さらに在宅医療における在宅栄養管理の重要性が高まっており，看護師・保健師は管理栄養士と連携して，これらを進めていく必要がある。とくに，看護師・保健師は，経腸栄

養や経静脈栄養における手技のみならず，生活全般のなかから栄養や食事の問題を検討することができるので，その利点をいかした指導が可能となる。

ゼミナール
復習と課題

❶ 栄養と栄養素の定義について述べなさい。
❷ 栄養状態の分類について説明しなさい。
❸ なぜ人間栄養学としての取り組みが必要なのかを話し合いなさい。
❹ 保健における栄養の役割について述べなさい。
❺ 医療における栄養の役割について述べなさい。
❻ 栄養ケアの場における看護師の役割について話し合いなさい。

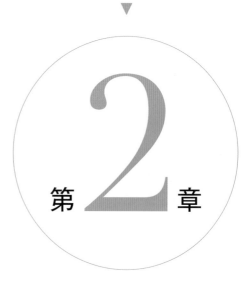

第 2 章

栄養素の種類と はたらき

　私たちは食物からエネルギー源や栄養素を摂取することによって，生命の維持や身体活動を行っている。糖質・脂質・タンパク質は**三大栄養素**とよばれ，エネルギー源になる熱量素である。また，三大栄養素にビタミンとミネラル（無機質）などの保全素を加えたものを**五大栄養素**という。表2-1, 2に五大栄養素の種類とおもなはたらきをまとめた。

　五大栄養素以外にも，食物繊維や水など，食物中に含まれ，生体にとって必要な栄養素がある。

A｜糖質

糖質と炭水化物▶　グルコース（ブドウ糖，$C_6H_{12}O_6$）は，$C_6(H_2O)_6$ともあらわすことができる。このように$C_m(H_2O)_n$という化学式であらわされる物質は，炭素（C）と水（H_2O）が結合したもののように見えるので**炭水化物**とよばれる。私たちのエネルギー源となる**糖質**は，すべて炭水化物である。ただし，炭水化物には人間が消化できないものも含まれるため，それらは**食物繊維**として区別される（▶40ページ）。

① 糖質の種類

　糖質は，①グルコース・ガラクトース・フルクトースなどのこれ以上分解できない糖質の最小単位である**単糖類**，②単糖類が2〜10個程度結合して構成される**少糖類**，③多数の単糖類がグリコシド結合によって連なった重合体であ

▶表2-1　五大栄養素の種類

五大栄養素	三大栄養素	糖質	
		脂質	
		タンパク質	
	微量栄養素	ビタミン	水溶性ビタミン 脂溶性ビタミン
		ミネラル	マクロミネラル ミクロミネラル

▶表2-2　五大栄養素のはたらき

	糖質	脂質	タンパク質	ミネラル	ビタミン
エネルギー源	◎	◎	○		
身体の構成		○	◎	◎	
免疫・代謝の調節			◎	◎	◎

◎：おもなはたらき，○：補助的なはたらき

▶ 表 2-3　糖質の種類

分類		構造	種類
単糖類		⬡ ⬠	グルコース（ブドウ糖），フルクトース（果糖），ガラクトース，リボース，デオキシリボースなど
少糖類	二糖類	⬡⬡ ⬡⬠	マルトース（麦芽糖），スクロース（ショ糖），ラクトース（乳糖），セロビオース，トレハロースなど
	その他		フラクトオリゴ糖，ガラクトオリゴ糖など
多糖類		⬡⬡⬡⬡	デンプン（アミロース・アミロペクチン），デキストリン，グリコーゲンなど

る**多糖類**に分類することができる（▶表 2-3）。少糖類のうち，マルトース・スクロース・ラクトースなどの単糖類が 2 つ結合したものをとくに**二糖類**という。たとえば，マルトースはグルコースが 2 分子，スクロースはグルコースとフルクトース，ラクトースはグルコースとガラクトースが結合したものである。ソルビトール・マンニトール・キシリトールなどは糖アルコールとよばれる。

② 糖質のはたらき

◉エネルギー代謝

エネルギー源▶　糖質の体内におけるおもな役割は，エネルギー源である。エネルギー源となる栄養素には糖質・脂質・タンパク質があるが，糖質は最もエネルギー源として使われやすく，体内で 1 g あたり 4 kcal のエネルギー源となる。

　脳・神経組織，筋肉，肝臓などの組織においては，つねにグルコースやグリコーゲンなどの糖質代謝が行われており，糖質は生命維持のために必須のはたらきをしている。

体内での貯蔵▶　1 日に食事から摂取される糖質は，平均的な成人で約 300 g（≒1,200 kcal）で

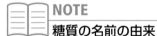
NOTE
糖質の名前の由来

　おもな糖質について，その名前の由来を見てみよう。語尾の「-ose」は糖をあらわす。saccharide は糖類・糖質を意味する。なお，ギリシャ文字はラテン文字に置きかえた。

- グルコース glucose（ブドウ糖）：ギリシャ語の glykys（甘い）。
- フルクトース fructose（果糖）：ラテン語の fructus（くだもの）。英語では fruits。
- ガラクトース galactose：ギリシャ語の gala（乳）。英語の galaxy は乳の道。
- マルトース maltose（麦芽糖）：ラテン語の malt（麦芽）。英語では molt。
- スクロース sucrose（ショ糖）：ラテン語の sucr（砂糖，サトウキビ〔甘蔗(かんしょ)〕）。
- ラクトース lactose（乳糖）：ラテン語の lac（乳）。カフェオレの「レ」と同じ由来。
- オリゴ糖 oligosaccharide（少糖類）：ギリシャ語の oligos（少ない）＋saccharide（糖類）。
- アミロース amylose：ラテン語の amylum（デンプン）。

あり，総エネルギー摂取量の半分以上を占める。体内では，糖質をグリコーゲンとして肝臓と筋肉に貯蔵している。貯蔵されるグリコーゲンの量は，肝臓では100g程度，筋肉では250g程度と限界がある。そのため，過剰に摂取した糖質がグリコーゲンとして貯蔵されなかった場合には，脂肪組織においてトリグリセリド(トリアシルグリセロール，中性脂肪)に変換されて貯蔵される。

血糖としての利用▶　血液中のグルコースを血糖，グルコースの濃度を**血糖値**という。血糖値を一定の範囲内に維持するため，体内ではさまざまなホルモンがはたらいている(▶60ページ)。健康な人の血糖値は，空腹時において70〜110mg/dL，食後は一過性に120〜130mg/dLまで上昇するが，約2時間後には空腹時のレベルまでに戻る(▶図2-1)。このように血糖値は一定の範囲内に維持されており，その範囲をこえて高い値をとる場合，糖尿病が強く疑われる。

●ほかの栄養素との関係

タンパク質▶
との関係　糖質や脂質からのエネルギー供給が不足して飢餓(きが)状態になると，エネルギー源としてタンパク質が多く利用されるようになる。タンパク質を効率的に利用するためには，糖質を十分に摂取する必要がある(▶24ページ)。

脂質との関係▶　糖質の貯蔵形としてのグリコーゲンの容量は，糖質の摂取量に応じて増加することはなく，過剰分は脂質に変換されエネルギー源として貯蔵される。ただし，脂質をそのままグルコースに変換することはできない。

　糖質の摂取が少ない場合には，エネルギー代謝において，脂質からの脂肪酸利用の割合が高まる。しかし，脂質代謝の結果，ケトン体の産生が増えてケトーシスを呈することになるため，それもしだいにむずかしくなる。

ビタミンや酵素▶
との関係　糖質からのエネルギー代謝過程では，補酵素としてビタミン B_1・B_2，ナイアシン，パントテン酸などのビタミンが必要になる(▶78ページ)。

アミノ酸との関係▶　アミノ酸には，アミノ基転移反応などにより糖原性アミノ酸となって糖新生

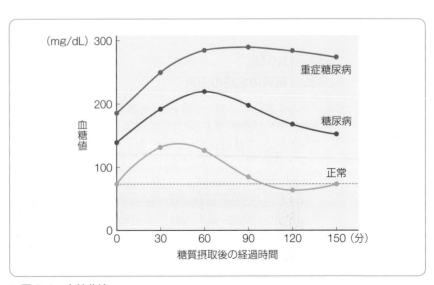

▶図2-1　血糖曲線

に用いられるものがある。糖原性アミノ酸は，飢餓状態などの糖質の摂取が減少したとき，糖新生のための材料となる（▶64ページ）。

B｜脂質

① 脂質の種類

脂質▶　脂質は，単純脂質・複合脂質・誘導脂質などに分類することができる（▶表2-4）。一般に**トリグリセリド**（トリアシルグリセロール，中性脂肪）を脂肪とよび，1分子のグリセリン（グリセロール）に3分子の脂肪酸がエステル結合して構成されている（▶図2-2）。脂肪酸の種類によって，脂肪の性質に違いがあらわれる。

脂肪酸▶　脂肪酸は，**飽和脂肪酸**と**不飽和脂肪酸**の2つに分類される。飽和脂肪酸は動物性の脂肪に多く含まれ，常温において固体で，化学構造（炭素鎖）に二重結合をもたない（▶表2-5）。一方，不飽和脂肪酸は，常温において液体で，化学構造に二重結合をもつ。二重結合の数が1つの場合を**一価不飽和脂肪酸**といい，植物性の脂肪に多く含まれる。また，二重結合が2つ以上の場合を**多価不飽和脂肪酸**といい，魚油に多く含まれる。不飽和脂肪酸は，二重結合の場所によっ

▶表2-4　脂質の種類

単純脂質	トリグリセリド（中性脂肪）
複合脂質	リン脂質 糖脂質 リポタンパク質
誘導脂質	ステロイド 脂溶性ビタミン類 脂肪酸

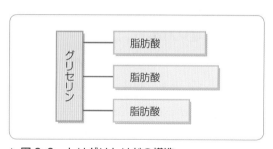

▶図2-2　トリグリセリドの構造

▶表2-5　脂肪酸の種類

		脂肪酸	系列	炭素数	二重結合の数	おもな含有脂肪
飽和脂肪酸		パルミチン酸		16	0	動物性脂肪
		ステアリン酸		18	0	
不飽和脂肪酸	一価不飽和脂肪酸	オレイン酸	*n*-9	18	1	植物性脂肪
	多価不飽和脂肪酸	リノール酸	*n*-6	18	2	
		α-リノレン酸	*n*-3	18	3	
		エイコサペンタエン酸	*n*-3	20	5	魚油
		ドコサヘキサエン酸	*n*-3	22	6	
		アラキドン酸	*n*-6	20	4	動物性脂肪

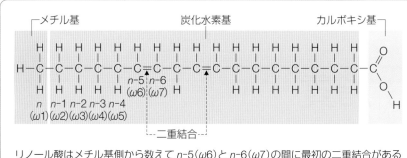

リノール酸はメチル基側から数えて n-5(ω6)と n-6(ω7)の間に最初の二重結合があるため，n-6(ω6)系脂肪酸とよばれる。

▶ 図2-3　多価不飽和脂肪酸(リノール酸)の構造

て n-3(ω〔オメガ〕3)，n-6(ω6)，n-9(ω9)の系列に分類される(▶図2-3)。

必須脂肪酸▶　**必須脂肪酸**とは，体内で合成することのできない n-6系と n-3系の脂肪酸であり，多価不飽和脂肪酸のリノール酸・アラキドン酸・α-リノレン酸・エイコサペンタエン酸(EPA)・ドコサヘキサエン酸(DHA)などがある。

コレステロール▶　**コレステロール** cholesterol はステロイドに分類される脂質の一種である。細胞膜の構築・維持のほか，脂溶性ビタミンの代謝の補助やホルモンの材料などとして，生体内で重要な役割を担っている。胆汁酸がコレステロールの代謝産物であることから，chole-(胆汁)という名がつけられた。

② 脂質のはたらき

●エネルギー代謝

エネルギー源▶　脂質は1gあたり9kcalのエネルギーを発生させ，糖質やタンパク質の1gあたり4kcalに比べて2倍以上のエネルギー源となる。

貯蔵脂肪▶　過剰なエネルギーはトリグリセリドとなってたくわえられ，貯蔵脂肪として皮下・腹腔・筋肉間結合組織などに蓄積する。同じ量のエネルギーを貯蔵する場合，脂肪は糖質やタンパク質の半分ほどの重さですむため，機能的といえる。

ビタミンB₁の▶
節約作用　脂質のエネルギー代謝過程は，糖質の代謝過程(解糖系)と異なり，ビタミンB₁を必要とせず，これを節約することができる。

●身体の構成・機能維持など

機能的役割▶　リン脂質・糖脂質・コレステロールは，生体膜の構成成分として広く分布している。また，脂質は皮脂として皮膚を保護したり，脂溶性ビタミンの溶媒となる。そのため脂質は，腸管からの脂溶性ビタミンやカロテノイド(▶27ページ)の吸収をたすけるという大切な役割を担っている。

多価不飽和脂肪酸▶　多価不飽和脂肪酸は細胞膜の機能の維持に重要な役割を果たしており，欠乏によって皮膚炎・脱毛・腎変性などが生じる。α-リノレン酸やEPAなどの n-3系列の不飽和脂肪酸には，血中トリグリセリド値の低下，血管内皮細胞の機能

改善，血栓生成防止などの作用があることがわかっている。アラキドン酸は，プロスタグランジンやロイコトリエンなどの体内で生成される生理活性物質のもととなる物質(前駆体)である。

● その他のはたらき

胃内滞留時間▶
の延長 脂質には胃での消化を抑制させる作用があり，脂質を多く含んだ食物は胃内滞留時間が長く，長時間空腹を感じさせない。

③ コレステロールのはたらき

コレステロールの摂取量と体内合成量を比べると，食事からの摂取は約 200～400 mg/日，体内での合成量は 12～13 mg/kg 体重/日(体重 50 kg の人で 600～650 mg/日)であり，体内の合成量のほうが多い。

コレステロールは生体膜の構成成分であり，また胆汁酸や，副腎皮質ホルモン・性ホルモンのようなステロイドホルモンの生成材料として使われる。このように，コレステロールは生体内で重要な機能を果たしているため，血中の総コレステロール値が低すぎても問題となる。しかし，血中コレステロール量が増加した場合には，動脈の内膜にコレステロールが付着して動脈硬化の原因となるため，過剰摂取は避けるべきである。

C タンパク質

① タンパク質・アミノ酸の種類

タンパク質は，多数のアミノ酸がペプチド結合して構成されている高分子化合物である。生体のアミノ酸は 20 種類あり，アミノ酸が 2 個以上結合したものをペプチド，一般に 10 個程度以下のものをオリゴペプチド，それ以上のものをポリペプチドという。タンパク質は，アミノ酸が 80 個程度以上結合したものである。

必須アミノ酸▶ アミノ酸のうち，体内で合成されないか，合成されてもそれが必要量に達しないために，必ず食物から取り込まなくてはならないものを不可欠(必須)アミノ酸という(▶表2-6)。

▶ 表2-6 不可欠アミノ酸と可欠アミノ酸

不可欠(必須)アミノ酸	バリン・ロイシン・イソロイシン・トレオニン・リシン・メチオニン・フェニルアラニン・トリプトファン・ヒスチジン
可欠(非必須)アミノ酸	グリシン・アラニン・セリン・アスパラギン酸・グルタミン酸・アスパラギン・グルタミン・アルギニン・システイン・チロシン・プロリン

② タンパク質のはたらき

◉身体の構成・機能維持など

構造的役割▶ タンパク質は筋肉や臓器などを構成する最も重要な栄養素である。筋肉の構成成分となるアクチンやミオシン，骨重量の約 20% を占める骨と骨の結合部や皮膚・腱などに含まれるコラーゲン，靱帯などに含まれるエラスチン，毛髪・爪・皮膚に含まれるケラチンもタンパク質である。

機能的役割▶ タンパク質は生体機能を担うさまざまな物質の材料となる。生体内反応の触媒である酵素，インスリン・グルカゴン・成長ホルモンなどのペプチドホルモン，ヘモグロビン・アルブミン・アポリポタンパク質・トランスフェリンなどの物質運搬タンパク質，生体防御反応に関与する免疫グロブリン，血液凝固にはたらくフィブリノゲンなどは，すべてアミノ酸からつくられる。

◉エネルギー代謝

エネルギー源▶ タンパク質は糖質や脂質と同様に，エネルギー源としても利用される。この場合には 1 g あたり 4 kcal の熱を生じる。

特異動的作用▶ タンパク質は，糖質や脂質に比べて特異動的作用（食事誘発性熱産生）が大きく，体温の維持に役だつ（▶85 ページ）。

タンパク質節約作用▶ タンパク質は体構成成分として重要なはたらきをするが，飢餓状態では生命維持のために身体を構成しているタンパク質が分解され，エネルギー源となる。つまり，エネルギーの供給が糖質や脂質から十分に行われれば，タンパク質を必要最小限の摂取で有効に利用することができる。これを糖質や脂質のタンパク質節約作用という。

③ タンパク質の栄養価

1 窒素出納と窒素平衡

体内では，組織を構成するタンパク質が合成と分解を繰り返し，アミノ酸のアミノ基が分解されると窒素が放出される。また，食物から摂取したタンパク質のうち，過剰分は分解されて窒素を放出する。窒素は，体内ではアンモニアや尿素として代謝・排泄される。

窒素出納▶ 体内の窒素のほとんどは，タンパク質に由来するものである。食事からの窒素の摂取量と便や尿および汗による窒素の排泄量の差を**窒素出納**という。摂取した窒素量よりも排泄した窒素量のほうが少ない場合を窒素出納が正であるといい，成長期や妊娠期，トレーニングなどによる筋肉の増加時，病後の回復期などにみられる。

一方，窒素の排泄量が摂取量を上まわった場合には窒素出納が負であるといい，摂取量が少ないときや飢餓状態，強制的安静状態，熱傷・外傷の受傷時な

どでみられる。

窒素平衡▶ 健康な成人は通常，窒素出納の収支がほぼ等しい状態であり，このようにバランスのとれた状態を窒素平衡（へいこう）という。

2 生物価と正味タンパク質利用率

タンパク質の栄養価は，窒素出納を基準として，生物価または正味タンパク質利用率としてあらわされる。

生物価▶ 生物価は，食物から吸収されたタンパク質が体内にどのくらい保留されたかの割合を示す値であり，次のように求められる。

$$
生物価 = \frac{保留窒素量}{吸収窒素量} \times 100 = \frac{吸収窒素量 -（尿中窒素量 - 代謝性尿中窒素量）}{摂取窒素量 -（便中窒素量 - 代謝性便中窒素量）} \times 100
$$

タンパク質を摂取しなかった場合にも，尿や便には尿素や消化管粘膜の離物などの代謝性窒素が含まれている。このように排泄される窒素を内因性の窒素という。窒素の吸収量や保留量を求める際には，尿・便に含まれる窒素量から内因性窒素量を差し引く。

なお，尿中に排泄される窒素はおもに体タンパク質の分解による尿素であり，便中の窒素は消化管粘膜の離物や腸内細菌，消化酵素などに由来する。

正味タンパク質▶
利用率
生物価に消化吸収率を考慮に入れたものを正味タンパク質利用率といい，生物価に消化吸収率（▶56ページ）を乗じることで求められる。

$$
正味タンパク質利用率 = 生物価（\%） \times 消化吸収率（\%） \div 100
$$

3 アミノ酸スコア（アミノ酸価）

タンパク質の評価▶ 食品中のタンパク質について，不可欠アミノ酸の組成から評価する方法がアミノ酸スコア（アミノ酸価）である。この方法は，1973年にFAO[1]とWHO[2]が，また1985年と2007年にFAO，WHO，UNU[3]が設定したアミノ酸評点パタンを用いたタンパク質の評価法である（▶表2-7）。

制限アミノ酸▶ 食品中のタンパク質の不可欠アミノ酸含有量が，設定された評点パタンよりも低い値のアミノ酸を制限アミノ酸といい，そのなかでも最も不足しているアミノ酸を第一制限アミノ酸とよぶ。さらに，それについで不足しているアミノ酸を第二制限アミノ酸，次を第三制限アミノ酸とよぶ。たとえば，食パンにおいては，第一制限アミノ酸がリシン（リジン），第二制限アミノ酸がトレオニン（スレオニン），第三制限アミノ酸がバリンとなる（▶図2-4）。

アミノ酸スコアは，食品タンパク質中の第一制限アミノ酸含有量が，そのア

---

1) FAO：Food and Agriculture Organization（国際連合食糧農業機関）の略。
2) WHO：World Health Organization（世界保健機関）の略。
3) UNU：United Nations University（国際連合大学）の略。

▶ 表2-7　アミノ酸評点パタン（2007年，WHO/FAO/UNU）

アミノ酸	mg/g タンパク質					mg/g 窒素
	1〜2歳	3〜10歳	11〜14歳	15〜18歳	18歳以上	1〜2歳
イソロイシン	31	31	30	30	30	190
ロイシン	63	61	60	60	59	390
リシン	52	48	48	47	45	330
メチオニン＋システイン	26	24	23	23	22	160
フェニルアラニン＋チロシン	46	41	41	40	38	290
トレオニン	27	25	25	24	23	170
トリプトファン	7.4	6.6	6.5	6.3	6.0	50
バリン	42	40	40	40	39	260
ヒスチジン	18	16	16	16	15	110

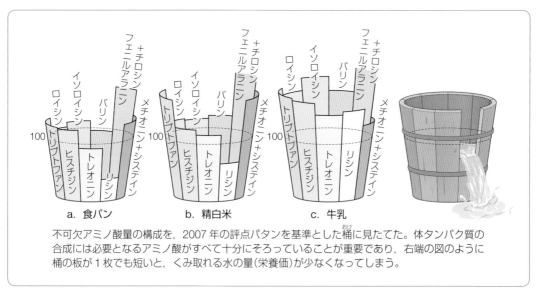

a. 食パン　　　b. 精白米　　　c. 牛乳

不可欠アミノ酸量の構成を，2007年の評点パタンを基準とした桶に見たてた。体タンパク質の合成には必要となるアミノ酸がすべて十分にそろっていることが重要であり，右端の図のように桶の板が1枚でも短いと，くみ取れる水の量（栄養価）が少なくなってしまう。

▶ 図2-4　必須アミノ酸の桶

▶ 表2-8　食品タンパク質のアミノ酸スコア（2007年評点パタンより算出）

食品	スコア	食品	スコア	食品	スコア
鶏卵	100	牛乳	100	精白米	61
鶏肉	100	イワシ	100	食パン	36
牛肉	100	サケ	100	ジャガイモ	77
豚肉	100	マグロ	100	トウモロコシ	33

ミノ酸のアミノ酸評点パタンの何パーセントになるかであらわされる。制限アミノ酸がない場合，アミノ酸スコアは100となる（▶表2-8）。

制限アミノ酸▶
の補充 不可欠アミノ酸の摂取に関する考え方としては，体タンパク質の合成をするために，不可欠アミノ酸がすべて十分にそろっていることが重要である。しかし，アミノ酸スコアの低いタンパク質（不可欠アミノ酸に不足のある食品）でも，制限となっているアミノ酸を補充することによって，あるいは制限となっているアミノ酸を多く含むタンパク質（食品）と組み合わせることによって，食事としてのアミノ酸スコアを高めることができる。

D ビタミン

ビタミンとは，生命維持のために重要なはたらきをする生体に不可欠な有機化合物のうち微量なものであり，体内でほとんど合成されないか，合成されても必要量に満たないために，必ず外界から摂取しなくてはならない栄養素と定義される。おもに生理機能を正常に維持するための栄養素や代謝の補酵素としてはたらいており，エネルギーや体構成成分にはほとんどならない。

① ビタミンの種類

ビタミンは**脂溶性ビタミンと水溶性ビタミン**に大別される（▶表2-9）。ビタミンの定義からもわかるように，摂取量が少ない場合には欠乏症を引きおこす。また，過剰に摂取した場合，水溶性ビタミンは水にとけるため尿中に排泄されやすいが，脂溶性ビタミンは体内に蓄積され過剰症を引きおこしやすい。

② ビタミンのはたらき

1 ビタミンA

種類▶ ビタミン A は脂溶性ビタミンであり，動物性食品に多く含まれる。植物性の食品からはカロテノイドとして摂取される。カロテノイドはビタミン A の前駆体であり，**プロビタミン A** ともよばれる。カロテノイドの 1 つであるカロテンのうち β-カロテンは，ビタミン A としての生理的作用が最も強く，緑黄色野菜などの野菜や果物に含まれている色素である。

レチノール▶
活性当量 ビタミン A の活性を示す単位として，**レチノール活性当量** retinol activity equivalents（μgRAE）が用いられる。レチノール活性当量とは，動物性食品に含まれるレチノールの量と，おもに植物性食品から摂取される β-カロテンなどのカロテノイドが，体内でビタミン A として作用をする場合の換算量（β-カロテン当量）の合計である。「日本人の食事摂取基準2020」では以下の式か

▶ 表2-9　ビタミンの種類と化学名・おもな作用・多く含む食品・欠乏症

	ビタミン名	化学名	おもな作用	多く含む食品	欠乏症
脂溶性ビタミン	ビタミンA	レチノール レチナール レチノイン酸	明暗順応, 成長促進, 上皮組織の維持	ウナギ・レバー・卵黄・バター（カロテンでの摂取では緑黄色野菜）	夜盲症・角膜軟化症・角膜乾燥症
	ビタミンD	エルゴカルシフェロール コレカルシフェロール	骨形成, カルシウムの恒常性の維持	魚・キノコ類・酵母など	くる病・テタニー
	ビタミンE	トコフェロール	抗酸化作用	小麦胚芽・植物油脂・カボチャ・魚など	溶血性貧血, 神経障害
	ビタミンK	フィロキノン メナキノン	止血, 血液凝固	納豆・海藻・ホウレンソウ・ニラなど	出血傾向・血液凝固低下
水溶性ビタミン	ビタミンB₁	チアミン	糖質代謝の補酵素に変換される	豚肉・胚芽・ラッカセイ・ゴマ・ノリなど	脚気・ウェルニッケ脳症
	ビタミンB₂	リボフラビン	糖質代謝と脂質代謝の補酵素に変換される	胚芽・レバー・乳・卵・肉・魚・アーモンド・酵母・ノリ・乾シイタケなど	成長停止・口角炎・口唇炎・舌炎・角膜炎
	ビタミンB₆	ピリドキシン ピリドキサール ピリドキサミン	アミノ酸代謝と脂質代謝の補酵素に変換される	魚・肉・レバー・胚芽・ゴマ・クルミ・ニンニクなど	皮膚炎
	ビタミンB₁₂	シアノコバラミン	アミノ酸代謝と脂質代謝の補酵素に変換される	貝・魚・肉・レバー・海藻など	巨赤芽球性貧血
	ナイアシン	ニコチン酸 ニコチンアミド	酸化還元反応の補酵素に変換される	かつお節・魚・乾シイタケ・レバー・肉・酵母など	ペラグラ
	パントテン酸	—	糖質代謝と脂質代謝の補酵素に変換される	レバー・卵・ラッカセイ・なっとう・サケなど	通常の生活ではおこらない
	葉酸	プテロイルグルタミン酸	アミノ酸代謝と核酸代謝の補酵素に変換される	レバー・新鮮な緑黄色野菜・マメ類など	巨赤芽球性貧血
	ビオチン	—	糖質代謝と脂質代謝の補酵素に変換される	レバー・卵黄・カキ・ニシン・ヒラメ・エンドウなど	通常の生活ではおこらない
	ビタミンC	アスコルビン酸	抗酸化作用, 鉄の吸収促進	新鮮な野菜や果物など	壊血病

ら求めている。

レチノール活性当量（μgRAE）
$$= \text{レチノール}(\mu g) + \beta\text{-カロテン}(\mu g) \times 1/12$$
$$+ \alpha\text{-カロテン}(\mu g) \times 1/24$$
$$+ \beta\text{-クリプトキサンチン}(\mu g) \times 1/24$$
$$+ \text{その他のプロビタミンAカロテノイド}(\mu g) \times 1/24$$

　　　食品由来のβ-カロテンについて，吸収率やレチノール転換率を考慮すると，ビタミンAとしての生体利用率は1/12である。なお，サプリメントとして摂取される油溶化β-カロテンは吸収率が異なる。

生理作用および▶ 欠乏・過剰　ビタミンAは，成長や視覚，皮膚・粘膜の形成などに関与している。レチノールは代謝されてレチナールとなり，網膜の杆体で使われるロドプシンに合成される。欠乏症には，成長障害，暗順応の反応性低下(夜盲症)，角膜軟化症，皮膚の乾燥，免疫機能の低下などがある。過剰症には，頭痛・肝機能障害・胎児の発育異常などがあげられるが，プロビタミンAであるβ-カロテンの摂取による過剰症の可能性は，ほとんど考えられないといわれている。

2 ビタミンD

　　　ビタミンDは脂溶性ビタミンであり，ビタミンD_2(エルゴカルシフェロール)とビタミンD_3(コレカルシフェロール)に分けられる。これらの体内でのはたらきはほぼ同じであり，食物からの摂取以外に一部は体内で合成される。酵母やキノコ類に含まれるエルゴステロールと動物の表皮に存在する7-デヒドロコレステロールはビタミンDのもとになるプロビタミンDであり，紫外線にあたることによってビタミンD_2とビタミンD_3になる。

生理作用▶　ビタミンDはそのままのかたちで生理作用を示すことはなく，その機能を果たすためには，肝臓と腎臓で水酸化され**活性型ビタミンD**となる必要がある。活性型ビタミンDは腸管からのカルシウムとリンの吸収を促進し，骨形成などのカルシウムの代謝に関与する(▶34ページ，図2-5)。

欠乏・過剰▶　わが国においては，ふつうの食事をしている場合には欠乏することはない。欠乏症は，幼児期では**くる病**，成人では**骨軟化症**を引きおこす。過剰症は，高カルシウム血症や腎障害，幼児の場合には食欲不振や成長遅延などを呈する。

3 ビタミンE

　　　ビタミンEは脂溶性ビタミンであり，8種類の同族体(化学的性質が類似した有機化合物)があるが，生体内のビタミンEの大部分がα-トコフェロールである。

生理作用▶　ビタミンEには**抗酸化作用**があり，細胞膜などを構成しているリン脂質中の多価不飽和脂肪酸や膜タンパク質の酸化を防止するのに役だっている。

欠乏・過剰▶　ビタミンEは植物性食品に多く含まれ，不足することは少ない。しかし，未熟児や脂肪吸収障害の場合においてビタミンEが不足すると，溶血性貧血や神経障害などがあらわれるとされている。ビタミンEの過剰摂取による健康への影響については，さまざまな報告があり，過剰症は明らかになっていない。

4 ビタミンK

　　　　　　　　ビタミン K は脂溶性ビタミンであり，植物由来のビタミン K_1（フィロキノン）と微生物由来のビタミン K_2（メナキノン）がある。

生理作用▶　血液凝固因子のプロトロンビンなどを活性化し，**血液凝固**を促進させる。また，カルシウム代謝に関与しており，歯や骨の形成に影響を与える。

欠乏▶　ビタミン K は腸内細菌からも供給されるため，通常，成人では欠乏症はおこらない。ただし，抗菌薬の長期大量投与の場合にはビタミン K 不足が問題となり，出血傾向になることがある。また新生児に対しては，新生児メレナ防止のため，ビタミン K の投与が行われる（▶NOTE）。

過剰▶　ビタミン K の過剰症はほとんどない。ただし，ワルファリンカリウムなどの血液凝固阻止薬を服用している場合には，ビタミン K の摂取量が多くならないように注意が必要である。

5 ビタミンB₁

生理作用▶　ビタミン B_1 は水溶性ビタミンであり，補酵素として糖代謝やアミノ酸の代謝に関与している（▶78 ページ）。

欠乏・過剰▶　ビタミン B_1 が不足すると，エネルギー代謝系が停滞してピルビン酸や乳酸が血中に蓄積し，疲労感を生じたり，消化管の運動が鈍くなるため食欲不振がおこる。欠乏症には，**脚気**（かっけ）・ウェルニッケ脳症などがある。通常の食事では過剰症はおこらないが，頭痛・いらだち・不眠・接触皮膚炎などの報告がある。

6 ビタミンB₂

生理作用▶　ビタミン B_2 は水溶性ビタミンであり，補酵素としてエネルギー代謝や酸化還元反応に関与している（▶78 ページ）。また，成長ホルモンの合成にも関与している。

欠乏・過剰▶　ビタミン B_2 が不足すると，成長障害や口腔内外の炎症，皮膚炎，眼の充血などがおこる。欠乏症には，**成長停止・口角炎・口唇炎・舌炎・角膜炎・脂漏**（しろう）**性皮膚炎**などがある。過剰症はないとされている。

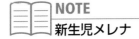

NOTE
新生児メレナ

　　ビタミン K は血液の凝固に不可欠な栄養素である。しかし，ビタミン K は胎盤を通過できず，また新生児は腸内細菌叢（そう）が未熟なため，ビタミン K 欠乏をきたしやすい。そのため，母乳からのビタミン K の摂取量が少ない場合や腸内細菌が定着しないときなどには，消化管・頭蓋内などに出血を呈し，これを新生児メレナという。

　　現在では，新生児へのビタミン K の投与によって，新生児メレナの予防がなされている。

7 ビタミンB₆

生理作用▶　ビタミン B₆ は水溶性ビタミンである。生理作用としては，補酵素としてアミノ酸代謝や神経伝達物質の生成に関与している。

欠乏・過剰▶　ビタミン B₆ は腸内細菌によって合成されるため，通常不足することはない。欠乏すると，口角炎や皮膚炎などがおこる。過剰症は，大量に長期間摂取した場合に，感覚神経障害などのおそれがある。

8 ビタミンB₁₂

ビタミン B₁₂ はコバルト（▶39 ページ）を含む水溶性ビタミンであり，動物性食品中に含まれるが植物性食品中にはない。ビタミン B₁₂ が吸収されるためには，胃で合成・分泌される内因子と結合する必要がある（▶49 ページ）。

生理作用▶　ビタミン B₁₂ には，核酸の合成や，脂質・アミノ酸の代謝に関与する補酵素としての役割がある。

欠乏・過剰▶　通常，動物性食品を含む食事をしている人では欠乏することはないが，厳密な菜食主義者や胃切除を受けた人などでは，欠乏症として**巨赤芽球性貧血（悪性貧血）**を呈する。過剰に摂取した分は尿中に排泄されるため，過剰症はないとされている。

9 ナイアシン

ナイアシンはニコチン酸とニコチンアミドの総称であり，水溶性ビタミンである。アミノ酸のトリプトファン 60 mg から，ニコチンアミド 1 mg が合成される。

生理作用▶　ナイアシンは，NAD[1]や NADP[2]として，糖代謝・脂質代謝・アミノ酸代謝における多くの酸化還元酵素の補酵素の構成成分として機能している。

欠乏・過剰▶　ごはんやパンを主食とする食生活では通常，欠乏することはないが，トリプトファン含有量の少ないトウモロコシを主食とする地域では，ナイアシンの欠乏症である**ペラグラ**がおこる。ペラグラでは，皮膚炎や下痢，精神・末梢神経障害などがみられる。過剰症としては，大量に長期間摂取した場合に，消化管および肝機能障害のおそれがある。

10 パントテン酸

パントテン酸は水溶性ビタミンであり，動植物性食品に広く含まれる。

生理作用▶　パントテン酸は糖代謝に重要な役割を果たす**コエンザイム A（CoA）**の構成成分であり，糖質代謝や脂質代謝などの反応に関与する。

---

1) NAD：nicotinamide adenine dinucleotide の略。
2) NADP：nicotinamide adenine dinucleotide phosphate の略。

欠乏・過剰▶　パントテン酸は，腸内細菌により合成され，食物以外からも供給されるため，通常の食生活では不足することはない。不足した場合は，成長の停止や末梢神経障害，消化管の異常，皮膚炎などがおこる。過剰症は知られていない。

11 葉酸

葉酸は水溶性ビタミンであり，食品中に広く分布している。

生理作用▶　葉酸は核酸合成やアミノ酸代謝において重要な役割を果たす（▶67ページ）。

欠乏・過剰▶　葉酸は腸内細菌からも供給されるため，欠乏症はおこりにくい。欠乏症には**巨赤芽球性貧血**がある。また，妊娠可能な女性は，胎児の神経管閉鎖障害の発症および再発を予防するために，少なくとも妊娠の1か月以上前から妊娠3か月までの間，母体において葉酸が十分な栄養状態であることが望ましいとされている（▶171ページ）。過剰症はほとんど知られていない。

12 ビオチン

ビオチンは水溶性ビタミンであり，食品中に広く分布している。

生理作用▶　ビオチンは，ピルビン酸カルボキシラーゼの補酵素であり，糖新生や脂肪酸の合成，アミノ酸の代謝などに関与している。また，抗炎症物質を生成することにより，アレルギー症状を緩和する作用がある。

欠乏・過剰▶　ビオチンの欠乏症は，リウマチやクローン病などの免疫不全症である。1型および2型糖尿病にも関与している。通常の食品を食べている人で，過剰摂取による健康障害の報告はない。なお，ビオチンは，生卵中のアビジンという糖タンパク質と結合しやすく，結合すると不溶性になり，腸管からの吸収が阻害され，皮膚炎や脱毛，体重減少などの**卵白障害**がおこる。

13 ビタミンC

ビタミンC（アスコルビン酸）は水溶性ビタミンである。

生理作用▶　ビタミンCの生理作用には，抗酸化作用，コラーゲン合成の補酵素としての作用，腸管からの鉄の吸収率上昇作用などがある。また，ストレス下において分泌量が増加する副腎皮質ホルモンと副腎髄質ホルモンの合成にも，補酵素として関与する。

欠乏・過剰▶　欠乏症には**壊血病**があり，出血・全身倦怠感・関節痛，骨形成阻害による**骨粗鬆症**などの症状を呈する。過剰症はおこりにくく，ほぼ知られていない。

E｜ミネラル

ミネラル（無機質）とは，生体を構成する元素のうち，酸素（O），炭素（C），

水素(H)，窒素(N)を除く元素の総称である。ミネラルは生体内元素の約4%を占め，骨などの組織や酵素の構成成分，体液中の電解質などとして重要な役割を担っている。

① ミネラルの種類

ミネラルは体内の存在量に応じて，マクロミネラル(多量ミネラル)とミクロミネラル(微量ミネラル)に分類することができる(▶表2-10)。ミネラルは必要量としてはわずかであるが，欠乏や過剰によってさまざまな症状をきたす。

② ミネラルのはたらき

ミネラルの一般的な機能を表2-11にまとめた。

1 カルシウム(Ca)

分布▶　カルシウムは生体内で最も多量に存在するミネラルであり，体重の1〜2%を占める。その約99%が骨や歯に，約1%が細胞内に，約0.1%が血液中に存在する。骨はカルシウムの貯蔵庫としての役割もあり，ホルモンの作用によって骨中のカルシウムの出し入れが行われ，血液中のカルシウム濃度は一定の範囲内に維持されている。血中カルシウムの調節には，器官としては骨・腎臓・

▶表2-10　マクロミネラルとミクロミネラル

マクロミネラル	カルシウム(Ca)・リン(P)・カリウム(K)・硫黄(S)・ナトリウム(Na)・塩素(Cl)・マグネシウム(Mg)
ミクロミネラル	鉄(Fe)・マンガン(Mn)・銅(Cu)・ヨウ素(I)・セレン(Se)・亜鉛(Zn)・クロム(Cr)・モリブデン(Mo)・ケイ素(Si)・スズ(Sn)・バナジウム(V)・ヒ素(As)・コバルト(Co)・フッ素(F)

▶表2-11　ミネラルの一般的な機能

機能による分類	はたらき	関与するミネラルあるいは関連物質
生体組織の構成成分	骨や歯などの構成成分	カルシウム・リン・マグネシウムなど
	生体内の有機化合物の構成成分	リン脂質，ヘモグロビンの鉄，含硫アミノ酸の硫黄など
生体機能の調節	体液の恒常性の維持(pHや浸透圧の調節)	カリウム・ナトリウム・カルシウム・マグネシウム・リンなど
	筋肉の収縮，神経の興奮性の調節	カリウム・ナトリウム・カルシウム・マグネシウムなど
	酵素の活性化作用	マグネシウム・鉄・銅・亜鉛・セレン・マンガンなど
	生理活性物質の構成成分	鉄・ヨウ素・亜鉛・モリブデンなど

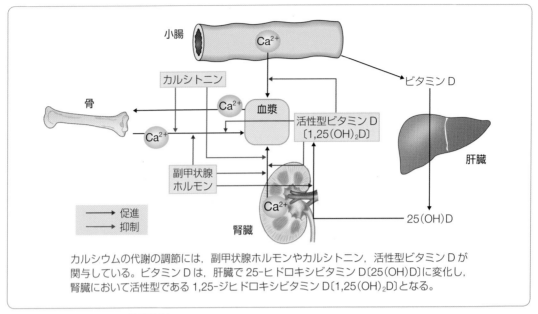

カルシウムの代謝の調節には，副甲状腺ホルモンやカルシトニン，活性型ビタミンDが関与している。ビタミンDは，肝臓で25-ヒドロキシビタミンD〔25(OH)D〕に変化し，腎臓において活性型である1,25-ジヒドロキシビタミンD〔1,25(OH)$_2$D〕となる。

▶図2-5　カルシウムの代謝調節

腸管，ホルモンとしては副甲状腺ホルモン・カルシトニン，そのほか活性型ビタミンDなどが関与している（▶図2-5）。

生理作用▶　カルシウムは骨や歯の主成分であるだけでなく，神経の刺激の伝達や筋肉の収縮にとっても必要であり，不足すると神経の興奮性が高まり，筋肉は弛緩する。また，血液凝固や細胞の情報伝達，酵素の活性化，体液のpHの調節などにも関与している。

欠乏・過剰▶　欠乏症には，幼児ではくる病，成人では骨軟化症・骨粗鬆症などがある。また，低カルシウム血症ではテタニーを生じる。

健康な人の場合，通常の食事からカルシウムを多量に摂取していても健康障害が発生することはまれであるが，サプリメントなどの利用による過剰摂取では泌尿器系結石や，ミルク-アルカリ症候群，ほかのミネラルの吸収抑制などを引きおこすことがある。また，カルシウムの過剰摂取によってマグネシウムやリン酸などの吸収が妨げられることがあるため，摂取量はカルシウム：マグネシウムが2：1，カルシウム：リンが1：1が理想的といわれている。

食品▶　多く含む食品としては，牛乳やヨーグルトなどの乳製品，しらす干しなどの小魚，ダイズ製品，種実類，藻類などがあげられる。

2 リン(P)

分布▶　リンはカルシウムについで多いミネラルで，生体内のすべての組織・細胞に存在し，体重の約1%を占めている。生体内のリンのうち，約85%がカルシウムとともに骨や歯に存在する。リンの血中濃度は，2.5～5.0 mg/dLと広い

範囲で維持され，食事からのリンの摂取量により増減し，尿中への排泄によって調節されている。

生理作用▶ リンは，①骨や歯や細胞膜（リン脂質）の構成成分，②核酸・ヌクレオチド・高エネルギーリン酸化合物（ATP[1]・クレアチンリン酸）の構成成分，③ビタミンから合成される補酵素の構成元素としての役割があり，生体内のさまざまな機能に関与している。

欠乏・過剰▶ 通常，リンの摂取量は食事によって不足することはない。問題となるのは過剰摂取である。栄養補助食品や清涼飲料水にはリンが多量に含まれていることがあり，加工食品には添加物としてリン酸塩が使用されていることも多い。長期的にリンを過剰摂取すると副甲状腺機能が亢進し，カルシウムの吸収阻害や腎不全，腎結石，さらに骨密度の低下などを引きおこす。

食品▶ リンを多く含む食品としては，魚介類やアーモンド，ラッカセイ，チーズ，脱脂粉乳などがあげられる。

3 マグネシウム(Mg)

分布▶ マグネシウムは生体内に約 25 g 存在し，約 50〜60% が骨中，約 27% が筋肉中にある。腎臓・脳・肝臓・肺などの組織，血液，細胞外液にも存在する。

生理作用▶ マグネシウムは酵素の活性化や体温の調節，神経の興奮，筋肉の収縮，副甲状腺ホルモンの分泌，脂質の代謝に関与している。神経の興奮と筋肉の収縮においては，カルシウムの作用との拮抗作用がある。

欠乏・過剰▶ 通常，マグネシウムは欠乏することはないが，欠乏すると血清中のトリグリセリドや VLDL・LDL コレステロール濃度の上昇，骨粗鬆症，低カルシウム血症，神経疾患，運動失調，精神疾患などをきたす。通常の食事からの摂取量が多い場合には，尿中に排泄されるため過剰症はおこらない。

食品▶ 多く含む食品としては，マメ類や種実類，ノリ・ヒジキなどの藻類があげられ，そのほか，精製加工していない食品にまんべんなく存在する。

4 カリウム(K)

分布▶ カリウムは細胞内に約 98%，細胞外に約 2% に存在し，細胞内で最も多い陽イオン（カリウムイオン〔K$^+$〕）である。細胞内外のカリウム濃度は，ナトリウムポンプ[2]によって維持されている。

生理作用▶ カリウムは細胞内の浸透圧の維持と pH の調節，膜輸送，筋肉の収縮，酵素の活性化などに関与している。カリウムを摂取することでナトリウムの排泄が促されるため，血圧低下や脳血管障害予防に効果があるという報告がある。

---

1) ATP：adenosine triphosphate（アデノシン三リン酸）の略。
2) ナトリウムポンプ：ATP を分解して得られたエネルギーを使って，Na$^+$を細胞外に運び出し，K$^+$を細胞内に運び入れる輸送系。

欠乏・過剰▶　カリウムは，通常の食生活では欠乏症や過剰症はおこらない。しかし，食事量が減少した場合のカリウムの摂取不足や，糖尿病や腎臓疾患での尿からのカリウムの喪失，下痢や嘔吐によるカリウムの損失によって低カリウム血症を発症することがある。また，腎臓疾患によるカリウムの排泄異常などによって高カリウム血症が発症することもある。

食品▶　多く含む食品としては，野菜類，イモ類，藻類，種実類などがある。

5　ナトリウム(Na)

分布▶　ナトリウムは細胞外液に約50%，骨中に約40%，細胞内液に約10%存在する体液中の主要な陽イオンである。生体のナトリウム量は，ナトリウムの排泄と摂取によって調節されており，レニン-アンギオテンシン-アルドステロン系が中心的役割をしている。

生理作用▶　血漿中のナトリウムイオン(Na^+)は塩化物イオン(Cl^-)とともに，浸透圧・間質液量・pHの調節，細胞内外の電位差の維持，グルコースやアミノ酸の吸収における能動輸送を行っている(▶54ページ)。

欠乏・過剰▶　ナトリウムが欠乏すると，食欲不振・吐きけ・血液濃縮・筋肉痛などがおこる。食塩($NaCl$)の過剰摂取はナトリウムの過剰につながり，細胞内液と細胞外液のバランスを失い，細胞外液の水分量が増すことによって浮腫を呈することもある。また，長期間の過剰摂取は高血圧症の原因となる。

食品▶　ナトリウムは漬物（つけもの）・塩蔵品などに多く含まれることから，食文化としてこれらを多く食べる日本人の食塩過剰摂取が問題となっている。

6　塩素(Cl)

分布▶　塩素は約70%が細胞外液に，約30%が細胞内液に塩化物イオン(Cl^-)として存在し，細胞外液中の陰イオンの約60%を占めている。

生理作用▶　Cl^-は炭酸水素イオン(重炭酸イオン；HCO_3^-)とNa^+とともに，浸透圧・間質液量・pHの調節を行っている。また，胃酸(塩酸〔HCl〕)の主要な構成成分でもある。

欠乏・過剰▶　塩素の欠乏や過剰摂取は，食塩(おもに塩化ナトリウム〔$NaCl$〕)の摂取量に影響される。塩分の多い食品を食べることで摂取量が増加する。

7　鉄(Fe)

分布▶　鉄は成人の体内に約3g存在する。鉄の代謝は，循環を繰り返している(▶図2-6)。体内の鉄は，ヘモグロビンやトランスフェリンなどの**機能鉄**とフェリチンやヘモジデリンなどと結合した**貯蔵鉄**の大きく2つに分けられ，男性と女性とではその割合も大きく異なる。成人男性の場合，機能鉄と貯蔵鉄の比率はおよそ3:1であるが，月経で鉄を失いやすい成人女性の場合は9:1と貯蔵鉄の割合が著しく低くなっている。

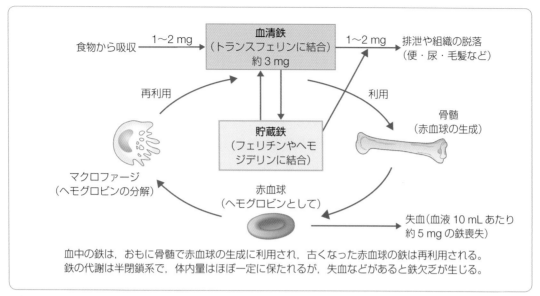

血中の鉄は，おもに骨髄で赤血球の生成に利用され，古くなった赤血球の鉄は再利用される。鉄の代謝は半閉鎖系で，体内量はほぼ一定に保たれるが，失血などがあると鉄欠乏が生じる。

▶ 図 2-6　鉄の体内動態

生理作用 ▶ 　鉄は，**ヘモグロビン鉄**として血液中の酸素運搬，**ミオグロビン鉄**として筋肉中の酸素貯蔵，カタラーゼやシトクロムの構成成分として細胞の酸化反応に関与している。

欠乏・過剰 ▶ 　鉄が欠乏すると，まず貯蔵鉄が少なくなり，さらにヘモグロビンも減少して**鉄欠乏性貧血**を呈する。一方で，鉄が体内に過剰となると毒性がみとめられるため，鉄剤やサプリメントによって過剰摂取とならないように注意が必要である。過剰症としては組織に鉄が沈着する鉄沈着症がある。

食品 ▶ 　多く含む食品としては，レバーなどの内臓や肉類，貝類，藻類，納豆，コマツナなどがあげられる。

8　銅(Cu)

分布 ▶ 　銅は体内に約 80 mg 存在し，骨・筋肉・肝臓などに分布している。

生理作用 ▶ 　銅はシトクロム c オキシダーゼやスーパーオキシドジスムターゼ(SOD[1])などの酸化還元反応を触媒する酵素や，鉄代謝における二価鉄(Fe^{2+})から三価鉄(Fe^{3+})への変換に用いられる酵素の構成成分となる。

欠乏・過剰 ▶ 　銅の摂取不足は，鉄の代謝に影響を及ぼし貧血を生じる。過剰症は通常はみられない。

食品 ▶ 　多く含む食品としては，ゴマ・牛レバー・ホタルイカ・イイダコなどがある。

---

1) SOD：superoxide dismutase の略。細胞内に発生した活性酸素を分解する。

9 亜鉛(Zn)

分布▶ 亜鉛は体内に約2g存在し，血液・筋肉・肝臓などに広く分布している。

生理作用▶ 亜鉛は200種以上の酵素の構成成分であり，成長や，免疫・味覚・生殖などの機能維持に関与している。また，皮膚タンパク質やコラーゲンの生合成，骨代謝にも関与している。

欠乏・過剰▶ 亜鉛が欠乏すると成長障害や免疫機能低下，味覚障害，性腺の発育・機能障害，皮膚炎，慢性下痢，低アルブミン血症などがおこる。過剰症は日常の食事ではおこらないとされている。しかし，高濃度の亜鉛を含む飲料を飲むことによって，中毒症状がみられるとの報告もある。

食品▶ 多く含む食品としては，カキ・豚レバーなどがあげられる。

10 セレン(Se)

分布▶ セレンは成人の体内に約13mg存在し，血清中の濃度は約14μg/dLである。

生理作用▶ セレンは生体の抗酸化システムを担っているグルタチオンペルオキシダーゼなどの構成成分として存在して，SODやカタラーゼとともに酸化障害を防いでおり，その作用はビタミンEの生理作用に似ている。

欠乏・過剰▶ セレンの摂取量が不足すると，成長阻害や筋肉萎縮，肝機能障害，不妊症，免疫機能の低下などの症状を呈する。欠乏症としては，中国の北東部から南東部の地域において，心疾患を呈する克山病が明らかにされている。過剰症には疲労感や毛髪・爪の変化，吐きけ・嘔吐，腹痛，心筋梗塞などがある。

食品▶ 多く含む食品としては，カツオ・イワシ・ホタテガイ・鶏卵・ゴマなどがあげられる。

11 クロム(Cr)

分布▶ クロムは，成人の体内に約2mg存在し，広く分布する。

生理作用▶ クロムは糖質・脂質・タンパク質の代謝，結合組織の代謝に関与している。そのため，インスリン作用の増強や，血中脂質バランスの正常化，免疫反応の改善にはたらく。

欠乏・過剰▶ クロムが欠乏すると，耐糖能異常や成長障害，タンパク質の代謝異常などがおこる。なお，通常の食品に含まれる三価クロムと異なり，六価クロムは栄養素として認められておらず，中毒症状が報告されている。

食品▶ 多く含む食品としては，ヒジキ・ワカメ・マイワシ(丸干し)・アナゴなどがあげられる。

12 ヨウ素(I)

分布▶ ヨウ素(ヨード)は成人の体内に約15mg存在し，約70〜80%が甲状腺に含まれる。

生理作用▶　ヨウ素は甲状腺ホルモンの構成成分として，エネルギー代謝やタンパク質の合成などに関与している。

欠乏・過剰▶　日本人では，欠乏症状はほとんどみられない。欠乏症としては，甲状腺腫や甲状腺機能低下症がある。過剰症としては軽度の場合には甲状腺機能低下症，重度の場合には甲状腺腫などが報告されている。

食品▶　多く含む食品としては，コンブ・ワカメ・ヒジキなどがあげられる。

13 コバルト(Co)

分布▶　コバルトは成人の体内に約2 mg存在する。

生理作用▶　コバルトはビタミンB_{12}の構成成分であり，赤血球の形成に関与しているといわれているが，生体内での役割は明確ではない。

欠乏・過剰▶　欠乏症は，ビタミンB_{12}の欠乏症である巨赤芽球性貧血が考えられている。過剰症には吐きけ・嘔吐，食欲不振，発疹などがある。

食品▶　多く含む食品としては，干しワラビ・ヒジキ・ハマグリなどがある。

14 マンガン(Mn)

分布▶　マンガンは成人の体内に約15 mg存在し，そのうちの約25%が骨中に，ついで肝臓・膵臓・腎臓などに分布している。

生理作用▶　マンガンの生理作用には，SODなどのマンガン含有酵素としての機能と，酵素反応を活性化させる補助因子としての機能がある。

欠乏・過剰▶　マンガンが欠乏すると，成長阻害や骨形成異常，血液凝固能の異常，生殖能力の欠如，運動失調，脂質と糖質の代謝異常などがおこる。過剰症には疲労感・倦怠感・不眠・精神障害・歩行障害などがある。

食品▶　多く含む食品としては，アオノリ・干しエビ・アーモンドなどがある。

15 硫黄(S)

分布▶　硫黄は含硫アミノ酸の構成成分であり，タンパク質中に存在する。

生理作用▶　硫黄には，肝臓での解毒や酵素の活性を調節する機能がある。また，毛髪や

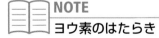

NOTE
ヨウ素のはたらき

ヨウ素と聞くと，理科の実験でデンプンと反応させて紫色になることを観察したり，酸化作用を利用したポビドンヨードなどの消毒薬を思い浮かべる人が多いだろう。

ヨウ素は栄養素として人体に必須であり，甲状腺ホルモンの重要な構成成分である。ヨウ素を多量に含む海藻類を食べるわが国において欠乏症はほとんどみられないが，世界的にはヨウ素欠乏が問題となっている国や地域は多く，法的に食用塩にヨウ素を添加することが定められている場合もある。なお，わが国では過剰摂取となるおそれがあるため，ヨウ素は食品添加物として認められていない。

爪の発育に必要となる。

欠乏▶　硫黄はメチオニンなどのアミノ酸に含まれるため, タンパク質の摂取が十分であるならば, 健康上の問題はおこらないと考えられている。

食品▶　多く含む食品としては, 卵類・肉類・魚類などがあげられる。

16 モリブデン(Mo)

分布▶　モリブデンは体内に約9mg存在し, おもに肝臓などに含まれる。

生理作用▶　モリブデンは, キサンチンオキシダーゼなどの酵素の構成成分である。

欠乏・過剰▶　長期間の中心静脈栄養施行時にモリブデンの欠乏症が発症したとの報告がある。また, 過剰に摂取すると銅の吸収を阻害し, 銅の欠乏症を発症する。

食品▶　多く含む食品としては, きなこ・ダイズ・ラッカセイなどがあげられる。

17 フッ素(F)

分布▶　フッ素は成人の体内に約2.6g存在し, その約95%が骨と歯に含まれる。

生理作用▶　フッ素は, 歯の石灰化の促進のほか, 口腔内の細菌および細菌が産生する酵素の活性の抑制などに関与し, 齲歯(むし歯)を予防するはたらきがある。

過剰▶　フッ素の過剰摂取は, 慢性フッ素中毒を引きおこす。

食品▶　多く含む食品としては, イワシ・エビ・藻類などがあげられる。

F｜食物繊維

① 食物繊維の種類

食物繊維は化学構造上, 多糖類の仲間であるが, ヒトの消化酵素では消化されないためエネルギー源にはならない。食物繊維は, 不溶性と水溶性に分類される(▶表2-12)。

② 食物繊維のはたらき

食物繊維は, 消化・吸収されずに消化管を通過することで, さまざまな機能を発揮する。水を吸着してかさを増したり, 栄養素や栄養成分などを吸着したり, さらに水にとけて粘性を出すという作用によって, 消化管の機能維持や栄養素の吸収をたすけている。

食物繊維は種類が多く, その生理作用は多様である。便秘の解消や, 便秘に伴う大腸憩室の発生予防, 大腸がんの予防, 毒性成分の吸収阻止, 耐糖能の改善, 食事性血糖上昇の抑制, 血清コレステロールの是正などによって, 健康の維持に役だっている。図2-7に食物繊維の生理作用と食物繊維の摂取が予防

▶ 表2-12　食物繊維の特徴とはたらき

	特徴とはたらき	代表的な種類	おもな含有食品
不溶性	●水分を吸収してふくらみ腸を刺激し便通を促す。 ●咀嚼を要するため，満腹中枢を刺激したり，顎の発育を促す。 ●大腸内で発酵・分解されて，腸内環境を整える。	セルロース	植物性食品一般
		ヘミセルロース	植物性食品一般
		ペクチン（不溶性）	未熟果実・野菜
		リグニン	植物性食品一般
		キチン	甲殻類の外皮・キノコ類
水溶性	●粘性があるため，胃・腸内の滞留時間を延長させる。 ●糖質や脂質などを吸着し，吸収をゆるやかにしたり，体外に排泄する。 ●大腸内で発酵・分解されて，腸内環境を整える。	イヌリン	ゴボウ・ニンニク
		ペクチン（水溶性）	果実・野菜
		β-グルカン	大麦・オーツ麦
		グアガム	グアマメ
		グルコマンナン	コンニャク
		アルギン酸ナトリウム	コンブ・モズク・メカブ
		アガロース（寒天）	紅藻類
		カラギーナン	紅藻類
		キサンタンガム	増粘剤
		ポリデキストロース	食物繊維入り飲料

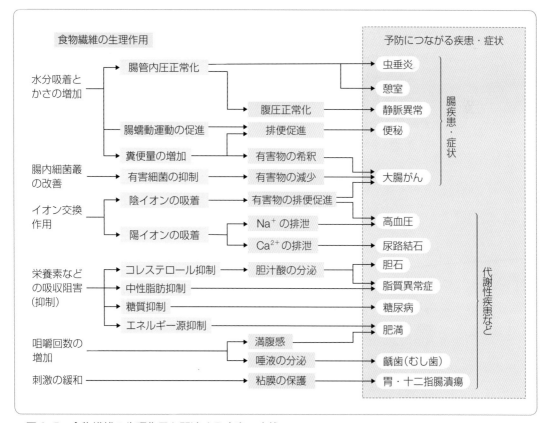

▶ 図2-7　食物繊維の生理作用と関連する疾患・症状

につながる疾患・症状を示した。

G｜水

水分の分布 ▶ 　体内の水溶液を総称して**体液**という。体液は大きく細胞内液と細胞外液(間質液・血漿)に分けられる。水は,成人では体重の約60%を占め,その内訳は細胞内液が約40%,間質液が約15%,血漿が約5%である。

水のはたらき ▶ 　水のはたらきには,溶解作用・運搬作用・体温調節などがある。

　　①**溶解作用**　体内で行われる化学反応のほとんどが水に溶解した状態で進行することから,反応の場を提供するとくに重要な作用である。

　　②**運搬作用**　体内における物質の移動や細胞内外の移動をつかさどり,老廃物の排泄や栄養物質の運搬,浸透圧の維持などをするはたらきである。

　　③**体温調節**　水は比熱が大きいため,気温や室温が変化しても,それに応じてすぐに温度が変化しない。そのため,ある程度体温を維持することに役だっている。さらに,体温が高くなると皮膚から汗を出して気化熱として熱を放出し,効率的に体温を下げることにも用いられる。

水分の出納 ▶ 　成人が安静にしている場合,1日の水分摂取量は約2,500 mL,排泄量も約2,500 mLである。水分の摂取は,飲料・食物・代謝水(体内で栄養素が燃焼することによって得られる水,▶78ページ)などを通して行われる(▶表2-13)。

　一方,水分の排泄は,尿・便などに含まれるほかに,外呼吸に伴う水蒸気として,また皮膚からの水分蒸発としても行われている(▶70ページ)。私たちが意識することなく,つねに行われている肺や皮膚からの水分の排泄のことを不感蒸泄(不感蒸散)という。

▶ 表2-13　成人における安静時の水分の出納量

摂取量（mL）		排泄量（mL）	
飲料	1,600	尿	1,500
食物	600	不感蒸泄	900
代謝水	300	大便など	100
合計	2,500	合計	2,500

ゼミナール
復習と課題

❶ 糖質・脂質・タンパク質のはたらきについて，それぞれ述べなさい。

❷ 次のうち，二糖類をすべて選びなさい。
- ・マルターゼ　　　　・ラクトース　　　　・ガラクトース
- ・フルクトース　　　・アミラーゼ　　　　・スクロース

❸ 次のうち，*n*-3 系の不飽和脂肪酸をすべて選びなさい。
- ・オレイン酸　　　　・ステアリン酸　　　　・α-リノレン酸
- ・リノール酸　　　　・エイコサペンタエン酸　　　・アラキドン酸

❹ 不可欠アミノ酸の名称をすべて答えなさい。

❺ 食品中のタンパク質の評価法について述べなさい。

❻ ビタミンの化学名と欠乏症についてまとめなさい。

❼ 次の疾患と強く関連するビタミンを答えなさい。
　（a）くる病　　　　（b）夜盲症　　　　（c）脚気　　　　（d）壊血病

❽ ミネラルの一般的機能について述べなさい。

❾ 貧血と関連するビタミン・ミネラルを３つあげなさい。

❿ 食物繊維の生理作用について述べなさい。

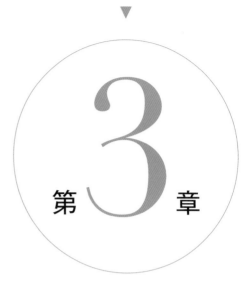

第3章

食物の消化と
栄養素の吸収・代謝

　私たちは糖質・脂質・タンパク質をエネルギー源として摂取し，そのほか重量的には少ないが，機能的に重要な役割を果たすビタミン・ミネラル・食物繊維などを摂取して，生命活動を維持している。したがって，このような栄養素を食べ物から効率よく取り出し，体内に取り入れ，生理的・機能的にも適切に利用することが必要である。

　食べ物を栄養素として消化管（おもに小腸）から体内に取り込むことができる状態に分解することを消化といい，それを血液やリンパ液の中に取り込むことを吸収という。なお，吸収されることなく排泄されたものは便となる。

　胃・小腸で消化された糖質・脂質・タンパク質は，低分子となって体内に吸収される。それぞれの低分子成分は互いに移行関係があり，たとえばグルコースから脂質が合成されるように，一方向的あるいは双方向的に合成や分解を受ける。このような関係をもった生体内での化学変化のことを総じて代謝という。

A｜食物の消化

① 食欲

　人が健康を維持したり，病的な状況から回復するためには栄養補給が欠かせず，看護師が食欲の観察や摂食へのはたらきかけを行うことは重要である。

　経口での摂取には，「それまで食べてきた経験や食への関心」が深くかかわる。おいしい，おいしくないと感じたことは食の経験であり，もう一度食べたいと思うことは食べることへの関心である。

食欲中枢▶　食欲をつかさどる神経の中枢は，視床下部に存在する。「食べたい」という方向の食欲をつかさどる神経を摂食中枢，これとは反対に「満腹・もういらない」という食欲を抑えようとする神経を満腹中枢といい，合わせて食欲中枢とよぶ。どちらの中枢が強く作用するかは，血液中に含まれるグルコースの濃度（血糖値）に影響を受ける。

　また，空腹時に胃の内分泌細胞から分泌されるホルモンのグレリンが視床下部を刺激して食欲を増したり，脂肪細胞から分泌されるホルモンのレプチンが視床下部を刺激して食欲を抑制したりする。

食欲に影響する▶
要因　味（味覚），舌ざわり（触覚），におい（嗅覚），おいしそうな色合い（視覚），うるさいと思う雑音（聴覚）など，五感とよばれる感覚情報は，食欲に影響を与える。

　また，悩みなど強いストレスがあると食欲がでなかったり，逆にやけ食い・むだ食いすることがあるなど，食欲には精神的な要因も関与する。

② 消化器系のしくみとはたらき

1 歯・口腔

口・舌▶ 口には，かむこと（咀嚼）や飲み込むこと（嚥下），さらに食べたものを一時的に保有する役割がある。また，舌は味，そしておいしさなどを感じる器官でもある。

私たちは，舌を含めた口全体で食した物の刺激・味および大きさを無意識に判断して，適宜食道に送り込む。しかし，食べ物に魚の骨や毛髪などの異物，または腐敗したものなどが含まれていれば，瞬時に飲み込みを停止したり，反射的に吐き出す。このように舌や口腔粘膜は，すぐれたセンサーの役割を果たしている。

唾液▶ 唾液は味覚や嚥下などに必要な粘液質を含む液体であり，食べた物からの味物質の抽出および，粉様物質の口からの飛び出し防止，なめらかな食道の通過に役だっている。

歯・顎▶ 咀嚼筋群が収縮することで，上顎に対して下顎が上下左右に動き，口腔内に取り込まれた食べ物は歯で咀嚼される。このとき，食べ物は切歯・犬歯によって切り裂かれ，臼歯によってかみ砕かれる。咀嚼によって唾液の分泌は促進され，食べ物は唾液とまざり合い，飲み込みやすい食塊へと形成されていく。

2 食道

食道は咽頭と胃を連結する管で，全長は約25cmである。上端は咽頭に続き，気管の後方を下り横隔膜を貫いて腹腔内の胃にいたる。食道の起始部・気管分岐部・横隔膜貫通部は生理的狭窄部とよばれ，やや狭くなっている。食道起始部の狭窄は異物の流入を防ぎ，横隔膜貫通部の狭窄は胃内容物の逆流を防ぐ役割がある。

NOTE
乳歯と永久歯

咀嚼の際，中心的なはたらきをする歯は，まず生後6か月ごろからはえはじめ，3歳ごろに乳歯がはえそろう。その後6歳ごろから，抜けた乳歯のあとや乳歯がはえていないところに永久歯がはえてくる。

永久歯の多くは15歳ごろまでにはえそろう。しかし，最も奥にはえる第三大臼歯（智歯）は，親知らずともよばれることからわかるように，それ以降にはえることがほとんどである。

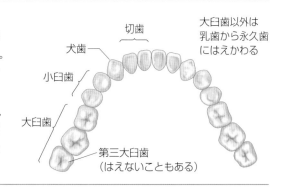

切歯
犬歯
小臼歯
大臼歯
第三大臼歯
（はえないこともある）
大臼歯以外は乳歯から永久歯にはえかわる

食塊が未消化のまま触れる口腔や食道の粘膜は，重層扁平上皮という細胞が何層も重なった構造になっており，かたい食べ物や熱い飲み物などからの強い刺激からまもっている。なお，食道には口腔粘膜のような温熱を鋭敏に感じる機能は備わっていない。

粘膜下は筋層で，上部が骨格筋で下部が平滑筋である。流入してきた食塊は，食道の蠕動運動によって胃へと送られていく。胃への入り口となっている噴門を通り過ぎると，食塊の食道通過は終わる。

3 胃

図3-1に胃の形状と各部の名称および胃壁の構造を示した。

食物の通過▶　胃の役割の1つに食べたものを一時保存するという役割がある。保存された食塊は，胃腺から分泌されるペプシノゲンが活性型となった**ペプシン**や**塩酸**による消化を受けつつ，少量ずつ十二指腸に送り出される。

食べ物が胃から送り出される時間には違いがあるため，食物が移動に要する時間は一律ではない。また，誰しも実際に食べる食事は和食・洋食といった混合食で，糖質のみやタンパク質のみの摂取はきわめてまれであり，胃も栄養素別に明確な時間差をもって送り出してはいない。ただし，**表3-1**に示したように，脂肪の胃の滞留時間は長く，油の多い食事をとると胃もたれなどをおこす。

ホルモンの分泌▶　胃は食べ物の保存・消化というはたらきのほかに，胃内に食べ物が入ってきたことを脳などに知らせることや，**ガストリン**というホルモンの分泌を行って

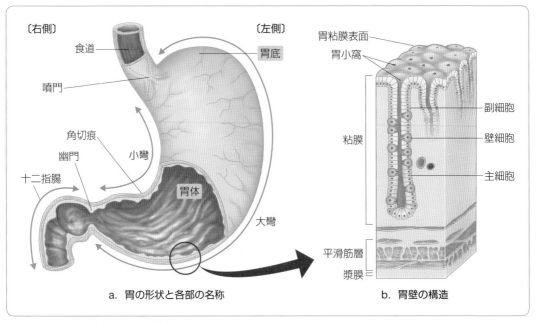

〔右側〕　　　　　　　　　　　〔左側〕

食道

噴門

角切痕

幽門

十二指腸

小彎

胃底

胃体

大彎

胃粘膜表面

胃小窩

副細胞

壁細胞

主細胞

粘膜

平滑筋層

漿膜

a. 胃の形状と各部の名称　　　　　b. 胃壁の構造

▶ 図3-1　胃の形状と胃壁の構造

▶ 表3-1　食物が胃を出る時間と分量(%)

		1.5 時間	3 時間	4.5 時間
糖質		60	95	100
タンパク質	卵白	75	85	90
	魚肉	30	85	95
	獣肉	40	80	90
脂肪(オリーブ油)		25	50	60

(細谷憲政：三訂人間栄養学. p.79, 調理栄養教育公社, 2000による, 一部改変)

いる。胃壁にある神経やホルモンは，脳をはじめ，いくつかの臓器・器官に摂食情報を伝え，空腹・満腹を感じるだけではなく，栄養素が吸収されたのちの代謝機構の準備にも重要なはたらきを演じている。

　また，胃は塩酸という強酸を分泌しているため，食物に含まれる細菌などを殺す作用をもっている[1]。胃はこのほか，食品に含まれるカルシウムや鉄などの溶解，ビタミン B_{12} の吸収にとって不可欠な内因子[2]や粘液の分泌も行っている。

4　小腸

　小腸は全長が6～7 m あり，胃に継続する細長い管である。始まりの約25 cm が十二指腸であり，残りの約2/5 が空腸，そして約3/5 が回腸であるが，空腸と回腸には明らかな境界はない。小腸の内面には，さまざまな突起やヒダがあり，それが吸収を行うための表面積を広げている(▶図3-2)。

十二指腸▶　食塊通過における胃終末部には幽門があり，その幽門につながる十二指腸は上部(球部)・下行部・水平部・上行部に分けられる(▶図3-3)。下行部には膵液と胆汁が流入してくる開口があり，その形状から乳頭とよばれる。乳頭は2つあり，大きいほうを大十二指腸乳頭(ファーター乳頭)といい，小さいほうを小十二指腸乳頭という。

　胃酸を含んだ食塊が十二指腸や空腸上部壁に接触すると粘膜上皮の細胞から血流に消化管ホルモンのコレシストキニン cholecystokinin (CCK)やセクレチンが分泌される。CCK は胆嚢を収縮させ，胆汁を十二指腸に激しく分泌させる。また，CCK は，膵臓からは膵消化酵素とよばれる多種の消化酵素を含む膵液を分泌させる。セクレチンは，炭酸水素イオン(HCO_3^-)を含む溶液を膵臓から分泌させ，酸がしみ込んでいる食塊は HCO_3^- により中和・弱アルカリ化する。これによって，中性から弱アルカリ性域ではたらく消化酵素のための環境を整

---

1) ヘリコバクター−ピロリ *Helicobacter pylori* などの耐酸性のある細菌を除く。
2) 内因子：糖タンパク質の一種で，胃の噴門部や胃底部の壁細胞から分泌される。ビタミン B_{12} は内因子の存在のもとで回腸から吸収される。

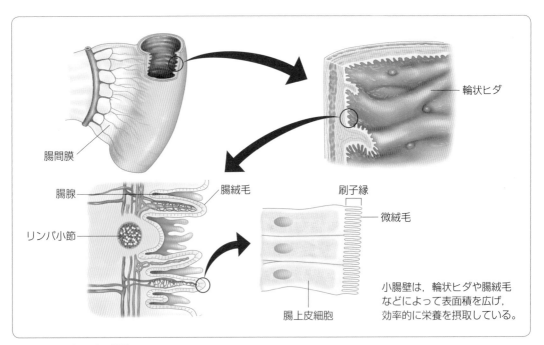

▶ 図3-2　小腸壁の構造

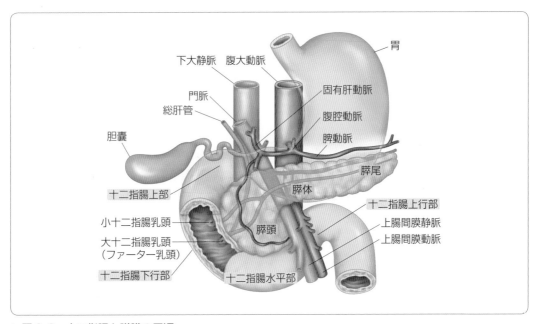

▶ 図3-3　十二指腸と膵臓の周辺

える。

空腸・回腸▶　小腸管腔内での消化はおもに空腸で行われるが，日々の食事は一様ではなく，食物繊維が多いなど，食塊の内容物の構成によっては回腸まで消化が続くとみられている。

膵液とまざり合った食塊は，酵素による消化や膜消化（▶52ページ）を受ける。

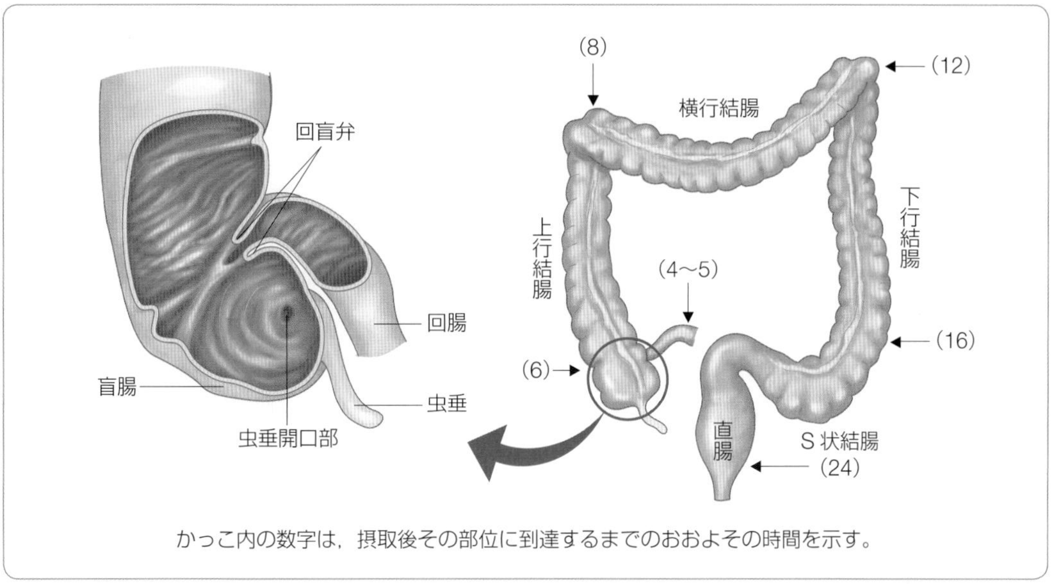
回盲弁
回腸
盲腸
虫垂
虫垂開口部
(8)
横行結腸
(12)
上行結腸
下行結腸
(4〜5)
(16)
(6)
直腸
S 状結腸
(24)
かっこ内の数字は，摂取後その部位に到達するまでのおおよその時間を示す。

▶ 図 3-4　大腸の各部と内容物の到達時間

消化・吸収を受けなかった残存食塊は未消化物として大腸に送り出される。

このようにふつうの食生活をしている限りにおいては，食塊に含まれる栄養素は消化管を十分に使ってゆっくりと抽出・消化され，血管内におだやかに吸収される。この点で，消化をあまり必要としない低分子の食品を幼少期から長期にわたって摂取しつづけることは，消化・吸収不良症候群の発生に深くかかわるとみられ，小腸下部および大腸の機能低下が懸念されている。

5 大腸

大腸は小腸終末の回腸に続く盲腸・上行結腸・横行結腸・下行結腸・S 状結腸・直腸を総称したもので，おもに水・電解質の吸収を行う(▶図 3-4)。

胃-回盲部反射▶ 回腸と盲腸の間には**回盲弁**があり，胃に食べ物が入ってくると胃-回盲部反射とよばれる特殊な反射がおこる。この反射によって，回盲部の蠕動(ぜんどう)運動が亢進し，小腸にある先に食べた食物残渣(ざんさ)は盲腸へと送り出される。

胃-大腸反射▶ また，胃に食べ物が入ると，平滑筋の収縮によって大腸内の残渣が直腸へと一気に送り出される。これは胃-大腸反射(胃-結腸反射)とよばれ，食事のあとに便意をもよおすのはこのためである。

残渣の通過時間▶ 健康状態や食事内容，生活スタイルなどに影響され，残渣の量や個人の体調にも左右されるため，時間差は大きい。

③ 機械的消化と化学的消化

人間の体内で行われる栄養素の消化は，おもに機械的(物理的)消化と化学

的消化2つの過程を経る。なお，一部の腸内細菌は消化の補助的なはたらきをするため，この過程は生物学的消化とよばれる。

1 機械的消化

　食べ物が「かむ」「混和」「練る」「送る」といった物理的な力によって消化されることを機械的消化という。

　口に入れた食べ物は，まず歯で咀嚼され，機械的にあらく粉砕される。舌と歯で唾液と混和され，粉砕され飲み込みやすくまとめられた食べ物は，食塊とよばれる。食塊は嚥下によって食道を経由して胃内に送り込まれる。

　胃の蠕動運動によって，食塊はさらに混合され，練られる。食塊は胃から十二指腸に送られ，腸壁を刺激しつつ十二指腸から始まる小腸特有の蠕動運動を受け，小腸の先へ送られていく。これらのすべての過程で，次に述べる化学的消化にはたらく消化液が食べ物に混和される。

2 化学的消化

　食べ物が物理的な力によって消化される機械的消化に対して，消化管から分泌される消化酵素によって消化されることを化学的消化という。消化酵素は，唾液や胃液，膵液などの消化液に含まれる。

　まず，口腔内では唾液が分泌される。つづいて胃では，胃腺から分泌される胃液中の水と粘液によって食塊が水分を含み，化学的消化の準備に入る。そのあと，小腸では膵液や小腸粘膜上の分解酵素によって吸収可能な栄養素へと分解される。

④ 三大栄養素の消化

管腔内消化と▶
膜消化
　口から取り入れた食べ物が，口腔・食道・胃腔そして小腸腔で，物理的な力や消化酵素により消化されることを**管腔内消化**という。それに対し，小腸粘膜上皮細胞の微絨毛に存在する酵素によって，基質を分解すると同時に細胞内に取り込むことを**膜消化**という。口腔・胃腔・小腸腔で分泌される消化酵素と消化される栄養素および消化後の産物を**表3-2**に示す。

1 口腔から胃まで

糖質の消化▶
　食べ物が化学反応によって消化を受けるのは，機械的消化が始まる口腔内からである。歯と舌によって粉砕され混和される過程で，唾液に含まれる**アミラーゼ**がデンプンなどの糖質の消化を開始する。しかし，口腔内での消化は，口の中にとどまっている時間や温度などに左右される。すぐに飲み込んだ食べ物や冷たい食べ物は，口腔内での消化が進まず，胃内に送り込まれてからでないと本格的な消化は行われない。

▶ 表3-2　おもな消化酵素と基質および分解産物

分泌あるいは局在部	消化酵素	分解する物質（基質）	分解（消化）産物
唾液（弱酸性） pH 6.3～6.8	アミラーゼ	デンプンなど	デキストリン マルトース
胃液（強酸性） pH 1.0～2.0	ペプシン	タンパク質	プロテオース ペプトン（ポリペプチド）
膵液（アルカリ性） pH 8.5	アミラーゼ	デンプンなど	マルトース
	膵リパーゼ	脂肪	ジグリセリド モノグリセリド 脂肪酸
	トリプシン キモトリプシン	タンパク質など	ポリペプチド ジペプチド
	カルボキシペプチダーゼ	遊離のカルボキシ基を もつペプチド	オリゴペプチド アミノ酸
	ヌクレアーゼ	核酸	ヌクレオチド
胆汁（ほぼ中性） pH 6.6～7.7	消化酵素は含まれていない。 脂質を乳化し，リパーゼのはたらきをたすける。		
小腸の微絨毛	マルターゼ	マルトース	グルコース＋グルコース
	スクラーゼ	スクロース	グルコース＋フルクトース
	ラクターゼ	ラクトース	グルコース＋ガラクトース
	アミノペプチダーゼ	遊離のアミノ基をもつ ペプチド	オリゴペプチド アミノ酸
	ジペプチダーゼ	ジペプチド	アミノ酸

　　　　唾液アミラーゼの至適 pH は中性域であり，ほとんどの食べ物の pH は中性域にある。一方，胃の内腔は空腹時には基礎分泌状態[1]にあり，胃液の量は少ないが，pH は 1～2 の強い酸性域にある。しかし，胃に食べ物が流入してくると，しだいに食べ物の影響を受けて酸性度は弱まる。胃内は食後 30 分ほどは中性域にある状態が続くので，口腔内から引きつづき唾液アミラーゼによる糖質の消化が行われる。

脂質の消化 ▶　短鎖から中鎖の脂肪酸を含む脂肪は，舌にある細胞から分泌される舌リパーゼ，および胃リパーゼによって糖質と同様，約 30 分間，胃内で消化を受ける。しかし，しだいに胃液の分泌が高まり酸性に強く傾いてくると，唾液アミラーゼや舌リパーゼによる消化が進まなくなる。

タンパク質の消化 ▶　タンパク質は口腔内ではほとんど消化を受けないが，酸性域に達してくると消化能力が高い**ペプシン**によって消化が開始される。しかし，胃内でのタンパク質の消化はまだ部分的にすぎず，糖質・脂肪とともに少しずつ十二指腸に送られ，ここでタンパク質の本格的な消化が始まる。

1）胃液の基礎分泌：食べ物を見たり食べたりすることで，胃液の分泌が促進されるが，空腹時でも脱落細胞などの消化のため，少量の胃液が持続的に分泌されている。

2 十二指腸から回腸まで

胃内で酸性の環境にあった食塊は，十二指腸に入るとアルカリ性の**膵液**と混和されるため，消化の環境が大きくかわる。膵液には多種類の消化酵素が含まれており，吸収に備えて栄養素をより低分子に分解する。

糖の消化▶　胃内で消化されずに残っていたデンプンやデキストリンは，空腸腔で膵液に含まれるアミラーゼによってマルトースやグルコースにまで分解される。

脂質の消化▶　脂質は水にとけないため，あらかじめ水溶化されないと消化されない。そのため，肝臓で合成され胆嚢にためられていた**胆汁**が膵液と同時に十二指腸腔に分泌され，小腸管腔内で脂質を水溶化（**乳化，ミセル化**）する。そこへ膵臓から分泌された**リパーゼ**がはたらき，膵リパーゼが脂肪を消化する。脂肪のエステル結合が加水分解されて，ジグリセリド・モノグリセリド・脂肪酸となる。

タンパク質の消化▶　タンパク質は膵液由来のプロテアーゼ（トリプシン・キモトリプシン・カルボキシペプチダーゼなど）によって加水分解され，トリペプチド・ジペプチドおよびアミノ酸にまで消化される。また，小腸粘膜を構成していた脱落細胞に含まれるプロテアーゼによっても多少の消化を受ける。

B｜栄養素の吸収

薬物などの特殊なものを除けば，口腔から直腸の間で栄養素を吸収するのは胃・小腸・大腸である。しかし，胃はアルコールと水の一部を吸収するにすぎず，大腸は便の水分や電解質，小腸未消化物の発酵・腐敗から生じた有機酸やガスの一部を吸収する。したがって，五大栄養素とよばれる糖質・脂質・タンパク質・ビタミン・ミネラルの吸収は，おもに小腸で行われる。

① 栄養素の吸収機構

吸収の形態は，吸収にエネルギーを必要としない形態と，エネルギーを必要とする形態の2つに大きく分けることができる。

［1］**受動輸送**　エネルギーを必要としない形態とは，胃・小腸に濃度の高い溶液が流れるとき，濃度の低い血液中へ物質が流れ込む様相を示す吸収形態で，あたかも濃いつけ汁につけた肉やゆで卵に味がしみ込むようなかたちをとる。このような高い濃度の栄養素が，消化管腔側から血管側に吸収されることを**受動輸送**（または拡散）という。

［2］**能動輸送**　血液中にはすでに高い濃度の栄養素が流れているにもかかわらず，消化管腔内にわずかしか流れていない栄養素をも吸収してしまう機構が

ある。消化管腔内の数少ない栄養素を確実にとらえて，あたかもベルトコンベアかポンプ，あるいは自動の回転ドアのようにエネルギーを使って吸収するこのような形態を**能動輸送**という。人体にとってとくに必要なグルコース・ガラクトース・アミノ酸は，能動輸送によって吸収される。

② 三大栄養素の吸収

糖質の吸収▶　糖質の消化・吸収は膜消化を伴った形態である。酵素によって分解された単糖は，小腸粘膜上皮細胞の微 絨 毛(刷子縁)にある**輸送体(担体)**という特殊なタンパク質によって上皮細胞内に取り込まれる(▶図3-5)。輸送体にはいくつかの種類があり，その1つはグルコースやガラクトースを運び入れる輸送体(SGLT1)，もう1つはフルクトースを上皮細胞内に運び込む輸送体(GLUT5)である。さらに，細胞内に取り込まれた単糖のほとんどを吸収細胞内から血中にくみ出す輸送体(GLUT2)の存在もわかってきた。

タンパク質の吸収▶　タンパク質の膜消化・吸収形態はこれと異なる。小腸粘膜上皮細胞の微絨毛膜には各種のアミノ酸に対応する輸送体があり，またペプチドにはPEPT1と

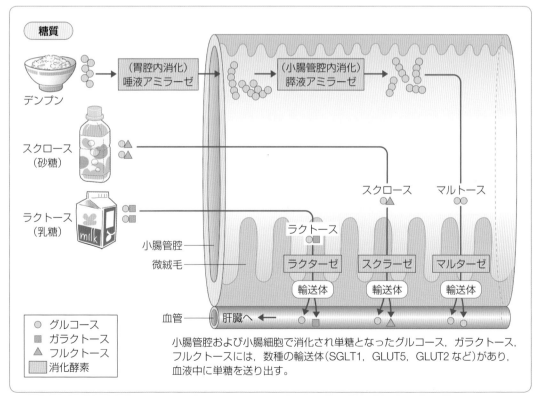

▶ 図 3-5　糖質の消化・吸収過程の概要

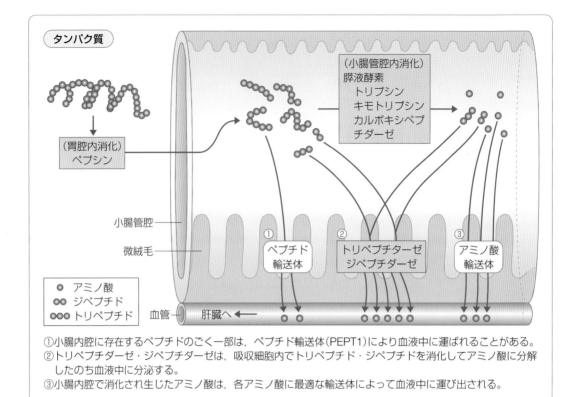

①小腸内腔に存在するペプチドのごく一部は，ペプチド輸送体（PEPT1）により血液中に運ばれることがある。
②トリペプチダーゼ・ジペプチダーゼは，吸収細胞内でトリペプチド・ジペプチドを消化してアミノ酸に分解したのち血液中に分泌する。
③小腸内腔で消化され生じたアミノ酸は，各アミノ酸に最適な輸送体によって血液中に運び出される。

▶図3-6　タンパク質の消化・吸収過程の概要

いう輸送体が存在する（▶図3-6）。上皮細胞に入った分子量の大きなペプチドに対しては，細胞質内のペプチダーゼが細胞内で消化を行い，さらに生じたアミノ酸を血管内に送り出すことで吸収を行う。

脂質の吸収▶　脂肪の吸収では，脂肪を構成する脂肪酸の種類によって2つの吸収形態がある。短鎖脂肪酸・中鎖脂肪酸によって構成される脂肪は，管腔内でジグリセリドを経てモノグリセリドと脂肪酸にまで消化されたのち，吸収される（▶図3-7）。長鎖脂肪酸よりも疎水性の低い短鎖脂肪酸と中鎖脂肪酸の一部は，水にとけて上皮細胞内に取り込まれ，血管内へ吸収される。長鎖脂肪酸からなるトリグリセリドは，小腸管腔内でモノグリセリドと脂肪酸にまで消化されたのち吸収され，そこで再度合成されたトリグリセリドやリン脂質およびコレステロールは，アポリポタンパク質に包み込まれ球状になる。できた球状物は**カイロミクロン**（キロミクロン）となり，やがてリンパ管に放出される。

③ 消化吸収率

おいしい食事はつい食べすぎてしまうこともあり，いったい食べ物のどの程度がからだに吸収されるかは気になるものであるが，摂取した栄養素は100%

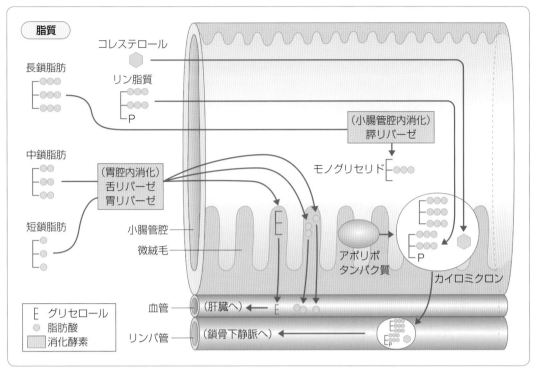

▶ 図 3-7　脂質の消化・吸収過程の概要

吸収されるわけではない。また通常，食事では栄養素を単独で食べることはないので，食事の内容は消化・吸収に影響を与える。ペプチドの消化・吸収についてみると，脂肪が共存しない場合は小腸の前半で行われるが，脂肪が共存すると小腸のなかほどあたりで行われる。

見かけの▶
消化吸収率　栄養素が体内にどのような割合で吸収されるのかを知る指標が**消化吸収率**であり，それを求める方法には次の 2 つがある。

　1 つめの方法は，食品と便に含まれる量から算出する。たとえば，1 日で 80 g のタンパク質を摂取し，便中に 4 g のタンパク質が含まれていたとすると，76 g つまり 95 % が吸収されたことになる。このように算出された吸収率を**見かけの消化吸収率**という。

真の消化吸収率▶　しかし，便中には腸内細菌の死骸や腸の脱落細胞，消化酵素，粘液など，微量のタンパク質（含窒素成分）が含まれており，これらの成分（**内因性損失成分**）も一緒に排泄される。そのため，摂取したタンパク質だけではなく，その分も考慮する必要がある。先ほどの例でそれらの成分が便中に 2 g 含まれていたと仮定すると，実際に食べたものの吸収量は 78 g，つまり吸収率は 97.5 % となる。この考えにしたがった消化吸収率のことを**真の消化吸収率**という。

　この 2 つを式にして示すと次のようになる。

$$見かけの消化吸収率（\%）= \frac{吸収された成分量}{摂取食品中の成分量} \times 100$$

$$= \frac{摂取食品中の成分量－排泄便中の成分量}{摂取食品中の成分量} \times 100$$

真の消化吸収率（％）

$$= \frac{摂取食品中の成分量－（排泄便中の成分量－内因性損失成分の量）}{摂取食品中の成分量} \times 100$$

　前述したように，人間はさまざまなものを食べるため，食品や栄養素自体の組み合わせはそのたびに異なり，消化吸収率の値は報告書によって異なるが，健康な人であればタンパク質・脂肪はともに約95〜97％ 近くの消化吸収率であり，デンプン・スクロース・ラクトースなどの消化にすぐれた糖質の消化吸収率はほぼ100％ である。

④ 栄養素の吸収経路

　消化されたものが消化管腔内から吸収され，全身へ行きわたる過程は，その栄養素が水溶性なのか脂溶性なのかによって大きく2つの流れに分かれる。

　[1] 水溶性栄養素の吸収経路　グルコースやアミノ酸のような水溶性の栄養素は，小腸絨毛の小腸粘膜上皮細胞から微細な腸間膜静脈に入り，やがて上腸間膜静脈に合流し，門脈を経由して肝臓に流入する。水溶性の吸収物は，すべて同様に門脈に向かって流れていく。

　[2] 脂溶性栄養素の吸収経路　食物中の脂肪は，腸管腔内で大部分がジグリセリドあるいはモノグリセリドにまで消化されたのち吸収され，小腸粘膜上皮細胞内で再びトリグリセリドに合成される（▶57ページ，図3-7）。トリグリセリドは水にとけないので，カイロミクロン中の成分の1つとして組み込まれてリンパ管を流れる。血管と同様に小腸を取り巻いているリンパ管は，胸管に集合して，鎖骨の下で大静脈に流入して心臓に入る。つまり，脂溶性栄養素は，小腸リンパ管→胸管→大静脈→全身と流れていく。

⑤ 水分の吸収と便の形成

水分の吸収▶　栄養素は水にとけた状態で吸収されるため，食物中の水分の90％ 以上は小腸までに吸収される。大腸は液状となった食塊に含まれる栄養素の消化・吸収が行われたのち，水分の吸収を行って便の形成をつかさどっている。

　便の形状は，残渣が大腸内に滞留する時間の長さに左右される。大腸内を進む速度が速く，水分が吸収されなければ水様便となり，逆に速度が遅ければ，かたくコロコロした便となる。

食物繊維の機能 ▶ 　小腸内で消化されなかった残渣の一部は，大腸内に常在している細菌によって代謝される。食物繊維を多く含む食事をとると有益な細菌の増殖がみられたり，代謝で生じた有害物質の吸着・除去を行うことができるため，食物繊維の積極的な摂取が推奨されている。

C｜血漿成分と栄養素

　胃や小腸で消化された糖質・脂質・タンパク質は，低分子となって体内に吸収され，血液やリンパ液にのって運ばれる。ここでは血液にとけているこれらの成分ついて述べる。

血漿成分 ▶ 　血液は液体成分（約55％）と細胞成分（約45％）からなっている。液体成分を血漿といい，この中には表3-3に示す成分が含まれている。

① 血糖

1 血糖値

　血中のグルコース濃度のことを血糖値という。体内では，食事やグリコーゲンの分解などによるグルコースの供給と各組織でのグルコースの消費のバランスが保たれ，血糖値は通常70〜110 mg/dLに維持されている。食後は120〜130 mg/dLまで上昇するが，約2時間後にはもとに戻る（▶20ページ，図2-1）。絶食時にも著しく低下することはなく，一定の範囲内に保たれる。

　グルコースの供給経路は，①消化管から吸収される食事，②肝臓にたくわえられたグリコーゲンの分解，③肝臓や腎臓においてアミノ酸やグリセリンからの合成（糖新生），の3つがある。

　またグルコースは，各組織におけるエネルギー源としての利用以外に，グリコーゲンへ変換されたり，ムコ多糖類（グリコサミノグリカン）やアミノ酸な

▶表3-3　血漿中の成分

水分		
電解質		$Na^+ \cdot K^+ \cdot Ca^{2+} \cdot Mg^{2+} \cdot Cl^- \cdot HCO_3^-$ など
有機物質	糖質	グルコースなど
	脂質	トリグリセリド・リン脂質・コレステロール・遊離脂肪酸など
	タンパク質	アルブミン・グロブリン・フィブリノゲンなど
	その他	尿素・尿酸・クレアチン・クレアチニンなど

▶ 表3-4　血糖値を上昇させるホルモン

グルカゴン	肝臓にたくわえられているグリコーゲンの分解を促進させる。また、アミノ酸からの糖新生を促進させて血糖値を上昇させる。
甲状腺ホルモン	糖の吸収速度を速めたり、肝臓にたくわえたグリコーゲンを動員し、血糖値を上昇させる。
アドレナリン	肝臓のグリコーゲンの分解を促進させる。また、分解によって生じたグルコースを肝臓からの血流に放出するよう促進的に作用し、血糖値を上昇させる。
糖質コルチコイド	糖原性アミノ酸からの糖新生を促進させることによって血糖値を上昇させる。また、肝外組織においてグルコースの利用を阻害することによって血糖値の低下を抑制する。

どの生成に利用されたり、過剰なグルコースはトリグリセリドにかえられて蓄積されたりする。

2　血糖の調節

　　血糖値を維持するために、多くのホルモンが関与している。血糖値を下降させるようにはたらくホルモンは、膵臓のランゲルハンス島β細胞（B細胞）から分泌される**インスリン**である。インスリンは血糖値が高くなると分泌され、血中のグルコースをグリコーゲンとして肝臓や筋肉などに取り込ませ、また体内でのグルコースの利用・消費を促進させて血糖値を下げる。

　一方、血糖値を上昇させるようにはたらくホルモンには、膵臓のランゲルハンス島α細胞（A細胞）から分泌される**グルカゴン**、甲状腺から分泌されるサイロキシン（チロキシン）などの**甲状腺ホルモン**、下垂体前葉から分泌される成長ホルモン、副腎髄質から分泌される**アドレナリン**とノルアドレナリン、副腎皮質から分泌される**糖質コルチコイド**など、多くのものがある（▶表3-4）。

　これらのように、相互に逆の作用をもつホルモンを拮抗ホルモンという。

② 血漿脂質

　　通常、血漿中に脂質は0.6〜0.9%含まれており、食後2〜3時間で濃度が最高となり、6〜7時間でもとの値に戻る。

血漿脂質の種類▶　血漿脂質を大別すると、トリグリセリド・リン脂質・コレステロール・遊離脂肪酸があり、いずれも血漿内ではタンパク質と結合している。トリグリセリド・リン脂質・コレステロールはアポリポタンパク質と結合しており、このような脂質とタンパク質の複合体を総称して**リポタンパク質** lipoprotein という。なお、遊離脂肪酸はアルブミンと結合しているが、この複合体は通常、リポタンパク質には含まれない。

リポタンパク質▶　リポタンパク質は、密度と大きさなどからカイロミクロン（CM）、超低比重

▶表3-5 血漿リポタンパク質の分類と特徴

	カイロミクロン (CM)	超低比重リポ タンパク質 (VLDL)	低比重リポ タンパク質 (LDL)	高比重リポ タンパク質 (HDL)
密度(g/mL)	0.96 以下	0.96〜1.006	1.006〜1.063	1.063〜1.210
分子の直径 (nm)	100〜1,000	30〜70	15〜25	7.5〜10
組成(%) 　タンパク質 　トリグリセリド 　コレステロール 　リン脂質	1 85〜90 4〜6 4	10 50〜60 12〜19 19	20 10 45 24	50 2〜5 18 30

　(超低密度)リポタンパク質(VLDL)，低比重(低密度)リポタンパク質(LDL)，高比重(高密度)リポタンパク質(HDL)の4つの型に分類される(▶表3-5)。

　リポタンパク質には，水にとけない脂質を運搬するという重要な役割がある。カイロミクロンは食事由来の脂質(おもにトリグリセリド)を運ぶ。脂質を多量に摂取すると血中CMは著しく増加するが，食後1時間以内に低下する。

　VLDLは，トリグリセリドを運ぶ。LDLとHDLは，ともに細胞膜の維持などに不可欠なコレステロールを運ぶが，LDLは血管壁へと運び，HDLは血管壁から運び出す点で異なる。すなわち，LDLは動脈硬化を促進し，HDLは抑制するはたらきがある。

　遊離脂肪酸は，脂肪組織のトリグリセリドが加水分解されて血中に遊離した脂肪酸で，食後一定時間が経過すると増加し，空腹感をもたらす。逆に食事の摂取，とくに糖質の摂取量が増すと値は減少する。

③ 血漿中のアミノ酸・タンパク質

　血漿中のアミノ酸濃度は，空腹時にも3.0〜5.5 mg/dLに維持されている。これは体内のタンパク質が分解されて血中に供給されるためである。タンパク質を摂取すると，血漿中のアミノ酸濃度は空腹時より2〜4 mg/dL増加して約4〜5時間で最高値となり，その後2時間程度でもとに戻る。

　血漿には通常，タンパク質が6.0〜8.5 g/dL含まれている。血漿中のタンパク質としては，アルブミン・グロブリン・フィブリノゲンおよび酵素，ペプチドホルモンなどがある。

アルブミン▶　アルブミンは肝臓で合成されて血中に放出され，血漿膠質浸透圧の維持，脂肪酸・ステロイド・胆汁色素の運搬などの役割を担う。体内のタンパク質が不足した場合は，血漿タンパク質のうちアルブミンがまず減少する。

グロブリン▶　グロブリンはα，β，γの3種類に分かれる。このうち，γグロブリンは免疫に関係し，免疫グロブリンとよばれる。γグロブリンは，IgG・IgM・IgA・

IgD・IgE の 5 種類に分けられる。

A/G 比▶　健康な人ではアルブミンとグロブリンの比（A/G 比）は 1.2〜2.0 である。

D 栄養素の代謝

　　摂取した食物は消化・吸収され，分解・合成など，さまざまな化学反応を受けてエネルギーを産生したり，生体内の必要な成分に合成される。生体内におけるこのような過程を**代謝**という。

① 代謝と体内環境の調節

　　体内の環境は，すなわち代謝の状態といえる。代謝には細胞レベルの調節と個体レベルの調節があり，そこには周期的な生理機能の変動が加わる。

1 細胞レベルでの調節

　　生体の構成成分は分解と合成の結果から生じるが，このような生体内の物質の化学変化を 触 媒するのが**酵素**である。

　　生体内での酵素の活性はつねに一定に保たれているわけではなく，細胞やからだのはたらきに合わせて高くなったり，低くなったりする。酵素反応の調節は，次のようなしくみによって行われている。

(1) ある合成過程において最終産物の濃度が高くなると，その合成過程の酵素活性を低下させることによって，最終産物の濃度が高くならないように調節する（例：グリコーゲンホスホリラーゼ活性とグルコース濃度）。

(2) 不活性な酵素前駆体のかたちで分泌され，タンパク質分解酵素によって活性化される（例：エンテロキナーゼによるトリプシノゲンの活性化）。

(3) 酵素のアミノ酸残基にアデニル基やリン酸基が結合したり離脱したりすることによって，酵素を活性型や不活性型にして調節する（例：サイクリック AMP によるプロテインキナーゼの活性化）。

(4) 食事やホルモンの影響を受けて，酵素として機能するタンパク質などの合成や分解速度を調節する（例：ヒドロキシメチルグルタリル CoA レダクターゼによるコレステロール合成速度の調節）。

2 個体レベルでの調節

　　個体レベルの代謝調節は，自律神経系や内分泌系によって行われる。

[1] **自律神経系**　自律神経は内臓・血管・腺などに分布しており，意思とは無関係に呼吸，循環，消化・吸収，排泄，内分泌，生殖など，生命維持に必要

▶表3-6　交感神経と副交感神経のおもなはたらき

	交感神経	副交感神経
心拍数	増加	減少
心臓の収縮力と伝達速度	増加	減少
冠状動脈	拡張	収縮
気管支平滑筋	弛緩	収縮
唾液腺	分泌，粘液性	分泌，漿液性
食道筋	弛緩	収縮
胃・小腸の平滑筋	弛緩	収縮
胃・小腸の括約筋	収縮	弛緩
胃・小腸・膵臓の分泌腺	抑制	促進
大腸	弛緩	収縮
回盲括約筋	収縮	弛緩

な機能の調節を行っている。

　自律神経系には交感神経と副交感神経があり，多くの器官は両者の二重支配を受けている。原則として両者の作用は一方が促進的にはたらけば他方が抑制的にはたらき，各臓器・組織の機能が調節されている（▶表3-6）。

[2] **内分泌系**　生体内において，標的細胞を介して，微量で特異な作用を発揮する情報伝達物質を**ホルモン**といい，これを分泌する器官を内分泌腺という。内分泌腺は生成した物質を腺外に分泌する導管をもたず，直接，血液やリンパ液中に放出する。

　栄養とのかかわりが深いホルモンは，下垂体・副甲状腺・副腎皮質・副腎髄質・消化管・膵臓・腎臓などから分泌される。これらのホルモンの分泌調節は個々の内分泌腺が独自に行っているのではなく，その内分泌腺を支配するホルモンによって調節されている。また，血中の成分や摂取した食物に含まれる成分によって分泌が調節されているホルモンもある。

3　周期的な生理機能の変動

　生体には生まれつき備わっているリズム（生体リズム）がある。たとえば，呼吸数や心臓の拍動数は1分間にほぼ一定の回数で繰り返されており，なかには1か月や1年を周期とする生理機能の変動もある。日々の生活においては睡眠や覚醒などの1日を周期に繰り返すリズムが最も影響を及ぼしており，このリズムを**サーカディアンリズム（概日リズム）**という。

　睡眠と覚醒は明暗の周期にも影響されるが，体内の**摂食リズム**はこれに伴って形成されている。この摂食リズムとは，食事に関係のあるホルモンの分泌や消化液の分泌のことである。ただし，これらのホルモンや消化液の分泌リズム

は，摂食習慣の影響を強く受ける。したがって，健康な生活を営むためには，食事の習慣をサーカディアンリズムに合わせることが重要である。

② 肝臓のはたらき

　肝臓は横隔膜の下，上腹部の左右に位置する，重さ約 1,000〜1,500 g の臓器である。組織学的には，肝臓の中心静脈を中心として肝細胞索が放射状に並び，その間を毛細胆管や毛細血管が走る特徴的な構造をもつ肝小葉が無数に集まっている（▶図 3-8）。

　肝臓は栄養素の合成・分解と貯蔵のほか，解毒，胆汁の生成と分泌などの非常に多様で重要な役割を担っている。

1 栄養素の代謝（合成・分解と貯蔵）

　[1] 糖質の代謝　血中に吸収された糖質（おもにグルコース）のうち，当面のエネルギー源として使われないものは，インスリンの作用を受けて，肝臓や筋肉でグリコーゲンに合成され貯蔵される。エネルギー消費などによって血中グルコース濃度（血糖値）が低下すると，肝臓のグリコーゲンは再びグルコースに分解されて血中に供給され，血糖値を維持する。

　一方，長時間空腹が続くと，グルコースしかエネルギー源として利用できない脳やその他の組織のために，アミノ酸・グリセリン・乳酸からグルコースが合成される。これを糖新生といい，血糖値が下がってきたときに，生体が主として体タンパク質や体脂肪を分解してグルコースを生じさせる。

　[2] 脂質の代謝　肝臓では脂肪酸の合成と分解が活発に行われている。脂肪酸は糖質やアミノ酸の一部からも合成されるが，過剰に糖質を摂取すると脂肪

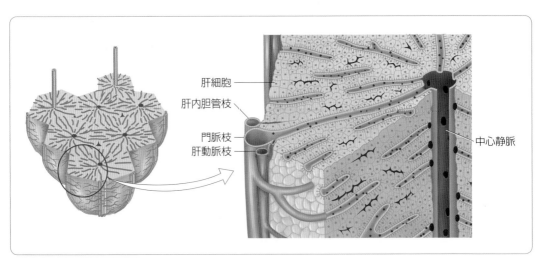

▶ 図 3-8　肝小葉の構造

酸の合成速度が速くなり，貯蔵脂肪が多くつくられるようになる。

さらに，肝臓ではグルコースからグリセリンも合成され，脂肪酸とともにトリグリセリド（中性脂肪）がつくられる。トリグリセリドは VLDL（▶61 ページ）に組み込まれて血中に放出され，末梢組織の各細胞に供給される。一方，脂肪酸はアセチル CoA に分解されたのち，その一部がミトコンドリア内でケトン体となり，骨格筋・脳・心筋などのエネルギー源となる。

また，胆汁酸の材料となるコレステロールや，リン脂質も肝臓で合成される。

[3] **タンパク質の代謝**　肝臓では，血漿タンパク質であるアルブミン・トランスサイレチン（プレアルブミン）・レチノール結合タンパク質・トランスフェリン・セルロプラスミンなどの大部分が合成され，血中に放出される。また，血液凝固因子の一部やフィブリノゲンも肝臓で合成される。

一方，タンパク質の生合成に利用されなかったアミノ酸は，エネルギー源などとして利用されるが，いずれもアミノ基転移反応もしくは酸化的脱アミノ反応によってアミノ基が除かれて**アンモニア**を生じ，やがて尿素回路を経て**尿素**に合成され，腎臓から排泄される。

[4] **ビタミンの貯蔵と活性化**　ビタミン A がウシやブタのレバーに多く含まれていることからもわかるように，肝臓はビタミン A のおもな貯蔵場所である。また，緑黄色野菜に多く含まれるカロテンは，小腸上皮細胞でレチノールとなり肝臓に貯蔵される。

そのほか，脂溶性ビタミンであるビタミン D やビタミン K，および水溶性ビタミンのビタミン B_{12} や葉酸も肝臓に貯蔵される。ビタミン D は骨の形成・維持に深くかかわる。体内では皮膚に存在する 7-デヒドロコレステロールが紫外線によってビタミン D_3 になる。ビタミン D_3 は，肝臓で 25-ヒドロキシビタミン D_3 となり，ついで腎臓で 1,25-ジヒドロキシビタミン D_3 という活性型ビタミン D となってはじめてはたらく（▶34 ページ, 図 2-5）。

[5] **ミネラルの貯蔵**　鉄は非ヘム鉄複合体であるフェリチン・ヘモジデリンとして肝臓に貯蔵される。そのほか，銅や亜鉛，セレンなどのミネラルも多い。

2　解毒作用

肝臓は腸管から吸収された薬物や有毒物質，あるいは体内の代謝で生じた有毒物質を，グルクロン酸や硫酸などと抱合させて無毒化したり，また酵素のはたらきで無毒化したのち，血流にのせて排泄する。

3　胆汁の生成・分泌

肝臓から分泌される胆汁は，脂肪を小さくして吸収しやすくするはたらき（乳化作用）をもっている。その主成分は**胆汁酸**である。

胆汁酸の ▶
生成・分泌
　胆汁酸は，肝細胞でコレステロールから生成される。コレステロールから生成されるコール酸・ケノデオキシコール酸を一次胆汁酸という。一次胆汁酸は

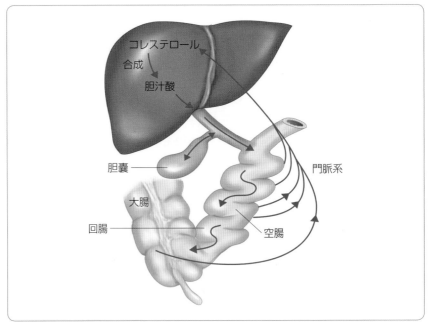

▶図3-9　腸肝循環の経路

腸管内で腸内細菌叢により，それぞれデオキシコール酸およびリトコール酸に代謝される。これらは二次胆汁酸とよばれる。腸管に排出され，役割を終えた胆汁酸の大部分は小腸粘膜から吸収されて血液循環に入り，その一部が肝臓に戻る。この胆汁酸の経路を，とくに**腸肝循環**という（▶図3-9）。

③ 核酸代謝

核酸の構造▶　細胞の核の中から取り出された酸性物質は**核酸**と名づけられ，塩基・糖・リン酸の3つからなる。塩基に糖が結合したものは**ヌクレオシド**とよばれ，さらにヌクレオシドにリン酸が結合したものは**ヌクレオチド**とよばれる。細胞中の核酸は，ヌクレオチドが鎖状に結合した長い分子として存在しているものも多い。

DNAとRNA▶　核酸中の糖には，リボースと，リボースから酸素が1つとれたデオキシリボースの2種類がある。リボースを含むものが**リボ核酸** ribonucleic acid（**RNA**）であり，一方，デオキシリボースを含むものが**デオキシリボ核酸** deoxyribonucleic acid（**DNA**）である。

　　核中のDNAは2本の鎖からなって遺伝情報を担っており，その情報をもとにタンパク質が合成される（▶図3-10）。RNAは，DNAの情報の運搬などの役割をもつ。

塩基▶　塩基には主として5種類があり，大きくプリン塩基（プリン体）とピリミジン塩基に分けられる。おもなプリン塩基にはアデニン（A）・グアニン（G）があり，おもなピリミジン塩基にはシトシン（C）・チミン（T）・ウラシル（U）がある。ア

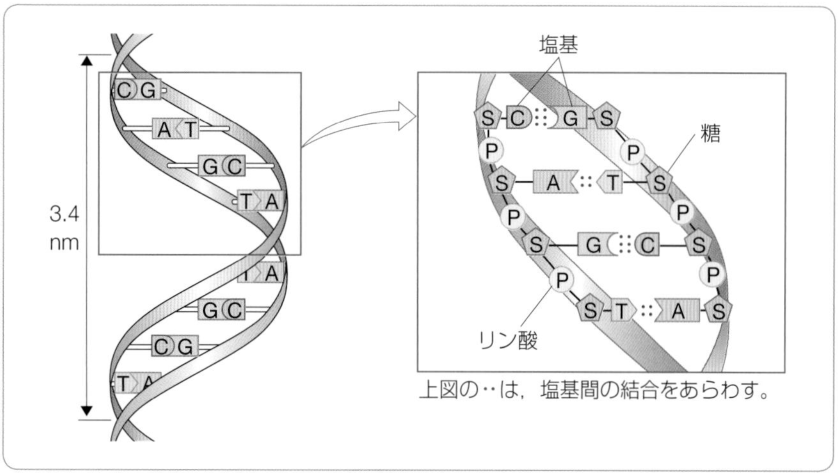

▶ 図 3-10　DNA の構造

デニン・グアニン・シトシンは DNA にも RNA にも含まれるが、チミンは DNA にのみ、ウラシルは RNA にのみ含まれる。DNA 中の A は T と、G は C と対をなしているため、プリン塩基とピリミジン塩基は同じ量が含まれていることになる。

1　ヌクレオチドの摂取と合成

体外からの摂取 ▶　肉や野菜をはじめ、食品として摂取しているものの中には多くの細胞が含まれている。核酸 (DNA と RNA) は細胞の核に多く含まれており、通常の食生活をしている限り、核酸を含まない食事を続けることは困難である。とくに多量の細胞を含む肉や魚、あるいは発酵食品などの酵母が多量に含まれるものを食べれば、多量の核酸を摂取することになる。

　　通常の食事では、肉などの核酸を多く含んだ食品は十二指腸において膵液中のヌクレアーゼで消化され、構成していた塩基や糖およびリン酸が吸収される。しかし、あえて核酸を含む食事をしなくても、私たちのからだの中で核酸は合成されている。

体内での合成 ▶　ヌクレオチドの塩基部は、アミノ酸 (アスパラギン酸・グルタミン酸・グリシン) や二酸化炭素および葉酸 (テトラヒドロ葉酸) の誘導体から、糖の部分はペントースリン酸回路から生じるリボース-5 リン酸を用いてつくられる。この過程を**ヌクレオチドの新生経路** *de novo* pathway といい、とくに RNA は体内で日々新しくつくられてはこわれていくことを繰り返している。

　　なお、ヌクレオチドには構成成分を分解する途中で再利用して、新たにヌクレオチドをつくる経路があり、これを**ヌクレオチドの再利用経路** salvage pathway という。

2 ヌクレオチドの分解

核酸と尿酸▶　生体は，食事に含まれる核酸や，自身が合成している核酸の総量とほぼ同量の核酸を分解し，体外に排泄することで，核酸量を一定に保ち，恒常性を維持している。核酸の分解過程ではプリン塩基とピリミジン塩基が生じる。

　プリン塩基は分解の過程で，キサンチンを経て**尿酸**となる。そのため，核酸を多量に摂取すると体内に尿酸が多くなる。この尿酸が高濃度に血中に残った状態が**高尿酸血症**であり，関節に尿酸の結晶が沈着して激しい痛みを伴うものが**痛風**である。

　一方，ピリミジン塩基の分解では尿酸は生じず，アンモニアや二酸化炭素，β-アラニンなどを生じ，これらは尿を通じて排泄される。

④ ポルフィリン代謝

1 ヘムの生合成

　血液中で酸素を運搬する役割を担っているのが赤血球である。赤血球にはヘモグロビンが含まれており，これは**グロビン**とよばれるポリペプチドと，プロトヘム（単に**ヘム**とよばれることが多い）からなる。ヘムは，ポルフィンの化合物であるプロトポルフィリンIXの中心に，鉄分子が取り込まれた構造をしている（▶図3-11）。

　ヘムが形成される反応系において，その調節を行うカギとなるのは5-アミノレブリン酸合成酵素である。最終産物であるヘムの細胞内濃度が高まると，

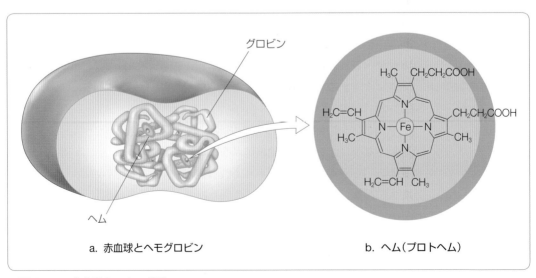

a. 赤血球とヘモグロビン　　　　　　　b. ヘム（プロトヘム）

▶ 図3-11　赤血球とヘムの構造

この酵素の合成が抑制されてヘムの生成が減り，ヘムが過剰につくられないようになっている。

2 ヘムの分解

赤血球の寿命はおよそ 120 日であり，古くなった赤血球は脾臓などの細網内皮系細胞でヘムとグロビンに分離される。ヘムはさらに分解され，ヘムオキシダーゼによって鉄を失い，緑色のビリベルジンになる。

鉄の大部分は再びヘムの再合成に使われるが，ビリベルジンは還元されて橙黄色のビリルビンになる。この反応により 1 日約 8 g のヘモグロビンが分解され，約 300 mg のビリルビンが生成されていると考えられている。

生成されたビリルビンの約 75% はこの反応によるヘモグロビンに由来するが，残る 25% のうち 15% がミオグロビン，10% がそのほかのヘムタンパク質由来である。

3 ビリルビンの代謝

脾臓などの細網内皮系細胞でつくられたビリルビンは水にとけない非抱合型（間接ビリルビン）であり，血中に放出されるとすぐにアルブミンと結合して肝臓に取り込まれる。肝細胞内でビリルビンはグルクロン酸抱合を受け，水にとける抱合型ビリルビン（直接ビリルビン）になる。

腸肝循環▶ 肝管から胆管を経て分泌された抱合型ビリルビンは，胆汁酸とともに胆囊に一時貯留され濃縮を受ける。そのあと，十二指腸内に分泌された抱合型ビリルビンは，小腸内で腸内細菌により加水分解され，再び非抱合型ビリルビンになる。空腸・回腸を流れるなかでビリルビンはさらに還元され，無色のウロビリノゲンとなる。その一部は腸管から吸収され，血流を介して肝臓に取り込まれて，ウロビリノゲンは肝臓で再度抱合型ビリルビンとなり，胆汁の一部となる。この一連の流れをビリルビンの**腸肝循環**という（▶66 ページ）。

便と尿の色▶ ウロビリノゲンのすべてが腸肝循環をしているのではなく，糞便や尿中にも排泄される。糞便には，ウロビリノゲンが変化した黄色を示すステルコビリンが含まれる。糞便の色はおもにステルコビリンによるが，ほかにもさまざまなビリルビン代謝産物が複合したものである。一方，体内に吸収された無色のウロビリノゲンは，尿中で酸化を受け，黄色のウロビリンとなって排泄される。

黄疸▶ 黄色を示すビリルビンが全身の組織に蓄積したために，皮膚や眼球が黄色みを帯びてくる病態を**黄疸**とよぶ。黄疸は，溶血が亢進したために過剰にビリルビンが生成された場合や，胆道の閉鎖などによりビリルビンの排泄が障害された場合などにより，ビリルビンの血中濃度が上昇することにより生じる。

E 吸収・代謝産物の排泄

人間は生活していくために，食物として摂取した栄養素を消化・吸収し，さらに代謝してエネルギーを獲得している。その結果として，産生された不要なものは体外に排泄されなければならない。吸収・代謝産物の多くは便，もしくは尿とともに体外に排泄される。

安静時に体外に出ていく水は，約60%が便および尿として，約25%が皮膚からの蒸散として，約15%が肺からの呼気として排泄される。

① 便による排泄

便の成分▶　1日に排出される便には，食物繊維・水分・脂質・ミネラル・胆汁色素および大腸内で発生した老廃物が含まれる。便が黄色を呈しているのは，前述のように胆汁に含まれるビリルビンが腸管腔内でステルコビリンに変化した結果であり，便の色は健康の指標となる。

便のにおい▶　また便臭は，とくにタンパク質を多くとったときに強くあらわれ，おもにアミノ酸のトリプトファンから生じたインドールとスカトールからなる。糖質を大量に摂取したとき，発酵によって生じるガスは無臭のメタンである。

② 尿による排泄

尿の生成▶　腎臓では1分間に約1Lの血液が糸球体を通過し，この血液中から水・Na^+・尿素・尿酸・クレアチニン・アミノ酸・糖などが濾過され，ボウマン囊の中に濾出される。これを糸球体濾液（原尿）という。この量は1日に左右の腎臓で約150〜200Lといわれている。

糸球体濾液の成分のうち，からだにとって必要な物質は尿細管や集合管において再吸収され，不要となった物質は尿中に分泌される（▶図3-12）。グルコース・アミノ酸・Na^+・K^+・HCO_3^-などの再吸収は能動輸送によって行われ，水・Cl^-・尿素などは受動輸送によって行われている。糸球体濾液に含まれている水分・グルコース・アミノ酸など，からだに必要な成分はほぼ100%が再吸収される。その後，尿細管で不要となった物質の分泌が行われ，尿がつくられる。

尿の性状▶　尿の排泄量は通常，1日に男性では約1,000〜1,500mL，女性では約800〜1,200mLであるが，水分の摂取量や気温などによって異なる。夜間は昼間に比べて排泄量が1/4〜1/3になる。尿には約4〜6%の固形成分が含まれており，1日に約50gもの物質が排泄されていることになる（▶表3-7）。健康な人の新

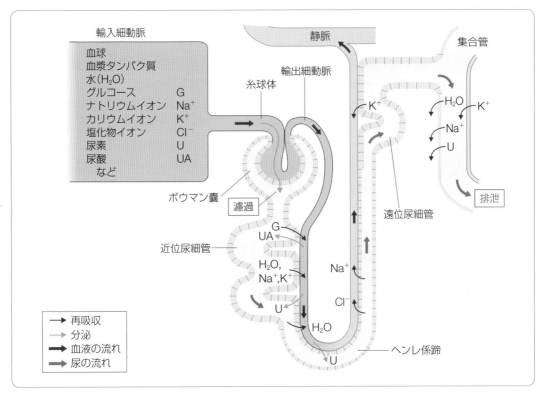

▶ 図 3-12　尿細管および集合管における分泌と再吸収

▶ 表 3-7　正常尿の成分

水	1,000～1,500 mL	ナトリウム	3.0～5.0 g
総固形成分	55～70 g	カリウム	1.5～2.5 g
尿素	25～35 g	カルシウム	0.1～0.3 g
クレアチニン	1.2～1.7 g	マグネシウム	0.1～0.2 g
尿酸	0.6～1.0 g	総硫黄（SO$_4$として）	2.0～3.4 g
アミノ酸	0.2～0.4 g	無機硫酸（SO$_4$として）	1.7～2.7 g
フェノール類	0.1～0.2 g	エーテル硫酸（SO$_4$として）	0.15～0.3 g
インジカン	0.0001～0.01 g	中性硫酸（SO$_4$として）	0.2～0.4 g
プリン体	0.01～0.06 g	リン酸（P$_2$O$_5$として）	2.5～3.5 g
塩素（NaClとして）	10～15 g	アンモニア	0.5～1.0 g

（細谷憲政：三訂人間栄養学．p.102，調理栄養教育公社，2000による）

　　　鮮尿の色調は，一般に淡黄色から黄褐色で透明である。

③ その他の排泄

皮膚からの排泄▶　皮膚は表皮・真皮・皮下組織などからなり，成人で広さは約 1.5～1.7 m^2，

厚さは 1.5〜4 mm である。汗をかけば大量の水分が失われるが，汗をかかなくても皮膚の表面からは，たえず一定量の水分が蒸発している。

肺からの排泄▶　呼吸とは，生命の維持に必要な酸素を体内に取り入れ，その代謝によって生成された二酸化炭素を排泄するはたらきをいう。

外気から取り入れた酸素を，肺で二酸化炭素とガス交換して排出することを外呼吸（肺呼吸）という。一方，細胞では有機化合物を酸化することでエネルギーを発生させている。この過程で二酸化炭素と水が生じるが，酸素の吸収および二酸化炭素と水を放出する反応を内呼吸（組織呼吸または細胞呼吸）とよぶ。

外呼吸の呼気には必ず水分が含まれており，水分排泄の役割がある。

ゼミナール
復習と課題

❶ 機械的消化と化学的消化とはなにか，それぞれ説明しなさい。

❷ 膵液に含まれる消化酵素と対応する機能を線で結びなさい。

キモトリプシン ・		・ デンプンをマルトースに分解する
トリプシン ・		・ 脂肪を脂肪酸などに分解する
膵リパーゼ ・		・ タンパク質をペプチドに分解する
膵アミラーゼ ・		・ 核酸をヌクレオチドに分解する
ヌクレアーゼ ・		

❸ 三大栄養素の消化・吸収がそれぞれどのように行われるか述べなさい。

❹ 50 g の脂質が含まれる食事をした患者の便を調べたところ，12 g の脂質が含まれていた。内因性損失脂質量を 10 g とするとき，脂質の見かけの消化吸収率と真の消化吸収率を求めよ。

❺ 血糖はどのように調節されているか，説明しなさい。

❻ 肝臓における代謝や栄養素の貯蔵についてまとめなさい。

❼ 代謝産物の排泄がどのように行われているか，まとめなさい。

❽ 体内の物質と，その分解による影響で増加する物質を線で結びなさい。

アミノ酸 ・		・ ケトン体
核酸（DNA） ・		・ 尿素
ヘモグロビン ・		・ ビリルビン
トリグリセリド ・		・ 尿酸

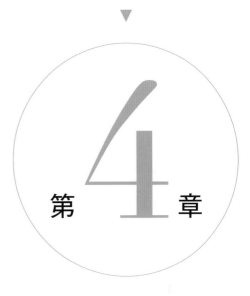

第 **4** 章

エネルギー代謝

ヒトは食物を食べ，体内で消化・吸収して，エネルギー源となる栄養素からエネルギーを産生し，それを利用して生命活動を営んでいる。

生体で行われるエネルギーの獲得とその変化を**エネルギー代謝**という。そのなかで，食物の摂取によって得られるエネルギー量を**エネルギー摂取量**，生命維持のためのエネルギー量と活動などによって消費されるエネルギー量の総和を**エネルギー消費量**という。必要なエネルギー量は，身体の大きさや活動量などによって変化する。

A 食品のエネルギー

① 三大栄養素のエネルギー

食事による摂取量が多い**糖質・脂質・タンパク質**の**三大栄養素**は，いずれもエネルギー源となる。すなわち，これらはエネルギー産生栄養素である。

しかし，食品は100パーセント消化・吸収されるわけではないので，食品がもつすべてのエネルギー量が生体内で利用はされていない。そのため，食品から実際に利用できるエネルギー量を考える際には，糖質・脂質・タンパク質の消化吸収率と，タンパク質の未利用のエネルギー量から生理的燃焼価を求めた指数が用いられている。その代表例が，次に述べるアトウォーターの指数である。

アトウォーターの ▶
指数
アトウォーター（▶5ページ）は，栄養素1gを摂取したとき，それが体内に吸収され燃焼して発生するエネルギー量を，糖質が4kcal，脂質が9kcal，タンパク質が4kcalとした。これを，**アトウォーターのエネルギー換算係数（アトウォーターの指数）**という。

② 食品のエネルギー量

食品のエネルギー量は，食品中に含まれる糖質・脂質・タンパク質の量から算出する。わが国においては，食品のエネルギーと栄養素の含有量は日本食品標準成分表に掲載されている。

「日本食品標準成分表2020年版（八訂）」では，食品のエネルギー値を可食部100gあたりのアミノ酸組成によるタンパク質，脂肪酸のトリアシルグリセロール当量，利用可能炭水化物（単糖当量），糖アルコール，食物繊維総量，有機酸およびアルコールの量（g）に各成分のエネルギー換算係数を乗じて，100gあたりのキロジュール（kJ）およびキロカロリー（kcal）の単位で示している（▶NOTE）。

同じ食品であっても，種類や部位などの違いによってエネルギー量が異なる。

　表4-1は，トマト，ネギ，鳥肉，鮭，牛乳および加工乳などを例にあげて，可食部（食べることができる部分）100gあたりのエネルギー量を示している。

　また，「日本食品標準成分表2020年版（八訂）」には，調理済みの食品についても掲載されている。

　表4-2には，米について，炊く前の「穀粒」と炊いた「めし」，ジャガイモとマアジについては，さまざまな種類の調理済みの状態での可食部100gあたりのエネルギー量を示した。

▶ 表4-1　可食部100gあたりのエネルギー量

食品名	kJ	kcal
赤色トマト　果実　生	83	20
赤色ミニトマト　果実　生	127	30
黄色トマト　果実　生	75	18
根深ねぎ　葉　軟白　生	146	35
葉ねぎ　葉　生	121	29
こねぎ　葉　生	111	26
ニワトリ　むね　皮つき　生	954	229
ニワトリ　むね　皮なし　生	477	113
ニワトリ　もも　皮つき　生	971	234
ニワトリ　もも　皮なし　生	539	128
ニワトリ　ささみ　生	446	105
ギンザケ　養殖　生	784	188
シロサケ　生	524	124
タイセイヨウサケ　養殖　皮つき　生	908	218
タイセイヨウサケ　養殖　皮なし　生	928	223
ベニザケ　生	536	127
普通牛乳	256	61
脱脂乳	134	31
加工乳　濃厚	291	70
加工乳　低脂肪	178	42

NOTE
食品のエネルギーの単位

　国際単位系（SI）において，食品のエネルギーはキロジュール（kJ）という単位を用いてあらわされるが，わが国の栄養学ではキロカロリー（kcal）が使用されている。

　1ジュール（J）は，物体を1ニュートン（N）の力で1m移動させるときに必要なエネルギー量である。一方，1calは，1mLの水を1気圧下で14.5℃から15.5℃まであたためるのに必要なエネルギー量である。その関係性は，下記の計算式であらわせる。

$$1\,kcal = 4.18\,kJ,\quad 1\,kJ ≒ 0.24\,kcal$$

　「日本食品標準成分表2020年版」では，キロジュールとキロカロリーの両方が併記されている。キロジュールとキロカロリーの算出にあたっては，それぞれに適用されるエネルギー換算係数が用いられている。

▶表 4-2　食品の調理による可食部 100 g あたりのエネルギー量の違い

食品名				kJ	kcal
コメ　[水稲穀粒]	精白米	うるち米		1455	342
コメ　[水稲めし]	精白米	うるち米		663	156
ジャガイモ　塊茎	皮なし	生		245	59
ジャガイモ　塊茎	皮なし	水煮		301	71
ジャガイモ　塊茎	皮なし	蒸し		322	76
ジャガイモ　塊茎	皮なし	電子レンジ調理		329	78
ジャガイモ　塊茎	皮なし	フライドポテト	（生を揚げたもの）	668	159
ジャガイモ　塊茎	皮なし	フライドポテト	（市販冷凍食品を揚げたもの）	958	229
マアジ　皮つき	生			471	112
マアジ　皮つき	水煮			574	136
マアジ　皮つき	焼き			661	157
マアジ　皮つき	フライ			1126	270
マアジ　開き干し	生			628	150
マアジ　開き干し	焼き			813	194

B 体内のエネルギー

① エネルギーの出納

　　エネルギーの出納が過不足なく行われ，エネルギー摂取量とエネルギー消費量が等しい状態にあるときを**エネルギー平衡**という。エネルギーの収支のバランスがとれている場合には，体重の変化はない。エネルギー摂取量よりもエネルギー消費量のほうが少ないときはエネルギーの出納が正になり，体重が増える。逆に，エネルギー摂取量がエネルギー消費量を下まわるときはエネルギーの出納が負になり，体重は減る（▶図 4-1）。

　　長期間，エネルギーの出納が正の場合には，過剰なエネルギーがトリグリセリド（中性脂肪）として体内に貯蔵され**肥満**の原因となり，逆に負の場合には体内に貯蔵されていたグリコーゲンやトリグリセリドがエネルギーとして供給され，**やせ**（るい痩）になる。

② エネルギー代謝の過程

　　生命活動に必要なエネルギーの多くは，糖質などのエネルギー産生栄養素と酸素（O）から取り出される。糖質・脂質・タンパク質は図 4-2 のように代謝さ

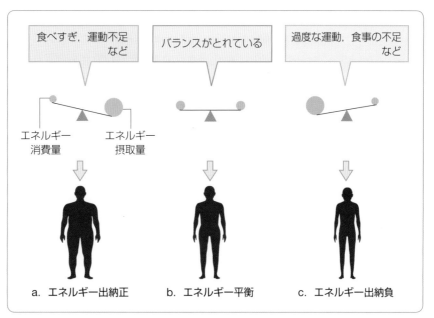

▶ 図 4-1　エネルギー出納のバランス

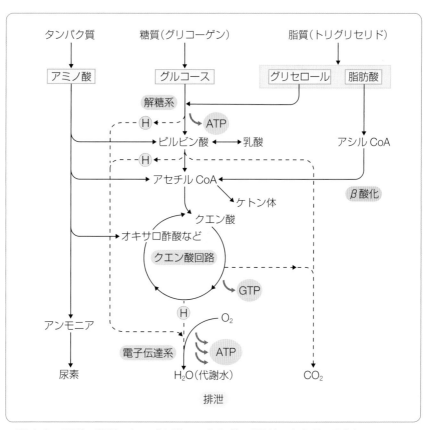

▶ 図 4-2　糖質・脂質・タンパク質のエネルギー代謝（エネルギー産生）

れ，この過程で生じる化学エネルギーを，高エネルギー化合物であるアデノシン三リン酸 adenosine triphosphate（ATP）にたくわえる。エネルギー産生栄養素は，最終的に二酸化炭素（CO_2）と水（H_2O）に分解される。

　生体は，ATP が加水分解される際に放出される化学エネルギーを利用して生命活動を行う。この ATP の産生と利用の過程をエネルギー代謝とよぶ。

糖質の代謝▶　ATP は，①解糖系，②クエン酸回路（TCA 回路），③電子伝達系の 3 つの過程を経て合成される。

　①解糖系　おもなエネルギー源であるグルコースは，細胞の中で分解され，いくつかの過程を経てピルビン酸になる。この経路を解糖系という。解糖系は酸素を必要としない。この過程で ATP が産生され，水素の一部は補酵素にたくわえられ，電子伝達系へと運ばれる。

　②クエン酸回路　解糖系によって生じたピルビン酸は，クエン酸回路において CO_2 にまで分解される。クエン酸回路では高エネルギーリン酸化合物のGTP（グアノシン三リン酸）が合成され，また，大量の水素が補酵素にたくわえられ，電子伝達系へと運ばれる。

　③電子伝達系　電子伝達系では，解糖系とクエン酸回路において取り出された水素を使って電子の伝達が行われ，水素イオン（プロトン）の濃度勾配を利用して大量の ATP が合成される。この過程で使われた水素と酸素から水（H_2O，代謝水）が生じる。

　このような過程を経て産生された ATP が，私たちの生命活動に利用される。

脂質の代謝▶　脂肪から得られた脂肪酸は，まずアシル CoA に変換される。アシル CoA は，β酸化という反応を受けてアセチル CoA となる。アセチル CoA はクエン酸回路に入り，ATP の合成に利用される。

タンパク質の代謝▶　タンパク質をエネルギー源として利用する場合には，タンパク質を分解して得られるアミノ酸の種類によってさまざまな経路を経る。アミノ酸は，ピルビン酸やアセチル CoA，またクエン酸回路におけるオキサロ酢酸などに合成されて，ATP の生成に用いられる。

エネルギー代謝▶　エネルギー代謝過程では，ビタミン B_1・B_2，パントテン酸，ナイアシンを
の補酵素　はじめとする水溶性ビタミンが補酵素として必要とされるため，エネルギーの消費が多い場合には，これらのビタミンを多く摂取しなければならない。

③ 呼吸比 respiratory quotient

　呼吸比（RQ，呼吸商）とは，体内で栄養素を燃焼したときに消費した酸素量に対する，発生した二酸化炭素量の体積比をいう。呼吸比は，燃焼するエネルギー源となる栄養素によって一定した値となり，糖質だけが燃焼したときには1.00，脂質だけが燃焼したときには 0.707 である。

$$呼吸比 = \frac{CO_2 \, 発生量}{O_2 \, 消費量}$$

　私たちの呼気中における O_2 量と CO_2 量は，消費された O_2 と体内で発生し排出された CO_2 の量を反映すると考えられる。したがって，呼吸比を求めることによって，糖質と脂質の燃焼比を知ることができる。

　表4-3は非タンパク質呼吸比（NPRQ[1]）と発生熱量を簡便にまとめた表である。たとえば，NPRQが0.80のときのエネルギー源は糖質が33.4%，脂質が66.6%となり，消費した酸素1Lあたり4.801 kcalのエネルギーが発生したと考えられる。

　また，呼吸比に対して酸素1Lあたりの発生熱量が求められており，呼吸比と酸素消費量がわかれば，発生した総エネルギー量を算出できる。

▶ 表4-3　糖質・脂質混合酸化燃焼における非タンパク質呼吸比（NPRQ）と発生熱量

NPRQ	分解割合		酸素1Lあたりの発熱量（kcal）	NPRQ	分解割合		酸素1Lあたりの発熱量（kcal）
	糖質（%）	脂質（%）			糖質（%）	脂質（%）	
0.707	0.00	100.0	4.686	0.86	54.1	45.9	4.875
0.71	0.10	98.9	4.690	0.87	57.5	42.5	4.887
0.72	4.76	95.2	4.702	0.88	60.8	39.2	4.899
0.73	8.40	91.6	4.714	0.89	64.2	35.8	4.911
0.74	12.0	88.0	4.727	0.90	67.5	32.5	4.924
0.75	15.6	84.4	4.739	0.91	70.8	29.2	4.936
0.76	19.2	80.8	4.751	0.92	74.1	25.9	4.948
0.77	22.8	77.2	4.764	0.93	77.4	22.6	4.961
0.78	26.3	73.7	4.776	0.94	80.7	19.3	4.973
0.79	29.9	70.1	4.788	0.95	84.0	16.0	4.985
0.80	33.4	66.6	4.801	0.96	87.2	12.8	4.998
0.81	36.9	63.1	4.813	0.97	90.4	9.58	5.010
0.82	40.3	59.7	4.825	0.98	93.6	6.37	5.022
0.83	43.8	56.2	4.838	0.99	96.8	3.18	5.035
0.84	47.2	52.8	4.850	1.00	100.0	0.00	5.047
0.85	50.7	49.3	4.862				

（ツンツ，シュルンベルグ，ラスクによる）

1) NPRQ：nonprotein respiratory quotient の略。

C｜エネルギー代謝の測定

人体が消費するエネルギー量を正確に測定することは簡単ではないが，目的に合わせて，さまざまな方法で直接的・間接的に測定されている。

① 直接的測定法

直接的測定法とは，外気と熱の交流を遮断した部屋（代謝チャンバー）の中に人が入り，身体から発散する熱を室内に循環する水に吸収させて，その温度の上昇から消費したエネルギー量を測定する方法である。

チャンバーは，睡眠や食事，軽い運動など，被検者が自由に動き，日常生活ができるほどの大きさをもち，24時間以上にわたってエネルギー消費量を正確に測定することができる。

② 間接的測定法

間接的測定法とは，一定時間内に消費した O_2 量と発生した CO_2 量，また尿中に排泄された窒素量から，体内で燃焼した糖質・脂質・タンパク質の量を算出し，さらにこの値から消費したエネルギー量を求める方法である。ダグラスバッグという袋に呼気を集め，その呼気を測定すると，スポーツや走行などのさまざまな活動時の熱量もはかることができる。

③ 二重標識水法（DLW）

二重標識水法 doubly labeled water method（DLW）とは，酸素の安定同位体である ^{18}O および水素の安定同位体である ^{2}H（重水素）によって二重に標識した水（二重標識水）を一定量摂取し，体内の安定同位体を自然存在比よりも高い状態にし，これが再び自然存在比に戻るまでの間に体外へ排出された安定同位体の経時変化からエネルギー消費量を推定する方法である。

二重標識水法で使用される安定同位体は，通常の飲料水中にも微量含まれているものであり，人体に有害なものではないとされている。

エネルギー消費量の測定には1〜2週間必要であり，その間の総消費エネルギー量を平均して1日のエネルギー消費量としてあらわされる。この方法では，活動中の個々の動きに対するエネルギー消費量を明らかにすることはできない。

二重標識水法は精度が高く，しかも無拘束で長時間のエネルギー消費量を測定できる。そのような利点から，「日本人の食事摂取基準（2005年版）」の策定

時には，全国レベルでの測定が行われ，そのエネルギー消費量の結果をもとに
エネルギー摂取量が算定された。しかし，この方法は二重標識水と分析装置が
高価であることから，手軽に利用することはできない。

④ 時間調査法（タイムスタディ）

時間調査法とは，1日のエネルギー消費量を算定するために，身じたくや学
校・家庭・職場などでの諸活動，余暇活動などの1日の生活活動のすべてを時
間的に追跡する方法であり，タイムスタディともいう。図4-3のように記入
されたタイムスタディから，行動別に時間を求め，それぞれの行動に必要なエ
ネルギー消費量を乗じて1日の総消費エネルギー量を求めることができる。

⑤ 加速度計法

加速度計法とは，身体の動き（加速度）を感知する装置を身につけ，そのデー
タをもとに身体活動量の測定やエネルギー消費量の推定を行うものである。

加速度計法は，装置を装着するだけで測定できるため被検者への負担は少な
く，身体活動量だけではなく運動強度の測定も可能であるという利点がある。

最近では，加速度センサーを利用し，ウェアブル端末で身体活動量を測定し，
日々の健康管理に役だてられるようになった。

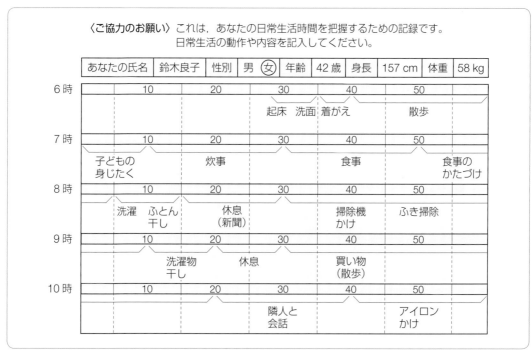

▶ 図4-3　日常生活を把握するための時間記録の記入例

⑥ 歩行記録法

歩数計を利用した活動量の管理法であり，一般に広く普及している。歩数からのエネルギー消費量の換算は，歩数計の精度や歩幅，坂道，階段，荷物の有無など，歩行条件によって大きく異なるためむずかしい。しかし，歩数は活動量の把握という観点からは簡便な方法である。

D｜エネルギー消費

私たちが毎日行っているエネルギー代謝には，①基礎代謝に加え，②安静時代謝，③睡眠時代謝，④特異動的作用，⑤活動代謝の5種類がある（▶図4-4）。

① 基礎代謝

基礎代謝とは，身体的・精神的に安静にしている状態でのエネルギー代謝量のことであり，生命維持だけに必要なエネルギー，言いかえれば生きるために最低限必要なエネルギーである。

1 基礎代謝量の測定

基礎代謝量 basal metabolic rate（BMR）の測定は，前日の夕食後12～16時間経過し，食物が完全に消化・吸収された状態になっている早朝空腹時に快適な温度条件下（暑くも寒くもない状態であり，通常20～25℃）において，静かに仰臥し覚醒している状態で行われる。しかし，基礎代謝量を実測することはむずかしく，実際には，性・年齢階層別の基礎代謝基準値をもとに概量を算出す

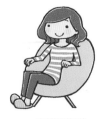
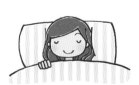
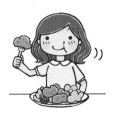
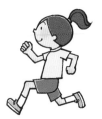

a. 安静時代謝　　　b. 睡眠時代謝　　　c. 特異動的作用　　　d. 活動代謝

エネルギー代謝には，基礎代謝に加えて，上に図示した4種類がある。基礎代謝は覚醒状態で必要な最小限のエネルギーであり，早朝空腹時の快適な室内において，安静仰臥位・覚醒状態で測定が行われる。

▶ 図4-4　エネルギー代謝の種類

▶ 表 4-4　平均的な体格の日本人における基礎代謝量

性別	男性			女性		
年齢 （歳）	基礎代謝基準値 （kcal/kg 体重/日）	参照体重 （kg）	基礎代謝量 （kcal/日）	基礎代謝基準値 （kcal/kg 体重/日）	参照体重 （kg）	基礎代謝量 （kcal/日）
1〜2	61.0	11.5	700	59.7	11.0	660
3〜5	54.8	16.5	900	52.2	16.1	840
6〜7	44.3	22.2	980	41.9	21.9	920
8〜9	40.8	28.0	1,140	38.3	27.4	1,050
10〜11	37.4	35.6	1,330	34.8	36.3	1,260
12〜14	31.0	49.0	1,520	29.6	47.5	1,410
15〜17	27.0	59.7	1,610	25.3	51.9	1,310
18〜29	23.7	64.5	1,530	22.1	50.3	1,110
30〜49	22.5	68.1	1,530	21.9	53.0	1,160
50〜64	21.8	68.0	1,480	20.7	53.8	1,110
65〜74	21.6	65.0	1,400	20.7	52.1	1,080
75 以上	21.5	59.6	1,280	20.7	48.8	1,010

（「日本人の食事摂取基準〔2020 年版〕」による）

る（▶表 4-4）。

　基礎代謝基準値は，数多くの実測された基礎代謝量をもとに，年齢・性別に 1 日の体重 1 kg あたりのエネルギー代謝量として示している。

　たとえば，22 歳・体重 50 kg の女性の基礎代謝量は次のようになる。

$$基礎代謝量＝基礎代謝基準値 \times 体重$$
$$＝22.1〔kcal/kg/日〕\times 50〔kg〕$$
$$＝1,105〔kcal/日〕$$

2　基礎代謝量に影響を与える要因

　基礎代謝量は，体表面積・年齢・性・体格・体温・ホルモンなど，さまざまな因子の影響を受ける（▶表 4-5）。そのため，基礎代謝量の実測値は年齢・性・身長・体重が同じであっても異なった値を示し，同一人においても測定時の身体の状態によって異なる。

3　臓器別エネルギー代謝量

　エネルギー代謝量は臓器ごとに大きく異なる。安静時における全身およびおもな臓器・組織のエネルギー代謝量を表 4-6 に示した。

　全身のエネルギー代謝量からみた場合には，骨格筋のエネルギー代謝量が最も大きいが，単位重量あたりでは心臓と腎臓におけるエネルギー代謝量が最も

▶表4-5　基礎代謝量に影響する条件

1. 体表面積	体表面積が広いと，それに比例して放熱量が多くなるため，年齢・性・体重が同じである場合，身長が高い人のほうが基礎代謝が大きい。
2. 年齢	若年者は成長などにより体内代謝が活発なため，体重1kgあたりの基礎代謝量は年齢の低いほうが大きな値を示す。
3. 性	一般的に，筋肉などの代謝が活発な組織の量が多い男性のほうが，女性よりも基礎代謝が大きい。
4. 体格	日常的に身体活動レベルの高い人は筋肉質になりやすい。筋肉質の人は脂肪質の人に比べて基礎代謝が大きいため，若干の補正をする必要がある。
5. 体温	基礎代謝が大きい人は体温が高い。体温を1℃上昇させるためには，代謝量を13%増加する必要があるとされる。
6. ホルモン	甲状腺ホルモン・副腎髄質ホルモンの分泌量が多い人は，体内代謝が活発になるため，基礎代謝が大きくなる。
7. 季節	基礎代謝は一般に，夏に低く冬に高い。
8. 月経	女性はエストロゲンなどの女性ホルモンに分泌量の変化があるため，基礎代謝は月経開始2〜3日前に最高に達し，月経中に最低になる。

▶表4-6　全身およびおもな臓器・組織のエネルギー代謝量

臓器・組織	重量(kg)	エネルギー代謝量		比率(%)
		(kcal/kg/日)	(kcal/日)	
全身	70.0	24.0	1,700	100
骨格筋	28.0	13.0	370	22
脂肪組織	15.0	4.5	70	4
肝臓	1.8	200.0	360	21
脳	1.4	240.0	340	20
心臓	0.33	440.0	145	9
腎臓	0.31	440.0	137	8
その他	23.16	12.0	277	16

＊体重70kgで体脂肪率が約20%の男性を想定

(Gallagher, D. et al., 1998 より作成)

大きくなる。なお，骨格筋におけるエネルギー代謝量は，運動時などでは活動量が増えることによって，安静時に比べて数倍になる。

　脂肪組織は，単位重量あたりのエネルギー代謝量は低いが，体脂肪量の体内に占める割合が高いため，脂肪組織全体のエネルギー代謝量は大きくなる。

② 安静時代謝

　安静時代謝とは，基礎代謝量の測定のように姿勢・食事・室温などの測定条

件を規定しないで，仰臥位あるいは座位で安静（静かに休息）にしている状態で消費されるエネルギーのことである。通常，安静時代謝量 resting metabolic rate（RMR）は基礎代謝量の 10〜20% 増しとされる。

　日常生活では，安静時代謝の時間が長いように思われるが，実際は基礎代謝量測定時のように食物が完全に消化・吸収された状態とはならないため，測定時は，後述する特異動的作用の影響を多少なりとも受けることになる。

　また，安静時代謝は環境条件の影響を受け，低温環境下では筋肉を緊張させて代謝機能を高め，熱産生を増加させる。逆に高温環境下では，筋肉を弛緩させて代謝機能を低下させ，熱産生を減少させる。

③ 睡眠時代謝

　睡眠時代謝とは，副交感神経が緊張状態にあり，心拍数が低く，さらに骨格筋が弛緩して身体の動きが少ない，睡眠をとっている状態のエネルギー代謝である。以前は，基礎代謝レベルよりも代謝量はやや低いとされてきたが，現在では基礎代謝と同じであるとされている。

④ 特異動的作用（食事誘発性熱産生）

　特異動的作用 specific dynamic action（SDA）は，食物を摂取することによってエネルギー代謝が亢進することをいい，**食事誘発性熱産生** diet induced thermogenesis（DIT）ともよばれる。

　食物の経口摂取だけでなく，静脈栄養のような非経口摂取の場合においても，食後，一時的にエネルギー消費量が増加する。特異動的作用によって得られた熱は，寒いときには体温の維持に利用されるが，気温が適温の場合には単に放散される。

　特異動的作用による代謝量は，食物中に含まれている糖質・脂質・タンパク質のエネルギー比率によって異なり，タンパク質だけを摂取した場合にはエネルギー摂取量の約30% に達し，糖質だけでは約6%，脂質だけでは約4% といわれている。したがって，高タンパク質食は，高糖質食や高脂肪食に比べて特異動的作用によるエネルギーの消費が高い。

⑤ 活動代謝

　通学や通勤のための歩行・仕事・家事・身じたく・スポーツなど，日常生活におけるさまざまな身体活動によって亢進するエネルギー代謝を**活動代謝**という。活動代謝量の指標にはさまざまなものがあり，活動代謝量を知ることは，個人のエネルギー必要量と各種栄養素の摂取量を決定するうえで重要なことで

ある。また，活動代謝量の指標を用いて，労働やスポーツにおける身体活動強度の判定を行うこともできる。

1 エネルギー代謝率（RMR）

エネルギー代謝率 relative metabolic rate（RMR）は，さまざまな身体活動やスポーツの身体活動強度を示すものであり，活動に必要なエネルギー量が基礎代謝量の何倍にあたるかを活動強度の指標としている。

$$RMR = \frac{活動時のエネルギー消費量 - 安静時のエネルギー消費量}{基礎代謝量}$$

$$= \frac{活動代謝量}{基礎代謝量}$$

RMR は，体格・性別・年齢が考慮された基礎代謝量を基準としていることから，体格・性別・年齢に関係なく，身体活動強度として利用することができる。

2 メッツ（METs）

さまざまな身体活動時のエネルギー消費量が，安静時エネルギー消費量の何倍にあたるかを指数化したものをメッツ metabolic equivalents（METs）といい，身体活動強度をあらわす（▶表4-7）。メッツはアメリカで広く使われてきたが，最近，わが国でも運動処方の場合にとくに利用されることが多くなった。メッツの1単位は，性別や体重にかかわらず，安静状態を維持するために必要な酸素量（酸素必要量）を 3.5 mL/kg/分として算出されている。

RMR との関係▶　なお，メッツと RMR には以下のような関係がなりたつ。

$$RMR = 1.2 \times (メッツ - 1)$$
$$メッツ = RMR \div 1.2 + 1$$

メッツと▶
メッツ・時　　厚生労働省が策定した「健康づくりのための身体活動基準2013」では，身体活動強度としてメッツを，身体活動量にはメッツの値に身体活動時間（時間）をかけたメッツ・時を活用している。たとえば，4メッツの活動を1時間実施すると4メッツ・時，2時間実施すると8メッツ・時となる。また，4メッツの活動を15分間，3メッツの活動を20分間，1時間の安静は，それぞれ1メッツ・時である。

エネルギー消費量▶
の計算　　酸素1Lあたりの熱量数は 5 kcal（0.005 kcal/mL）とされており，体重1kgあたりの1メッツ・時のエネルギー消費量を算出すると次のようになる。

1メッツ・時のエネルギー消費量
$$= 3.5 (mL/kg/分) \times 60 (分) \times 0.005 (kcal/mL) = 1.05 (kcal/kg)$$

ここから，体重60kgの人が3メッツの普通歩行を30分間行ったとき（1.5

▶表 4-7　メッツによる身体活動強度

メッツ	活動内容
1.0	静かに座って（あるいは寝転がって）テレビ・音楽鑑賞，リクライニング，車に乗る
1.2	静かに立つ
1.3	本や新聞などを読む（座位）
1.5	座位での会話，電話，読書，食事，運動，軽いオフィスワーク，文字の入力，編み物・手芸，動物の世話（座位，軽度），入浴（座位）
1.8	立位での会話，電話，読書，手芸
2.0	料理や食材の準備（立位，座位），洗濯物を洗う・しまう，荷づくり（立位），ギター：クラシックやフォーク（座位），着がえ，会話をしながら食事をするまたは食事のみ（立位），身のまわり（歯みがき・手洗い・ひげそりなど），シャワーを浴びる，タオルでふく（立位），ゆっくりした歩行（平地，散歩または家の中，非常に遅い＝54 m/分未満）
2.3	皿洗い（立位），アイロンがけ，服・洗濯物の片づけ，カジノ，ギャンブル，コピー（立位），立ち仕事（店員，工場など）
2.5	ストレッチング，ヨガ，軽い掃除（ごみ掃除・整頓・リネンの交換・ごみ捨て），盛りつけ，テーブルのセッティング，料理や食材の準備・片づけ（歩行），子どもと遊ぶ（座位，軽い），ピアノ，農作業：収穫機の運転，軽い活動，キャッチボール（フットボール・野球），スクーター，オートバイ，子どもを乗せたベビーカーを押すまたは子どもと歩く，ゆっくりした歩行（平地，遅い＝54 m/分）
2.8	子どもと遊ぶ（立位，軽度），動物の世話（軽度）
3.0	普通歩行（平地，67 m/分：幼い子ども・イヌを連れて，買い物など），釣り（2.5 メッツ〈舟で座って〉〜6.0 メッツ〈渓流フィッシング〉），屋内の掃除，家財道具の片づけ，大工仕事，梱包，ギター：ロック（立位），車の荷物の積み下ろし，階段を下りる，子どもの世話（立位）
3.3	歩行（平地，81 m/分：通勤時など），カーペットふき，フロアふき
3.5	モップ，掃除機，箱づめ作業，軽い荷物運び
3.8	やや速歩（平地，やや早めに＝94 m/分），床みがき，風呂の掃除
4.0	速歩（平地，95〜100 m/分程度），自転車に乗る（16 km/時未満），レジャー，通勤，娯楽，子どもと遊ぶ・動物の世話（徒歩・走る，中強度），高齢者や障害者の介護，屋根の雪下ろし，ドラム，車椅子を押す，子どもと遊ぶ（歩く・走る，中強度）
4.5	苗木の植栽，庭の草むしり，耕作，農作業：家畜に餌を与える
5.0	子どもと遊ぶ・動物の世話（歩く・走る，活発に），かなり速歩（平地，速く＝107 m/分）
6.0	家具や家財道具の移動・運搬，スコップで雪かきをする
8.0	運搬（重い負荷），農作業：干し草をまとめる，納屋の掃除，活発な活動，階段を上がる
9.0	荷物を運ぶ：上の階へ運ぶ

注 1：同一活動に複数の値が存在する場合は，競技よりも余暇活動時の値とするなど，頻度の多いと考えられる値を掲載してある。
注 2：それぞれの値は当該活動中の値であり，休憩中などは含まない。

（Ainsworth B. E. et al.：Compendium of Physical Activities：An update of activity codes and MET intensities. *Medicine and science in sports and exercise*, 32（Suppl）：S498-S516, 2000 による）

メッツ・時の身体活動）のエネルギー消費量は，次のように求められる。

$$エネルギー消費量 = 1.05 〔kcal/kg〕 \times 1.5 〔メッツ・時〕 \times 60 〔kg〕$$
$$≒ 95 〔kcal〕$$

3 身体活動レベル（PAL）

　　　　身体活動レベル physical activity level（PAL）とは，1日の総エネルギー消費量を基礎代謝量で除した指標と定義される。

$$身体活動レベル＝\frac{1日の総エネルギー消費量}{1日の基礎代謝量}$$

　　　　「日本人の食事摂取基準（2020年版）」では，身体活動レベルを推定するために必要な各身体活動の強度を示す指標として，メッツ値が用いられている。成人におけるそれぞれの身体活動レベル別にみた活動内容と活動時間の代表例を表4-8に示した。

推定エネルギー▶
　　　必要量　　　また，「日本人の食事摂取基準（2020年版）」では，上記のように導かれた身体活動レベルを用いて，成人の推定エネルギー必要量の算定を行っている（▶253ページ）。

Column 体重測定の重要性——セルフチェックのすすめ

　今日消費するエネルギー量を食事でぴったり摂取することはできるだろうか？　もしできるとしたら，体重管理が簡単になる。

　ぴったり摂取するためには，エネルギー消費量を事前に確定させなくてはならない。ところがすでに学んだように，エネルギー消費量を求めるには基礎代謝量・活動代謝量などの5つの要素を算出し，それぞれに環境（風速や気温など）や精神状態（緊張や興奮など）による変化を加味する必要がある。たとえ1時間でも，自分の心臓や胃・腸の動き，呼吸数，歩数，さらに心情や天候の変化などをすべて把握することがむずかしいように，事前に1日の正確なエネルギー消費量を知ることは非常に困難である。

　しかし，今日のエネルギー消費量は，昨日からの身体の変化をもとに推測することができる。前日のエネルギー出納が結果としておおむね同じ（平衡状態）であれば，昨日と同じような1日を過ごす場合，今日のエネルギーの消費量は昨日の摂取量とほぼ等しいと考え

られる。

　身体の変化の指標としては，体重や体脂肪率が測定されるが，そこから体脂肪量・除脂肪体重を算出し，からだの中身の変動も考慮することで，エネルギーの出納をよりよく把握することができる（▶下表）。これらの測定は，比較の条件を一定にするために，毎朝起床時の排尿後に実施するとよい。

　体重に変化がなければ，前日の活動量と食べた量から考察を行うことで「このくらい動いたならば，このくらい食べることで，体重の変動はない」ということがわかるようになる。前日よりも体重が増えてしまった場合には，その日のうちに増加分が減少するように活動量を増やすか，食べる量を減らすことで体重を維持することができる。

　このような経験を積むことで，体重の自己管理能力が高まる。体重は，一生，自己管理を必要とするものの1つであることを理解し，健康の維持・増進につなげていこう。

体脂肪量 （＝体重×体脂肪率〔%〕/100）	体脂肪率は体重に対する脂肪の割合であるため，体重の変動があると比較がしにくくなる。体脂肪の評価は体脂肪量で行うとよい。
除脂肪体重 （＝体重－体脂肪量）	体内の脂肪以外の重さのことで，脳・神経・内臓・骨・筋肉・体液（体内の水分）などからなる。このなかでとくに変動が大きいものは，筋肉と体液である。日々の除脂肪体重の変動はおもに体液，ある程度の長期間の変動は筋肉によると考えると，体組成の変化を確認できる。

▶ 表4-8　身体活動レベル別にみた活動内容と活動時間の代表例

身体活動レベル	低い（I）	ふつう（II）	高い（III）
	1.50（1.40〜1.60）[1]	1.75（1.60〜1.90）[1]	2.00（1.90〜2.20）[1]
日常生活の内容[2]	生活の大部分が座位で，静的な活動が中心の場合	座位中心の仕事だが，職場内での移動や立位での作業・接客など，通勤・買い物での歩行，家事，軽いスポーツ，のいずれかを含む場合	移動や立位の多い仕事への従事者，あるいは，スポーツなど余暇における活発な運動習慣をもっている場合
中程度の強度（3.0〜5.9メッツ）の身体活動の1日あたりの合計時間（時間/日）	1.65	2.06	2.53
仕事での1日あたりの合計歩行時間（時間/日）	0.25	0.54	1.00

1）：代表値。（　）内はおよその範囲。
2）：身体活動レベル（PAL）に及ぼす仕事時間中の労作の影響が大きいことを考慮して作成。

（「日本人の食事摂取基準〔2020年版〕」による，一部改変）

$$推定エネルギー必要量〔kcal/日〕＝基礎代謝量〔kcal/日〕×身体活動レベル$$

4　酸素摂取量

　　日常のさまざまな活動のエネルギー消費量は，安静時状態や活動中の酸素摂取量を測定することで，そこから間接的に算出できる。通常の食事をしている場合，1 Lの酸素摂取は約5 kcalのエネルギー消費に相当する。

酸素摂取量の用途▶　酸素摂取量は，トレッドミルや自転車エルゴメーターなどの装置を用いた運動負荷試験を行うことによって，各運動負荷レベルにおける酸素摂取量と心拍数の関係を明らかにし，運動処方における運動強度の決定に利用することが多い。運動負荷試験中，これ以上運動の継続ができなくなる負荷での酸素摂取量を最大酸素摂取量といい，呼吸・循環機能の指標として用いられる。

ゼミナール
復習と課題

❶ 食品のエネルギーの単位について，日本で使用されているもの，国際単位系において使用されているものをそれぞれ答えなさい。

❷ どのようなエネルギー出納が肥満の原因となるか述べなさい。

❸ 非タンパク質呼吸比が 1.00 と 0.707 の場合に，燃焼したと考えられるエネルギー源をそれぞれ答えなさい。

❹ 基礎代謝量を求めるために必要な要素をあげ，自分の基礎代謝量を求めなさい。

❺ 35 歳の女性で，体重 50 kg の人が 30 分間速歩をしたときのエネルギー消費量を，メッツを用いて算出しなさい。

❻ 次の身体活動を 20 分間の普通歩行（平地で 67 m/分）と同程度の身体活動量とするためには，それぞれ何分間行えばよいかを答えなさい。

    (a)静かに座っての音楽鑑賞   (b)洗濯

    (c)自転車に乗る（12 km/時）   (d)家具の移動・運搬

第 5 章

食事と食品

　　健康の維持・増進にはバランスのよい食事が重要であり，わが国では「日本人の食事摂取基準」や「食事バランスガイド」などのガイドラインが定められている。

　　私たちが口にする食品数はきわめて多く，本章では，「日本食品標準成分表2020年版（八訂）」に掲載されている18の食品群の分類を中心に，食品ごとの特徴を学んでいく。

A｜食事とその変遷

栄養素と食事▶　　第2章で学んだように，**栄養素**には，糖質，タンパク質，脂質，ビタミンおよび無機質がある。栄養素を含有する物質のうち，食用に適したものを**食品**という。人間は，食品を加工・調理して**料理**とし，それらを**食事**として食べている（▶図5-1）。人が摂取している多様な食事は，数多くの食品とその組み合わせからなっている。

　　人は，乳児のための母乳を除いて，必要な栄養素を1種類の食品でまかなうことはできない。理想的な成長と健康の維持および疾病の予防のためには，一群の栄養素が必要であり，その必要量は一生を通じて変化する。

栄養バランスの▶
とれた食事　　わが国では，「日本人の食事摂取基準」（▶93ページ）を定め，健康な個人からなる集団の基本的な栄養必要量を満たすエネルギーならびに特定の栄養素摂取量として，定義している。しかしながら，私たちは単独の栄養素としてではなく，食品や料理を食べることで栄養素を得ている。つまり，料理でさまざまな食品をとり，その食品の中に含まれているエネルギーや栄養素を結果として体内に取り入れていることになる。

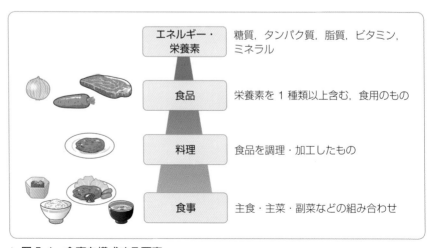

▶ 図5-1　食事を構成する要素

　そこで，食生活指針（▶243ページ）や食事バランスガイド（▶102ページ）では，食事の構成の特徴をとらえ，食べる場面を想定して，「主食，主菜，副菜がそろう食事」が推奨している。このように，料理の組み合わせを整えることで，必要な栄養素をバランスよくとることができるとされている。

B 食事摂取基準

① 日本人の食事摂取基準とは

　食事摂取基準は，厚生労働省による栄養に関する包括的なガイドラインである。かつては「栄養所要量」とよばれていたもので，2005（平成17）年の改定をもって「食事摂取基準」と名称が改められ，2010（平成22）年，2015（平成27）年の改定を経て，2020（令和2）年度から5年間用いるものとして，2019（令和元）年12月に「日本人の食事摂取基準（2020年版）」が発表されている。

② 「日本人の食事摂取基準（2020年版）」策定方針

　日本人の食事摂取基準は，健康な個人および集団を対象として，国民の健康の保持・増進，生活習慣病の予防のために参照するエネルギーおよび栄養素の摂取量の基準を示すものである。2020年版では，わが国のさらなる高齢化の進展や糖尿病などの有病者数の増加をふまえ，栄養に関連した身体・代謝機能の低下の回避を目的とした健康の保持・増進，生活習慣病の発症予防および重症化予防に加え，新たに高齢者の低栄養予防やフレイル予防も視野に入れた内容となっている。

③ 食事摂取基準の適用対象

　「日本人の食事摂取基準」の対象は，健康な個人および健康な者を中心として構成されている集団である。生活習慣病を有していたり，また高齢者においてはフレイル（▶181ページ）に関する危険因子を有していたりしても，おおむね自立した日常生活を営んでいる人を対象としている。具体的には，歩行や家事などの身体活動を行っている者であり，体格（BMI，▶135ページ）が標準より著しく外れていない者としている。なお，フレイルについては，現在のところ世界的に統一された評価基準とはなっていないが，「日本人の食事摂取基準」では，フレイルを健常状態と要介護状態の中間的な段階に位置づける考え方を採用している。

　疾患を有していたり，疾患に関する高いリスクを有していたりする個人およ

び集団が治療を目的とする場合は，食事摂取基準におけるエネルギーおよび栄養素の摂取に関する基本的な考え方を必ず理解したうえで，その疾患に関連する治療ガイドラインなどの栄養管理指針を用いる。

④ 指標の目的と種類

1 エネルギーの指標

エネルギーについては，エネルギー摂取の過不足の回避を目的として，エネルギーの摂取量および消費量のバランス(エネルギー収支バランス)の維持を示すBMIを指標としている。成人における観察疫学研究において報告された総死亡率が最も低かったBMIの範囲と，日本人のBMIの実態などを総合的に検証し，目標とするBMIの範囲が提示されている(▶表5-1)。

2 栄養素の指標

「日本人の食事摂取基準」は，健康増進法に基づき，エネルギー(熱量)および栄養素について，その摂取量の基準を示している(▶表5-2)。栄養素の指標は，3つの目的と5つの指標からなる(▶図5-2)。

● 摂取不足の回避を目的とする3種類の指標

①推定平均必要量 estimated average requirement(EAR)　半数の人がその栄養素の必要量を満たす量である。個人では不足の確率が50%であり，集団では半数の対象者で不足が生じると推定される摂取量である。したがって，この値を下まわって摂取することや，この値を下まわっている対象者が多くいる集団の場合は問題が大きいと考える。しかし，その問題の大きさの程度は栄養素によって異なり，大きい順におおむね次のようになる。

(1) 集団内の半数の人に不足または欠乏の症状があらわれうる摂取量をもって推定平均必要量とした栄養素：問題が最も大きい(▶表5-2のa))。
(2) 集団内の半数の人で体内量が維持される摂取量をもって推定平均必要量

▶表5-1　目標とするBMIの範囲(18歳以上)[1]

年齢(歳)	目標とするBMI(kg/m²)
18〜49	18.5〜24.9
50〜64	20.0〜24.9
65〜74	21.5〜24.9
75以上	21.5〜24.9

1)男女共通。あくまでも参考として使用すべきである。
(「日本人の食事摂取基準〔2020年版〕」による，一部改変)

▶ 表 5-2　基準を策定した栄養素と指標[1]（1 歳以上）

栄養素		推定平均必要量	推奨量	目安量	耐容上限量	目標量
タンパク質[2]		○b)	○b)	—	—	○[3]
脂質	脂質	—	—	—	—	○[3]
	飽和脂肪酸[4]	—	—	—	—	○[3]
	n-6 系脂肪酸	—	—	○	—	—
	n-3 系脂肪酸	—	—	○	—	—
	コレステロール[5]	—	—	—	—	—
炭水化物	炭水化物	—	—	—	—	○[3]
	食物繊維	—	—	—	—	○
	糖類	—	—	—	—	—
主要栄養素バランス[2]		—	—	—	—	○[3]
ビタミン	脂溶性 ビタミン A	○a)	○a)	—	○	—
	ビタミン D[2]	—	—	○	○	—
	ビタミン E	—	—	○	○	—
	ビタミン K	—	—	○	○	—
	水溶性 ビタミン B₁	○c)	○c)	—	—	—
	ビタミン B₂	○c)	○c)	—	—	—
	ナイアシン	○a)	○a)	—	○	—
	ビタミン B₆	○b)	○b)	—	○	—
	ビタミン B₁₂	○a)	○a)	—	—	—
	葉酸	○a)	○a)	—	○[7]	—
	パントテン酸	—	—	○	—	—
	ビオチン	—	—	○	—	—
	ビタミン C	○x)	○x)	—	—	—
ミネラル	多量 ナトリウム[6]	○a)	—	—	—	○
	カリウム	—	—	○	—	○
	カルシウム	○b)	○b)	—	○	—
	マグネシウム	○b)	○b)	—	○[7]	—
	リン	—	—	○	○	—
	微量 鉄	○x)	○x)	—	○	—
	亜鉛	○b)	○b)	—	○	—
	銅	○b)	○b)	—	○	—
	マンガン	—	—	○	○	—
	ヨウ素	○a)	○a)	—	○	—
	セレン	○a)	○a)	—	○	—
	クロム	—	—	○	○	—
	モリブデン	○b)	○b)	—	○	—

1) 一部の年齢区分についてだけ設定した場合も含む。
2) フレイル予防をはかるうえでの留意事項を表の脚注として記載。
3) 総エネルギー摂取量に占めるべき割合（% エネルギー）。
4) 脂質異常症の重症化予防を目的としたコレステロールの量と，トランス脂肪酸の摂取に関する参考情報を表の脚注として記載。
5) 脂質異常症の重症化予防を目的とした量を飽和脂肪酸の表の脚注に記載。
6) 高血圧および慢性腎臓病（CKD）の重症化予防を目的とした量を表の脚注として記載。
7) 通常の食品以外の食品からの摂取について定めた。
a) 集団内の半数の者に不足または欠乏の症状があらわれうる摂取量をもって推定平均必要量とした栄養素。
b) 集団内の半数の者で体内量が維持される摂取量をもって推定平均必要量とした栄養素。
c) 集団内の半数の者で体内量が飽和している摂取量をもって推定平均必要量とした栄養素。
x) 上記以外の方法で推定平均必要量が定められた栄養素。

（「日本人の食事摂取基準〔2020 年版〕」による，一部改変）

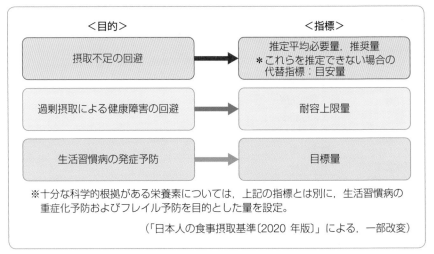

※十分な科学的根拠がある栄養素については，上記の指標とは別に，生活習慣病の
重症化予防およびフレイル予防を目的とした量を設定。

（「日本人の食事摂取基準〔2020年版〕」による，一部改変）

▶ 図5-2　栄養素の指標の目的と種類

とした栄養素：問題が次に大きい（▶表5-2の b））。

(3) 集団内の半数の人で体内量が飽和している摂取量をもって推定平均必要
量とした栄養素：問題がさらにその次に大きい（▶表5-2の c））。

(4) 上記以外の方法で推定平均必要量が定められた栄養素：問題が最も小さい
（▶表5-2の X））。

②推奨量 recommended dietary allowance（RDA）　個人の場合は不足の確率
がほとんどなく，集団の場合は不足が生じていると推定される対象者がほとん
ど存在しない摂取量である。この値の付近かそれ以上を摂取していれば，不足
のリスクはほとんどないものと考えられる。

③目安量 adequate intake（AI）　十分な科学的根拠が得られず，推定平均必
要量と推奨量が設定できない場合に設定される。一定の栄養状態を維持するの
に十分な量であり，目安量以上を摂取している場合は不足のリスクはほとんど
ない。

● 過剰摂取による健康障害の回避を目的とする指標

④耐容上限量 tolerable upper intake level（UL）　これをこえて摂取すると，
過剰摂取によって生じる潜在的な健康障害のリスクが高まると考えられる指標
である。十分な科学的根拠が得られない栄養素については，設定されていない。

● 生活習慣病の発症予防を目的とする指標

⑤目標量 tentative dietary goal for preventing life-style related diseases（DG）
生活習慣病の発症予防を目的として食事摂取基準を設定する必要のある栄養素
に関して，「生活習慣病の発症予防のために現在の日本人が当面の目標とすべ
き摂取量」として設定されている。食事摂取基準で扱う生活習慣病は，高血圧，

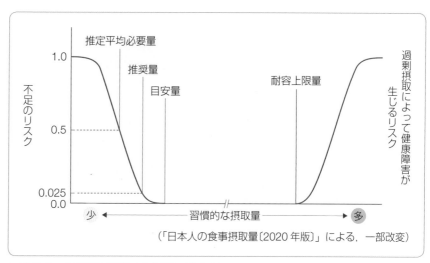

▶ 図 5-3 食事摂取基準の各指標の概念図

脂質異常症，糖尿病および慢性腎臓病(CKD)を基本とする。なお，生活習慣病の重症化予防およびフレイル予防を目的として摂取量の基準を設定する必要のある栄養素については，生活習慣病の発症予防を目的とした目標量とは区別して示されている。

　推定平均必要量や耐容上限量などの指標を理解するための概念図を，図 5-3に示す。この図は，習慣的な摂取量と摂取不足または過剰摂取に由来する健康障害のリスク，すなわち，健康障害が生じる確率との関係を概念的に示している。縦軸は，個人の場合は不足または過剰によって健康障害が生じる確率を，集団の場合は不足状態にある人または過剰摂取によって健康障害を生じる人の割合を示している。

⑤ 年齢区分

　食事摂取基準における年齢区分を，表5-3 に示す。

　乳児については，「出生後6か月未満(0〜5か月)」と「6か月以上1歳未満(6〜11か月)」の2つに区分し，成長に合わせてより詳細な年齢区分設定が必要と考えられる場合には，「出生後6か月未満(0〜5か月)」および「6か月以上9か月未満(6〜8か月)」，「9か月以上1歳未満(9〜11か月)」の3つの区分とする。そして，1〜17歳を小児，18歳以上を成人とし，高齢者については，65〜74歳，75歳以上の2つの区分とする。

⑥ 参照体位

　食事摂取基準の策定において参照する体位(身長・体重)は，性および年齢

▶ 表5-3　食事摂取基準における年齢区分

年齢区分	
0〜5（月）[1]	12〜14（歳）
6〜11（月）[1]	15〜17（歳）
1〜2（歳）	18〜29（歳）
3〜5（歳）	30〜49（歳）
6〜7（歳）	50〜64（歳）
8〜9（歳）	65〜74（歳）
10〜11（歳）	75以上（歳）

1）エネルギーおよびタンパク質については，「0〜5か月」，
　「6〜8か月」，「9〜11か月」の3つの区分であらわした。
（「日本人の食事摂取基準〔2020年版〕」による，一部改変）

区分に応じ，日本人として平均的な体位をもった人を想定し，健全な発育および健康の保持・増進，生活習慣病の予防を考えるうえでの参照値として提示されている（▶表5-4）。

⑦ 摂取源

　食事摂取基準では，原則として，食事として経口摂取される通常の食品に含まれるエネルギーと栄養素を対象とする。ただし，耐容上限量については，通常の食品以外の食品（いわゆる健康食品やサプリメント）由来のエネルギーと栄養素も含むものとする。また，通常の食品のみでは必要量を満たすことが困難なもの（神経管閉鎖障害のリスクの低減のために，妊娠の可能性がある女性に付加する葉酸）に限り，通常の食品以外の食品の摂取を含み策定されている。

⑧ おもな栄養素の食事摂取基準値

　「日本人の食事摂取基準（2020年版）」で基準が策定された栄養素のうち，おもなものについては巻末に食事摂取基準値を掲載した（▶253ページ）。

C 食品群とその分類

　「日本食品標準成分表2015年版（七訂）・追補2018年」に掲載されている食品は，2,294種に及んでいる。これらの食品は，原材料といった物質的な分類と，主要栄養素や食習慣など，栄養学・食品学的な面から分類されている。

▶ 表5-4　参照体位（参照身長，参照体重）[1]

性別	男性		女性[2]	
年齢等	参照身長（cm）	参照体重（kg）	参照身長（cm）	参照体重（kg）
0～5（月）	61.5	6.3	60.1	5.9
6～11（月）	71.6	8.8	70.2	8.1
6～8（月）	69.8	8.4	68.3	7.8
9～11（月）	73.2	9.1	71.9	8.4
1～2（歳）	85.8	11.5	84.6	11.0
3～5（歳）	103.6	16.5	103.2	16.1
6～7（歳）	119.5	22.2	118.3	21.9
8～9（歳）	130.4	28.0	130.4	27.4
10～11（歳）	142.0	35.6	144.0	36.3
12～14（歳）	160.5	49.0	155.1	47.5
15～17（歳）	170.1	59.7	157.7	51.9
18～29（歳）	171.0	64.5	158.0	50.3
30～49（歳）	171.0	68.1	158.0	53.0
50～64（歳）	169.0	68.0	155.8	53.8
65～74（歳）	165.2	65.0	152.0	52.1
75 以上（歳）	160.8	59.6	148.0	48.8

1）0～17歳は，日本小児内分泌学会・日本成長学会合同標準値委員会による小児の体格評価に用いる身長，体重の標準値をもとに，年齢区分に応じて，当該月齢および年齢区分の中央時点における中央値を引用した。ただし，公表数値が年齢区分と合致しない場合は，同様の方法で算出した値を用いた。18歳以上は，平成28年国民健康・栄養調査における当該の性および年齢区分における身長・体重の中央値を用いた。
2）妊婦，授乳婦を除く。

（「日本人の食事摂取基準〔2020年版〕」による，一部改変）

① 原料による分類

　食品は生物生産物とそれ以外に分けられる。前者には動物性食品と植物性食品が含まれ，後者には鉱物性食品が含まれる。
　①**動物性食品**　肉類，魚介類，乳類，卵類など
　②**植物性食品**　穀類，イモ類，種実類，野菜類，果実類，キノコ類，藻類など
　③**鉱物性食品**　食塩，岩塩，海水，にがり，炭酸水素ナトリウム（重曹）など

② 主要栄養素による分類

1 三色食品群

　　　　栄養素の特徴から，赤・黄・緑の3色に分類したものが，三色食品群である（▶図5-4）。赤群はタンパク質，黄群はエネルギー，緑群はおもにビタミン・ミネラルの供給源となる食品が分類されている。

2 四群点数法

　　　　栄養学者の香川綾によって提唱された食品群で，乳・乳製品と卵を第1群とし，そのほかの食品を豊富に含む栄養素の特徴によって2～4群に分類している（▶表5-5）。それぞれの群の食品の80 kcal相当量を1点として，1日に食べる量は，1,600 kcal，20点を基本点数とする。1日に食べる点数は，第1群から第3群までを各3点とし，残りの点数を4群にあてる。

3 6つの基礎食品群

　　　　1981（昭和56）年に，厚生省（現厚生労働省）から示された食品分類で，食品

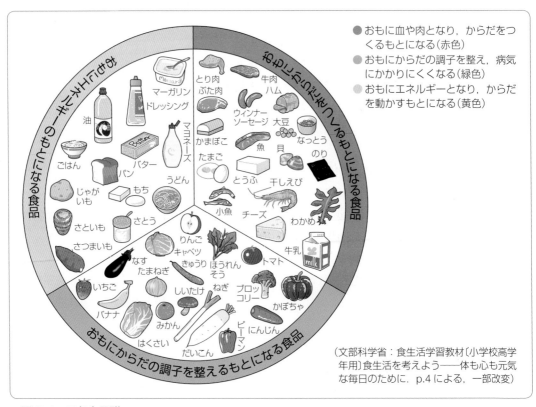

- おもに血や肉となり，からだをつくるもとになる（赤色）
- おもにからだの調子を整え，病気にかかりにくくなる（緑色）
- おもにエネルギーとなり，からだを動かすもとになる（黄色）

（文部科学省：食生活学習教材〔小学校高学年用〕食生活を考えよう──体も心も元気な毎日のために．p.4による，一部改変）

▶ 図5-4　三色食品群

▶表5-5 四群点数法

第1群	乳・乳製品，卵	タンパク質に富んだ食品
第2群	魚介，肉，マメ・マメ製品	おもにタンパク質源になる食品群
第3群	野菜（キノコ・海藻を含む），イモ，果物	おもにビタミン，ミネラル源になる食品群
第4群	穀類，種実，油脂，砂糖，菓子，飲料，アルコール，調味料など	おもにエネルギー源になる食品群

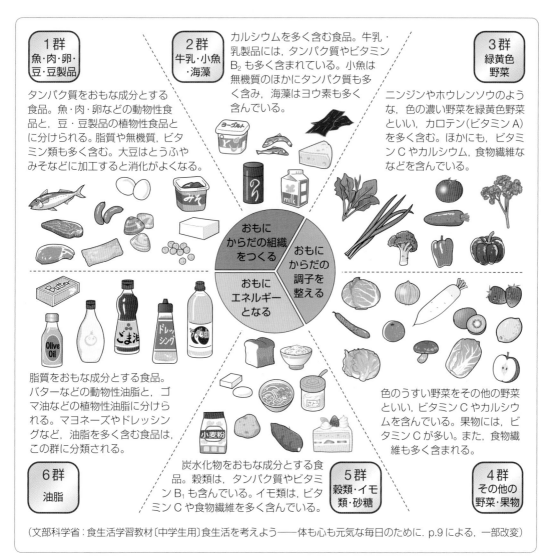

1群
魚・肉・卵・豆・豆製品

タンパク質をおもな成分とする食品。魚・肉・卵などの動物性食品と，豆・豆製品の植物性食品とに分けられる。脂質や無機質，ビタミン類も多く含む。大豆はとうふやみそなどに加工すると消化がよくなる。

2群
牛乳・小魚・海藻

カルシウムを多く含む食品。牛乳・乳製品には，タンパク質やビタミンB₂も多く含まれている。小魚は無機質のほかにタンパク質も多く含み，海藻はヨウ素も多く含んでいる。

3群
緑黄色野菜

ニンジンやホウレンソウのような，色の濃い野菜を緑黄色野菜といい，カロテン（ビタミンA）を多く含む。ほかにも，ビタミンCやカルシウム，食物繊維ななどを含んでいる。

おもにからだの組織をつくる

おもにからだの調子を整える

おもにエネルギーとなる

脂質をおもな成分とする食品。バターなどの動物性油脂と，ゴマ油などの植物性油脂に分けられる。マヨネーズやドレッシングなど，油脂を多く含む食品は，この群に分類される。

6群
油脂

炭水化物をおもな成分とする食品。穀類は，タンパク質やビタミンB₁も含んでいる。イモ類は，ビタミンCや食物繊維を多く含んでいる。

5群
穀類・イモ類・砂糖

色のうすい野菜をその他の野菜といい，ビタミンCやカルシウムを含んでいる。果物には，ビタミンCが多い。また，食物繊維も多く含まれる。

4群
その他の野菜・果物

（文部科学省：食生活学習教材〔中学生用〕食生活を考えよう──体も心も元気な毎日のために. p.9による，一部改変）

▶図5-5 6つの基礎食品群

中の栄養素（タンパク質，脂質，炭水化物，ビタミン，ミネラル）をもとに6つの基礎食品に分けられている（▶図5-5）。5群を主食，1群を主菜として，これに，2，3，4，6群を副菜として組み合わせて1日の食事を構成することで，

栄養のバランスがとれるようになっている。

4 食事バランスガイド

食事バランスガイドは，健康で豊かな食生活の実現を目的に策定された「**食生活指針**」(2000〔平成 12〕年 3 月)を具体的に行動に結びつけるものとして，2005(平成 17)年 6 月に厚生労働省と農林水産省が策定したものである。1 日に，「なにを」「どれだけ」食べたらよいかを考える際の参考として，食事の望ましい組み合わせとおおよその量がイラストで示されている(▶図 5-6)。

料理や食品は，コマの上部から順に「主食」，「副菜」，「主菜」，「牛乳・乳製品」，「果物」の 5 つのグループに分類されており，上部にある料理グループのものほど，しっかり食べる必要がある。目安量は，料理区分ごとに「つ」およびサービング serving の略である「SV」で表記されている。

5 日本食品標準成分表による分類

日本食品標準成分表は，1950(昭和 25)年にはじめて公表されて以降，わが国において食品成分に関する基礎データとして広く活用されている。「日本食品標準成分表 2020 年版(八訂)」では，2,478 種の食品が 18 群に分類されている(▶表 5-6)。

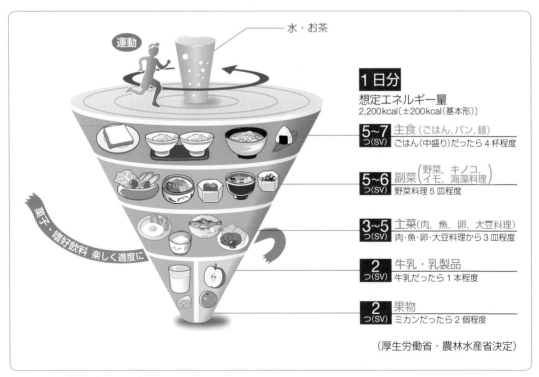

▶図 5-6　食事バランスガイド

▶ 表5-6 日本食品標準成分表の食品群別収載食品数

食品群	食品数	食品群	食品数
1 穀類	205	10 魚介類	453
2 いも及びでん粉類	70	11 肉類	310
3 砂糖及び甘味類	30	12 卵類	23
4 豆類	108	13 乳類	59
5 種実類	46	14 油脂類	34
6 野菜類	401	15 菓子類	185
7 果実類	183	16 し好飲料類	61
8 きのこ類	55	17 調味料及び香辛料類	148
9 藻類	57	18 調理済み流通食品類	50
		合計	2,478

D 食品に含まれる栄養素

　食品は，栄養素に加えて，色素，香味成分，呈味成分などの特殊成分を含んでいる。食品のなかでも栄養成分やその他の特徴が似たものをまとめて，食品群であらわす方法がある。日本食品標準成分表の18の食品群にそって，各食品の特徴について解説する。

① 穀類

　穀類はイネ科の植物の種子で，アワ，えん麦，大麦，キビ，小麦，米，トウモロコシ，ハト麦，ヒエ，モロコシ，ライ麦などがある。このうち，米，小麦，トウモロコシは世界において大量に生産されており，世界三大穀物といわれている。

　穀類には，糖質のデンプンが多く含まれている。穀類は食品全体のなかで，タンパク質供給源として約25%，脂質供給源として約4%を占めていることから，主食として毎日食べることで摂取量が多くなり，エネルギーとタンパク質のおもな供給源ともなる。ただし，穀類のアミノ酸組成ではリシン(▶23ページ，表2-6)の割合が低いという特徴をもつため，効率的なタンパク質の活用には，リシンの多い食品との食べ合わせが有効である。穀類は水分含量が13〜15%と低いため，貯蔵性がよい食品である。

② イモおよびデンプン類

イモ類は，多年生の植物の地下茎(コンニャクイモ，サトイモ，ジャガイモ)あるいは根(サツマイモ，ヤマノイモ)が肥大化したものである。穀類に比べて水分含有量が高いことから，保存性が低い。主成分はデンプンで，イモのまま加工されることや，イモに多く含まれているデンプンを片栗粉,糖(異性化糖)に変換して用いられる。サツマイモは，畑の単位面積あたりの収穫量が高い食品であるが，穀類に比べてタンパク質が少ないため，栄養素バランスから考えて主食として用いるには適当ではない。

③ 砂糖および甘味類

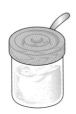

砂糖は，スクロース(ショ糖)を主成分とする甘味料で，原料のテンサイまたはカンショを搾汁・濃縮して，主成分のスクロースを結晶化させたものである。

フルクトース(果糖)は低温で甘味が増す性質があるので，シャーベットやゼリーなどの冷たくして食べられるものに用いられる。

転化糖は，スクロースに酵素(スクラーゼ)を作用させて得られたグルコース(ブドウ糖)とスクロースの混合物であり，製菓やジャム製造に用いられていたが，最近では異性化糖(デンプンを原料として生成されたグルコースとフルクトースの混合物)のほうが用いられている。

甘味料としてはそのほか，ソルビトール，マルチトールなどの糖アルコール，ラクトオリゴ糖，ラクツロースなどのオリゴ糖，また最近ではアミノ酸系のアスパルテームなどがよく用いられている。

④ マメ類

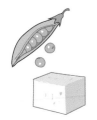

成分に脂質が多いダイズと，脂質が少なく炭水化物が多いアズキやエンドウと，野菜的なサヤエンドウやエダマメの3つに大きく分類される。いずれもタンパク質を多く含んでいるので，重要な植物性のタンパク質供給源になる。

ダイズからつくられる加工食品には，豆乳を利用した湯葉，とうふ，生揚げ，油揚げと，発酵を利用した納豆，みそ，しょうゆなどの食品がある。

⑤ 種実類

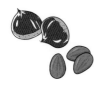

種実類とは,植物の種子および堅果類の果実の総称である。堅果類には，アーモンド，カシューナッツ，クリ，クルミ，ギンナン，ラッカセイ，マカダミアナッツなどがあり，種子類にはゴマ，スイカの種などがある。成分的には，水分および炭水化物が多いもの(クリ，ギンナンなど)，脂質およびタンパク質

が多く含まれるもの(ゴマ, アーモンド, カシューナッツ, ラッカセイ, クルミなど), 脂質を多く含むもの(マカダミアナッツなど)に分けられる。

⑥ 野菜類

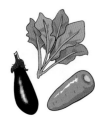

　野菜類とは, 山野草を含めた野生植物を改良し, おもに人間の副食として栽培される草木作物の総称である。野菜は食用とする部分により, 葉菜類, 茎菜類, 根菜類, 果菜類, 花菜類の5つに分類される。栄養指導の観点からは, β-カロテン(プロビタミンA)を多く含むものを**緑黄色野菜**, それ以外を**淡色野菜**としている。

　一般に, 野菜は水分含有量が多く(90%以上), タンパク質(2%以下)と脂質(0.2%以下)は少なく, エネルギーは低い。一方で, 食物繊維, ビタミン, ミネラルの供給源として価値が高い食品である。また, さまざまな献立に変化をもたらす材料であり, 生, 加熱調理だけでなく漬物としての利用価値もある。

⑦ 果実類

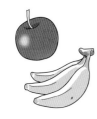

　果実類は, ふつう樹木の果実をさすが, 草本植物であるスイカ, イチゴ, メロンなどは, 含有成分や食べ方が果実類に類似しており, 食品成分表では果実として分類される。

　果実は可食部の形態から, 仁果類(リンゴなど), 準仁果類(かんきつ類など), 核果類(モモなど), 漿果類(ブドウなど)に分類されている。

　果実類は, 水分含量が高く, 炭水化物を10〜20%含み, カリウムとビタミンCを多く含むことに加え, 色があざやかで, 甘味に加え適度の酸味, またかおりのよいものが多く, 食生活に変化をもたらす食品である。かんきつ類やナシ科のリンゴなどペクチンを多く含む食品は, ジャムに加工される。熱帯果実のキウイフルーツやグァバはビタミンCが多く, アボカドは脂肪が多く含まれ, 果実としてはめずらしい食品の特徴をもっている。

⑧ キノコ類

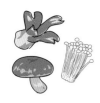

　キノコとは, 菌類(担子菌と子嚢菌)が胞子を生産するために形成する菌糸の集合体である子実体をいう。生のキノコの水分含量は90%以上であり, 水分を除けば主成分は食物繊維であるので, 低エネルギーで食事にかさを与えるものとして利用価値が高い。

　キノコ類の特徴として, プロビタミンD(エルゴステロール)を多く含む。プロビタミンDは, 紫外線照射によりビタミンD_2(エルゴカルシフェロール)となる。うま味成分としては, 遊離アミノ酸のグルタミン酸や核酸のグアニル

酸を多く含むものが多い。

　無機質はカリウムを多く含むが，カルシウムは少ない。ビタミン類については，野菜に多いカロテンやビタミンCはほとんど含まれていない。

⑨ 藻類

　藻類は，海に生息する海藻類と，淡水に生息する淡水藻類に大きく分類される。藻類は，水分が約85％と多くいたみやすいために，そのほとんどが乾燥品として流通している。キノコ類と同じように食物繊維がその主成分である。栄養成分的にはヨウ素の貴重な供給源となっている。

⑩ 魚介類

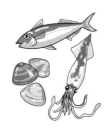

　魚介類は，魚類や貝類，エビ・カニなどの甲殻類をあわせた水産物の総称である。魚介類は多様な栄養素が豊富に含まれているが，肉類と比べタンパク質の割合が多く，脂質が少ない特徴がある。

　魚類に含まれる脂質は，肉類よりも多価不飽和脂肪酸が多く，とくにエイコサペンタエン酸(EPA)やドコサヘキサエン酸(DHA)が多く含まれていることが特徴である。ウナギやエビ，およびイカなどの軟体動物には，コレステロールが多く含まれる。

⑪ 肉類

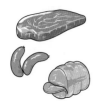

　食肉の定義は食用として飼育される家畜(ウシ，ブタ，ヒツジ，ヤギなど)や家禽(ニワトリ，アヒル，シチメンチョウなど)を屠殺し，骨格筋を食用に加工したものである。しかし，内臓(心臓，肝臓，胃，腸)や舌，皮，尾，軟骨などの可食部も食肉に含まれ，食用とされている。

　肉類は，タンパク質供給源として貴重な食品である。食肉は，屠殺後の熟成期間をおくと，うま味成分であるイノシン酸がつくられるためおいしくなる。

　風味および保存性を高めるため加工処理が行われることが一般的で，ハムは豚肉を塩づけ後にくん煙および水煮が行われ，ソーセージは塩漬けしたのちミンチにして腸または合成フィルムの袋に袋づめする加工処理が行われている。

⑫ 卵類

　卵白，卵黄を食料とする目的で家禽から採取した卵を食用卵という。食用卵には，鶏卵，ウズラ卵，アヒル卵などがあるが，このうち鶏卵の生産量および消費量が最も多い。

卵白には，粘度の高い濃厚卵白と，粘度の低い水様卵白が含まれているが，そのほとんどがタンパク質である。一方，卵黄は，薄い卵黄膜に囲まれていて，おもな成分は脂質とタンパク質である。卵黄はコレステロールの含量が高く，卵1個に 200 mg 程度含まれている。さらに，鶏卵は価格が手ごろで，良質のタンパク質が多く含まれているので，活用性の高い食品である。

⑬ 乳類

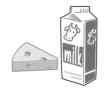

乳とは，哺乳（ほにゅう）動物の乳腺から分泌される液体をいい，幼動物の栄養哺育のために不可欠なものである。各種動物乳のうち，牛乳は多くの家庭で常備されており，最も消費量が多い。

牛乳には約3%のタンパク質が含まれ，その大部分はカゼインである。牛乳が白濁しているのはカゼインミセル（カゼインの塊）のためで，タンパク質分解酵素レンニンで分解したり酸性にしたりするとミセルがこわれ，固まって沈殿が生じる。牛乳に含まれる糖質の主成分は，ラクトース（乳糖）である。脂質は脂肪球として液中に分散して含まれ，そのほか，ミネラルのカルシウムも多く含まれている。牛乳を飲むと腹痛や下痢などをおこす乳糖不耐症の人には，ラクトースを加水分解した低乳糖牛乳の使用が望ましい。

牛乳はその成分が調整されていないものであり，クリームや乳脂肪など牛乳から分離して得られた成分を増減させて調整したものを「加工乳」，カルシウムやコーヒーなどの成分を添加したものを「乳飲料」と区別し表示されている。

⑭ 油脂類

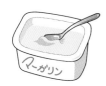

油脂類には，ナタネ油，オリーブ油，ゴマ油などの植物油，牛脂，魚油，バター，マーガリン，ショートニングがある。原料により天然油脂（植物性脂肪，動物性脂肪）と加工油脂（マーガリン，ショートニングなど）に分類される。天然油脂のうち，一般に植物性脂肪はリノール酸，リノレン酸など不飽和脂肪酸が多いため常温で液体であり，動物性脂肪は飽和脂肪酸の含量が高いために，常温で固体のものが多くみられる。一方，魚油は多価不飽和脂肪酸を多く含むため常温で液体である。

加工油脂は，植物油や魚油に触媒を加えて加熱することで，不飽和脂肪酸の二重結合に水素が付加されて飽和脂肪酸になる。このようにして得られた加工油脂は，原料の油より融点が高くなり，固体状になるため，マーガリンやショートニングの原料として用いられる。天然油脂中の不飽和脂肪酸から部分的に硬化させた加工油脂（マーガリンやショートニングなど）には，トランス型の脂肪酸が含まれる。トランス脂肪酸の過剰摂取は，心疾患などのリスクを高めると指摘されている。

⑮菓子類

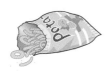

　菓子の材料と製法によっても成分に違いがあるものの，いずれも糖質が多く含まれている食品である。和菓子は，糖質がほとんどで脂質は使われていないが，洋菓子は多くの脂質を使うため，エネルギー量が大きくなる。卵の使用が多いカステラなどは，糖質，脂質のほかタンパク質も比較的多く含まれている。

⑯嗜好飲料類

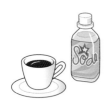

　嗜好飲料（しこう）は，栄養摂取を目的とせず，味覚や風味などの個人の嗜好を充足させるために飲まれる飲料である。嗜好飲料には，アルコール飲料のほか，緑茶，紅茶，コーヒー，ココア，ジュース，果汁入り飲料などがある。アルコール飲料には栄養素は含まれていないが，エネルギー源となる。緑茶にはビタミンC，カフェイン，タンニンが含まれ，コーヒーにはカフェインとタンニンが含まれている。炭酸飲料や清涼飲料水には糖質が多く含まれているため，習慣的に飲む人の場合，エネルギー摂取量の過剰が疑われる。

⑰調味料および香辛料類

　調味料は，食塩，しょうゆ，みそ，食酢，ソース，ドレッシング，マヨネーズなどである。香辛料は，コショウ，ワサビ，トウガラシ，からしなどである。調味料や香辛料は，献立のバラエティをふくらませ，じょうずな利用は食生活に変化をもたらすことができる。香辛料のなかにはミネラルやビタミンを含むものもあるが，使用量自体が少ないので，栄養素の供給源としては期待できない。

⑱調理済み流通食品類

　冷凍食品，レトルトパウチ製品，そう菜などの食品である。最近では多種多様な調理済み流通食品が豊富に出まわるようになり，今後さらに利用が増えると予想される。これら食品には，栄養成分を表示することが定められている。摂取したエネルギー量を知るうえでも，これらの表示を見ることが重要である。

⑲そのほかの食品

●保健機能食品

　わが国では，広く健康の維持・増進を目的として販売されるいわゆる「健康食品」のうち，一定の条件を満たした食品を**保健機能食品**と称し，機能性の表

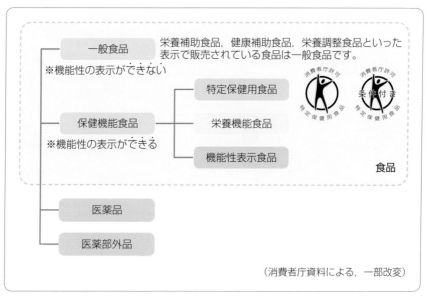

▶ 図5-7　保健機能食品の概要

示を認める**保健機能食品制度**がある。保健機能食品は，当初は国への許可など
の必要性や食品の目的・機能などの違いによって，「特定保健用食品」と「栄
養機能食品」の2つとされていたが，2015（平成27）年より新たに「機能性表
示食品」が創設され，保健機能食品の1つとして位置づけられた（▶図5-7）。

　①**特定保健用食品（トクホ）**　特定保健用食品は，健康の維持増進に役だつ
ことが科学的根拠に基づいて認められ，「コレステロールの吸収を抑える」な
どの表示が許可されている食品である。表示されている効果や安全性について
は国が審査を行い，食品ごとに消費者庁長官が許可している。

　②**栄養機能食品**　1日に必要な栄養成分が不足しがちな場合，その補給・補
完のために利用できる食品である。すでに科学的証拠が確認された栄養成分を
一定の基準量を含む食品であれば，とくに届け出をしなくても，国が定めた表
現によって機能性を表示することができる。栄養機能を表示するための基準が
定められている栄養成分は，20種類（ビタミン13種，ミネラル6種，脂肪酸
1種）である。対象となる食品は，加工食品と鶏卵に加え，2015（平成27）年4
月より生鮮食品も追加された。

　③**機能性表示食品**　機能性表示食品は，事業者の責任において，科学的根拠
に基づいた機能性を表示した食品である。販売前に，安全性および機能性の根
拠に関する情報などの消費者庁長官への届け出が必要であるが，特定保健用食
品とは異なり，消費者庁長官の個別の審査を受けているわけではない。対象の
食品は，生鮮食品および加工食品である。

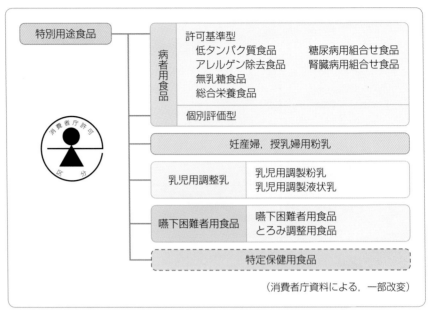

▶図5-8　特別用途食品の概要

●特別用途食品

　特別用途食品は，乳児の発育や，妊産婦，授乳婦，嚥下困難者，病者などの健康の保持・回復などに適するという特別の用途について表示されている。特別用途食品として食品を販売するには，その表示について規格または要件への適合性の審査がなされ，消費者庁長官の許可を受けなければならない。2018(平成30)年8月より，乳児用調整液状乳が追加された(▶図5-8)。

E 食品の調理

① 調理の目的とその方法

さまざまな調理法▶　食品は栄養素を含む天然物またはその加工品であり，そのまま食べられるものばかりではない。そこで，調理は，安全な食物を消化・吸収のよいかたちで，おいしく食べられるように提供することを目的とする。ゆでる，煮る，蒸す，炒める，焼く，揚げるなどの調理方法で，栄養効果を高めるだけでなく，衛生的に，また味やかおりなど食欲を高めるような処理が加えられている。食品には，それぞれ成分に特徴があるので，それをいかすような調理が望ましい。

調理による▶　同じ食材，また同じ部位を用いて調理した場合でも，調理方法が違えば栄養
栄養の変化　素の組成が変化する。とくに油脂を調理に用いれば，エネルギー量が大きくなる。一般的に油脂の含有量は，揚げる＞炒める(ソテー)＞煮る・焼く・蒸す

▶表5-7　調理によるエネルギー量の変化

食材	メニュー1	メニュー2
牛もも40g (80 kcal)	[焼く]牛肉のつけ焼き (114 kcal)	[炒める]牛肉とピーマンの炒め物(178 kcal)
牛ヒレ45g (80 kcal)	[焼く]牛肉の串焼き (112 kcal)	[揚げる]ビーフかつ (193 kcal)
豚ロース肉30g (80 kcal)	[煮る]豚肉のトマト煮 (152 kcal)	[揚げる]豚肉のロースかつ (262 kcal)
豚もも肉45g (80 kcal)	[ゆでる]ゆで豚肉の酢みそかけ (127 kcal)	[炒める]豚肉とキャベツの炒め物(182 kcal)
鶏ささ身75g (80 kcal)	[蒸す]ささ身のチーズ蒸し (130 kcal)	[炒める]ささ身のパネソテー (235 kcal)

▶表5-8　調理法の分類

	加熱方法		おもなもの	類似のもの
加熱調理	湿式加熱	煮汁または水の中で加熱する。加熱温度 〜100℃	煮物	ゆで物 汁物 なべ物
		水蒸気の中で加熱する。加熱温度85〜100℃	蒸し物	
	乾式加熱	食品を熱せられた空気，放射熱，金属板の熱で加熱する。加熱温度150〜200℃	焼き物	蒸し焼き いり物 炒め物
		油の中で加熱する。加熱温度150〜200℃	揚げ物	
	マイクロ波加熱	マイクロ波により水を振動させることによって発熱させる。	電子レンジによる調理	
生物調理	—		さし身，酢の物，サラダ，漬物など	

の順に多くなり，さらに揚げものは，フライ＞てんぷら＞から揚げの順で多い。エネルギー量は，油脂の量に比例して大きくなる（▶表5-7）。

② 調理の種類

加熱調理と▶生物調理　　調理の手法は，食品の種類やその組み合わせによって多種多様となるが，大きくは加熱する**加熱調理**と加熱をしない**生物調理**に分けられる（▶表5-8）。加熱調理は湿式加熱と乾式加熱，およびマイクロ波加熱に分けられる。

湿式調理▶　　湿式調理には煮物と蒸し物がある。煮物は，食品を約100℃の煮汁の中で加熱する調理で，食品中の水溶性の成分は溶出する一方，煮汁の調味料は食品に浸透するという変化がみられる。煮物と類似した調理にはゆで物，汁物などがあり，いずれも沸騰水中で加熱する点が共通である。

蒸し物は，水を沸騰させて生じる水蒸気によって食品を加熱する調理で，蒸し器を使用する。蒸し物の食品の組織や成分の変化は煮物に近いが，蒸し器内では水蒸気の対流がおこるが食品が動くことがないのでかたちがくずれにくく，食品中の水溶性の物質の溶出が煮物より少ない，などの特徴がある。

乾式調理▶ 乾式調理には，焼き物，揚げ物がある。焼き物は，食品を高温で加熱する調理で，食品を熱源に直接かざして加熱する直火焼きと，フライパン，オーブン，鉄板などを用いた間接焼きがある。直火焼きはおもに放射伝熱によって熱が食品に伝えられ，炭火やガスコンロやグリルによる加熱である。間接焼きは，熱源によって加熱されたフライパンや鉄板などの中間体からの伝導電熱で食品を加熱する。食品を焼くことにより，食品の表面の水分が減少し，タンパク質が凝固するとともに，周囲に水がなく水溶性成分の溶出が少ないため味が濃縮される。さらに，食品表面にこげ風味が加わるなどの特徴がある。

揚げ物は，高温の油の中で食品を加熱する調理で，油の対流によって熱が伝えられる。油の温度は，揚げる材料によって150〜200℃の範囲で調理する。揚げることによって食品は水分が減少し，かわりに油を吸収する，食品に油の香味が加わることが，特徴である。

マイクロ波加熱▶ マイクロ波加熱は，電子レンジによる調理法である。電子レンジのマイクロ波は，周期的に極性がかわり，それに合わせて食品中の水分子が激しく振動・回転をおこすことにより食品が加熱される。電子レンジによる調理は，短時間で加熱できる，調理済み食品の再加熱に適している，水分の減少は比較的大きい，容器に入れたまま加熱できるのでかたちがくずれない，殺菌効果がある，などの特徴をもつ。

生物調理▶ 生物料理は，食品そのままの食感や風味を賞味するものである。そのため，食品の組織や繊維は，ある程度やわらかくえぐみなどの成分がないものである必要がある。一般にこの調理法は新鮮な魚（さし身），野菜，果物などを用いるが，加熱をしないため，料理作業の衛生管理にはとくに注意が必要である。

ゼミナール
復習と課題

❶ 栄養バランスのとれた食事をするために，どのような工夫ができるかを話し合ってみよう。
❷ 「日本人の食事摂取基準」の策定方針と適用対象について述べなさい。
❸ 身近な食品を3つあげ，それぞれに含まれる栄養素の特徴を説明しなさい。
❹ 次にあげる栄養素について，巻末の資料を用いて，20歳の女性が摂取すべき1日あたりの食事摂取基準値を答えなさい。
　（a）タンパク質　　（b）ビタミンC　　（c）カルシウム　　（d）鉄
❺ 食品群の分け方をあげ，それぞれの特徴を説明しなさい。

第 **6** 章

栄養ケア・マネジメント

　保健・医療・福祉の現場では，これまで学んできた栄養素やそれが体内に吸収されてどのようなはたらきをするかといった知識をもとに，栄養ケアが行われている。栄養ケアの計画は継続的に確認と修正がなされ，さらにその結果は科学的根拠に基づいて評価を受ける。この一連のシステムによって，栄養ケアの質が向上し，疾病の治療や健康の維持・増進に役だてられている。

　栄養ケア・マネジメントは管理栄養士の専門領域ではあるが，チームアプローチとして看護師もその一部を担当する。そこで本章では栄養ケア・マネジメントの重要な基礎的事項を学習する。

A｜チームアプローチと栄養ケア・マネジメント

　ケアの現場においては，多職種によるチームアプローチが一層求められている。たとえば，病院における栄養サポートチーム（NST，▶14ページ）は，低栄養状態の高リスク者や経管栄養利用者に対応した専門職チームとして定着している。

●チーム医療における看護師の役割

　看護師は病院ばかりでなく，すべてのケア現場において，患者・利用者の最も身近な専門職として，看護ケアの立場から患者・利用者を全人的にとらえることができる。

　栄養状態は，人の健康状態や治療経過に大きな影響を及ぼすが，その把握には，患者・利用者の状況，あるいは摂食・嚥下障害などの栄養摂取を阻害する要因について適切に把握できる看護師のアセスメント能力がいかされる。また，患者・利用者に摂食・嚥下障害や，認知症，脱水などがあった場合にも，看護師であれば適切なケアに基づいた対応ができる。

　さらに看護師は，日々の患者情報から適切に課題分析を行い，チームの専門職に情報を伝えるだけではなく，栄養管理や口腔ケア，リハビリテーションなどにかかわりながら，ケアシステムが有効に機能するように調整して，統合化していくためのマネジメントを行うこともできる立場にある。そのため，他職種の行うケアについても知識をもっておかねばならない。

●看護師と栄養ケア・マネジメント

NCM とは▶　看護師が知っておくべきマネジメントサイクルの1つに，管理栄養士による**栄養ケア・マネジメント** nutrition care-management（NCM）がある。NCM は，

　ヘルスケアサービスの一環として，個々人に最適な栄養ケアを行い，その業務遂行上の機能や方法，手順を効率的に行うためのシステムである。

　NCM は，介護保険施設においては基本サービスに，病院においては入院基本料のなかに包括され，個別の利用者に提供される体制が整備されている。また，障害児・者施設においても導入されている。

**NCM の▶
目ざすもの**　NCM のゴール（目標）は，個々人の栄養状態を改善し，QOL（quality of life：生活の質）を向上させることである。たとえば，高齢者においては，自立した日常生活を維持できる期間を少しでも長くすることである。

　NCM を通じて「食べたい」「おいしく食べたい」「みんなで食べたい」といった「食べること」へのニーズを満たせるように患者を回復させ，最終的に自己実現が可能な状態，すなわち健康を維持できるようにするという考え方は，看護と共通するものである。

NCM の構造▶　NCM の構造は，①栄養スクリーニング，②栄養アセスメント，③栄養ケア計画，④実施，⑤モニタリング，⑥評価と継続的品質改善からなる（▶図6-1）。

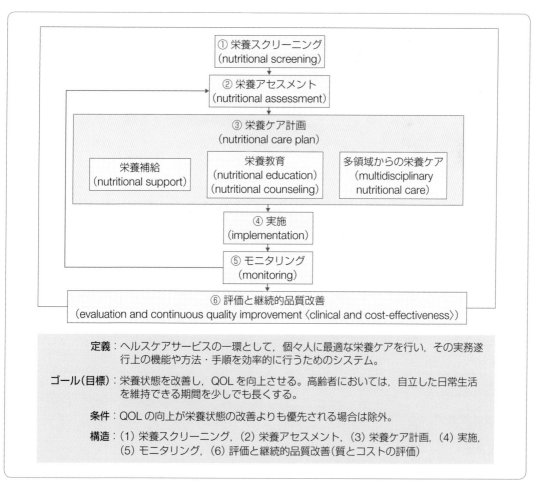

▶図6-1　栄養ケア・マネジメント

NCM は患者や利用者を主体としたものでなければならない。また，栄養ケアが行われるべき保健・医療・福祉サービスの現場において，包括的・連続的なサービスが提供できるように構築・運営される必要がある。

B｜栄養スクリーニング

NCM においては，まず，対象者の栄養状態から疾患などのリスクの判定が行われる。栄養スクリーニングは，身体計測や臨床検査の結果から栄養リスクを判定し，関連要因を明らかにする NCM の過程である。栄養リスクがあると判定された者は，栄養アセスメントの対象となる。

スクリーニング▶
の意義

患者の栄養上の問題を明らかにすることで，疾病を予防したり，重症化を防いだり，効果的な治療を行うことができる。そのため栄養スクリーニングは，入院・入所・在宅訪問時に，できるだけ早期に実施される必要がある。

たとえば，入院患者に栄養スクリーニングを導入し，早期に栄養ケアを行うことによって，平均在院日数の短縮がはかられることが明らかになっている（▶表6-1）。またアメリカでは，病院・施設・在宅における医療サービスの質の向上のため，急性期では 2 日以内，長期療養では 3 日以内に，タンパク質・エネルギー低栄養状態（▶206 ページ）の栄養スクリーニングが実施されている。消化器外科領域では，入院時にすでに低栄養状態にある場合があり，栄養リスクの判定をせずに手術を行うと重篤な合併症をまねくことがある。

▶ 表 6-1　タンパク質・エネルギー低栄養状態リスク患者の栄養管理によって削減した在院日数

著者	年	疾患名など	削減日数（割合）	削減コスト（$/患者）
Moore, E. E.	1986	腹部大外傷	3.0（11%）	3,356
Askazanazi, J.	1993	根治的膀胱切除術	7.0（29%）	―
Bastow, M. D.	1978	高齢者股関節骨折・やせ	7.0（30%）	―
Bastow, M. D.	1983	高齢者股関節骨折・ごくやせ	2.0（16%）	―
Coliins, J. T.	1978	結腸・直腸手術	8.0（29%）	―
Deitel, M.	1976	消化管瘻造設術	7.0（47%）	―
Weisier, R. L.	1984	熱傷	7.0（24%）	6,400
Smith, A. E.	1984	難治性下痢	26.0（37%）	14,700
Stave, V. S.	1979	新生児集中療法	7.5（14%）	―
Smith, A. E.	1988	小児科	2.0（13%）	―
Szeluga, D. J.	1987	関節置換術	3.0（8%）	1,436

（松田朗：健康・栄養システムの課題. 日本健康・栄養システム学会誌 1（2）：12, 2001 による，一部改変）

スクリーニング▶
指標開発の要点　栄養状態を評価するための項目(栄養スクリーニング指標)は，サービスを提供する現場の特性や問題とする栄養状態に合わせて設定される。以下に，指標を設定する際に考慮すべき要点をあげる。

(1) 基準をわかりやすく，手間を少なくすることで，誤りを少なくする。

(2) 実施時間や費用などの少ない方法を選び，患者の負担を減らす。

(3) 共通の用語を用いたり，点数化をすることで，評価の正確性を増す。

(4) 栄養状態をよく反映する指標を用いて，リスクを確実に評価する。

(5) 誰が行っても同じ結果になる信頼性の高い項目を設定する。

(6) 感度の高い項目を設定し，リスクのある者を見逃さないようにする。

(7) 特異度の高い項目を設定し，不要なケアや患者の負担を回避する。

注意事項▶　栄養スクリーニング指標は，ヘルスケアシステムの一部として機能するものでなくてはならない。それには，スクリーニングの指標とそれによる評価がケアチームの全員の共通認識となっていることが前提となる。チームの一員である看護師も，スクリーニング指標について十分に理解をしておく。

C｜栄養アセスメント

　栄養アセスメントとは，栄養リスクのある人の栄養状態の指標を調べたり，その改善の程度を評価・判定する NCM の一過程である。また，栄養ケア計画を作成するために栄養情報を収集し，栄養状態に関する問題の特性や程度を明確化する過程ともいえる。栄養アセスメントは，栄養状態の評価・判定として，管理栄養士の専門技能に位置づけられる。

　栄養アセスメントの手段として，栄養状態の直接的評価法である①臨床診査，②身体計測，③臨床検査が実施される。また，間接的評価法である④食事調査も行われる。これらについては，第7章にて詳しく解説する(▶132ページ)。そのほか，栄養補給量を算定するための患者の安静時代謝量(エネルギー消費量，▶84ページ)の測定も，栄養アセスメントの一環として行われている。

D｜栄養ケア計画

　栄養ケアを検討・実施する前には，その方針を定めた栄養ケア計画書が作成される。栄養ケア計画書とは，対象者(患者・利用者)の栄養問題について，ケアにかかわる人々で協議し，決定した内容を文章化したものである。1人の対象者に対して，栄養問題の解決のための1つの計画がたてられる。

　　一般に，栄養ケア計画は NCM の一連の流れにそってつくられており，提供されるサービスについて，「いつ，どこで，誰が，なにを，どのように」提供するかが最低限記入されている。栄養の補給量や補給方法，栄養状態の再評価などはこの計画に従って実施されるため，栄養アセスメントが実施されたら，必ず栄養ケア計画書がつくられる。

計画書の内容▶　　栄養ケア計画書には，解決すべき栄養問題のほか，栄養ケアの全体の長期目標やアセスメント項目ごとの短期目標，およびそれらの実施期間が記載され，そこには利用者および家族の意向も反映される。後述するモニタリングや評価の際には，これらの目標を達成できたかを確認する。

　　栄養ケアの内容は，①栄養補給，②栄養教育，③多様な専門職による栄養ケア，の 3 つの柱で作成される。栄養ケアの計画は，できる限り具体的に，論理的根拠をもって行う。また，栄養サポートチーム（NST）のなかで情報を共有し，理解を深めておく必要がある。

① 栄養補給

　　栄養ケア計画では，適正なエネルギーおよび栄養素の補給量，栄養の補給法あるいは補給法の移行方法・時期などについて，「いつ，なにを，どのように」提供するかが具体的に決められる。栄養の補給法については，食事のみ，または食事と栄養補助食品，経管栄養法，経静脈栄養法などの方法があるが，これについては第 9 章（▶197 ページ）で解説する。ここでは，栄養補給量の検討について述べる。

1　エネルギー補給量の算出

　　健康な人のエネルギー補給量は，「日本人の食事摂取基準」の値を用いて，対象者の性別・年齢・身体活動強度を考慮したうえで算出される。

　　しかし，障害や疾病があると，安静時エネルギー消費量に大きく影響するため，患者やケアを必要とする高齢者では必要となるエネルギー量に大きな個人差が出る。そこで，傷病者・障害者ならびにケアを必要とする高齢者では，安静時エネルギー消費量の実測値からエネルギー補給量を算出することが必要とされる。

2　三大栄養素の必要量

　　タンパク質 protein・脂質 fat・炭水化物 carbohydrate は，三大栄養素やエネルギー産生栄養素，主要栄養素などとよばれ，摂取エネルギーにおけるこれらのバランスを PFC 比（エネルギー産生栄養素バランス）という。

タンパク質の▶　　三大栄養素のうち，タンパク質は体内の酵素やホルモン，抗体などの合成に
　摂取量　　欠くことができない。血液中にはアルブミンとして多く存在し，免疫を担う

血球やグロブリンなどを合成する材料となっている。そのため，疾病や障害がある場合，タンパク質の必要量が増加する。したがって，栄養ケアとしては，疾病・障害などのストレス状況の度合いに応じてタンパク質の摂取量を加算し，適正な量が補給できるようにしなければならない。

たとえば，1日のタンパク質の補給量は通常，成人の場合体重1kgあたり0.9gとされるが，タンパク質・エネルギー低栄養状態の改善にあたっては，1.2～2.0g/kg体重まで増大させる。また，過剰なタンパク質の排泄は腎臓に負荷がかかるため，腎障害がある場合は0.6～0.8g/kg体重が補給量として算出される。

糖質・脂質の▶
摂取量
タンパク質の補給量が設定されれば，通常，PFC比は炭水化物（糖質）を約55～60％，脂質を約20～25％，タンパク質を約15～20％として算定する。この場合，栄養アセスメントの結果から，糖質および脂質代謝の問題を考慮してPFC比を決定する。

② 栄養教育

栄養教育とは，食事をはじめとする保健行動の変容や維持を目的とした教育的なはたらきかけによって，対象者の栄養状態の改善あるいは維持をはかるものである。栄養状態の改善を通じて，対象となる個人の健康の保持・増進，疾病の予防ならびに治療，さらにQOLの向上に寄与する活動といえる。

栄養補給量や補給のための方法が計画されても，対象者が適正な補給法や食べ方・食べさせ方についての態度・知識・技術をもっていなければ，適正な栄養素の補給は実践されない。そのためには，栄養教育計画を作成する。

健康増進の実践▶
モデルによる教育
栄養教育計画の作成にあたっては，グリーンGreen, R. W.らが提唱した**プリシード-プロシードモデル**を活用する（▶図6-2）。ここでは，健康教育に先だって行うこと（PRECEDE）と，健康教育に続けて行うこと（PROCEED）が示されている。このモデルはヘルスプロモーション（健康増進・保健プログラム）実践の企画・評価モデルとして提唱されたものであり，世界的に広く用いられている。

グリーンらはこのモデルにおいて，単に専門職による医学的観点からの治療・指導によって人々の行動変容を行うのではなく，社会・生活・環境・組織など，対象者を取り巻くあらゆる条件を考慮したうえでQOLが向上するような適正な行動変容をおこさせ，その経過や影響さらに結果を適正に評価すべきだと述べている。また，健康教育は対象者が健康になる行動に自発的に取り組み，健康を実現させるためにあらゆる学習経験を組み合わせるべきだと主張している。

教育計画作成▶
のための情報
計画作成のための情報としては，まず栄養アセスメントによって得られたものが基本となる。それに加えて，食習慣を含めた保健行動の変容にかかわる3つの要因（準備因子・強化因子・実現因子），さらに食行動に関する情報を適切に聴取することが必要になる。

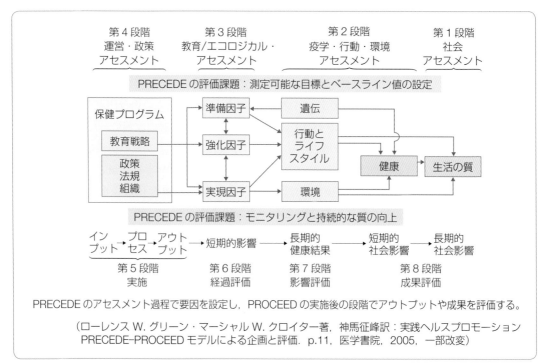

▶ 図6-2　プリシード-プロシードモデル

▶ 表6-2　行動変容ステージモデル

1. 前熟考期 precontemplation	6か月以内に行動変容を行うつもりのない状態
2. 熟考期 contemplation	6か月以内の行動変容を真剣に考えている状態
3. 準備期 preparation	1か月以内の行動変容を真剣に考え，意思をかためている状態
4. 実行期 action	行動変容を開始したときから6か月後までの幅のある期間
5. 維持期 maintenance	実行期が始まってから6か月が経過し，行動変容が問題なく継続している状態

(Prochaska, 1980)

1 準備因子

　　準備因子とは，行動変容の動機づけに関連する因子であり，知識・態度・信念・価値・認識などが該当する。

　　態度については**表6-2**に示す**行動変容ステージモデル**（トランスセオレティカルモデル The Transtheoretical Model[1]）を用いて，行動変容状況あるいは行

---

1) プロチェスカ Prochaska, J. O. らによって1980年代以降提唱されたモデル。行動変容の過程を5つの段階に区分し，各自の行動変容状態がどの段階に属しているかを明らかにする。次の段階にステップアップしていくための障害となっている問題を解決するように，その段階に適応したはたらきかけを行っていくことが可能である。

動変容に対する態度がどの段階にあるかを確認し，必要な支援を行う。

一方，特定の食品や料理に対するこだわりや思い込み，新しいことがらや習慣を受け入れることへの抵抗，あるいは他者(家族あるいは家族以外)からの栄養・食事サービスを受け入れることへの抵抗感や，有料サービス利用の可否などについても聴取してみる。

とくに食行動は，心の問題と深く結びついている場合が多く見受けられる。心の問題を解決して健やかな日常生活を送ることへの価値を見いだし，生活習慣改善のために信念や態度を強化させたり，形成していくことが必要である。

2 強化因子

強化因子とは，周囲の人々の態度や行動といった要因のことである。たとえば，自立度が低下した患者やケアの必要な人，さらに小児などでは，家族や周囲の人々からの栄養・食事サービスの提供が必要である。このような場合には，家族や周囲の人々の状況をきちんとアセスメントしたうえで，実践可能な計画を作成することが必要になる。

アセスメント項目としては，栄養・食事の問題を支援する同居家族の有無，および同居家族がいる場合にはそれは誰なのかがあげられる。また，同居家族以外に支援する家族の有無，近隣者の支援状況，さらに主たる支援者以外の支援の有無(家族の支援体制，地域の支援体制，ヘルパーなど)もあげられる。なお，主たる支援者の年齢，健康状態，就労状況，栄養・食事の問題に対する意欲・知識の程度，調理能力なども把握しておくことが必要である。

3 実現因子

実現因子とは，行動変容や環境変化を可能にする技能や資源，行動変容や環境変化に影響する資源の利用可能性，近隣性，規則，法律などをいう。

これらは具体的には，簡便な調理機器や冷蔵庫の保有状況，調理場の有無，食材調達の利便性，給食サービスなどのことである。とくに高齢者では利用可能な栄養・食事サービスの内容(ホームヘルプサービス，デイサービス，ボランティアや地域による給食，食材配達システム，買い物代行，食事の共食の場，運動やスポーツ施設，交流・懇談会など)に関する情報収集を行う。

4 食行動に関するアセスメント

先に述べた食事調査に加えて，食行動に関して本人あるいは家族に問診したり，観察する必要がある。たとえば，食欲の程度，かみ方，食事時間，食事や間食の時刻，外食，欠食，過食，空腹感の訴え，隠れ食い，食事のための買い物，調理の可否などである。

また，食行動の変容以前に，食事姿勢や食事環境の整備が優先的事項である場合が少なくない。とくに高齢者では，歯・口腔や嚥下の問題，摂食時の姿勢

(寝たきりでギャッチアップが必要，車椅子からの移乗，食卓にて座位など)，視力の程度(視力が弱い，左右片側の食べ物を見落とすなど)，四肢麻痺，口腔内麻痺，食事介助の程度(自立〔箸の使用，スプーン・フォークの使用，手づかみ〕，介助〔一部介助，全介助〕)などを確認することも必要である。

③ 多様な専門職による栄養ケア

　栄養状態には，疾患や薬物，口腔内の状態，咀嚼・嚥下機能，日常の身体活動量，食事の自立，心の問題，家族の意識や協力，居住環境，経済的・社会的問題などの多くの要因が，直接的・間接的に関連している。そのため，栄養の専門家である管理栄養士のみならず，治療やケアに携わる多様な専門職によるアセスメントからも栄養や食事に関連する問題は明確になる。したがって，栄養状態の改善にはチーム全体で取り組む必要がある。

　各種の専門職が集まって行うカンファレンスは，栄養や食事とかかわる問題点について情報交換を行い，問題を討議し，方針を決定して，計画を立案する場となる。カンファレンスの場において看護師は，患者の日ごろの状態を伝えたり，ほかの専門職が活動しやすい環境を整えるといった役割を担う。

　栄養の専門家である管理栄養士は，各専門職の情報から栄養補給目標や実施案を実行可能なものへと変更・追加し，調整をしていく。ほかの専門職も，栄養問題や食事問題を解決するためにそれぞれの立場から意見を出しあい，ケア目標や実行計画の変更・追加が行われる。

E｜栄養ケア計画の実施とモニタリング

① PDCAサイクルによる質の保証

　作成された栄養ケア計画の実施に際しては，Plan(計画) → Do(実施) → Check(確認・評価) → Action(改善)の PDCA サイクルを導入する(▶図6-3)。PDCA サイクルは，現在，ヘルスケアサービスの質を保証するためのマネジメント技法として用いられている。栄養ケアを実施したら，PDCA サイクルに基づいて「計画」と「実施」のズレをたえず「確認・評価」し，その時点でなぜズレが生じたのか，またどのような修正が適切であったのかを分析して「改善」することが必要である。

　PDCA サイクルにしたがって確認が行われていけば，たとえば食事に付加

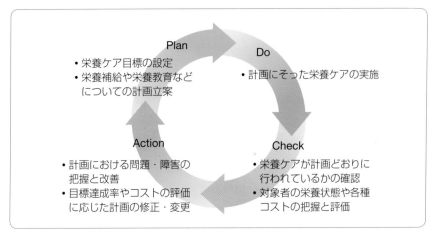

▶図6-3 PDCAサイクル

された栄養補助食品が患者の嗜好や耐性に合わずに残されつづけていたり，栄養・食事指導の目標を達成するための努力がなんら行われないまま1か月後のモニタリング時期を迎えてしまうといったことはなくなるはずである。

② モニタリング

モニタリングとは，栄養ケア計画の実施上の問題，たとえば対象者の非同意・非協力や合併症の発症，栄養補給法の不適正，協力者の問題などがなかったかをみる過程である。また，モニタリングのなかで再度，栄養状態のスクリーニングおよびアセスメントが行われ，栄養スクリーニング指標の改善が達成されていればNCMは終了することになる。

1 栄養ケア計画の変更・修正

栄養ケア計画が実施されたのち，モニタリングにおいて再度，栄養アセスメントが行われる。短期的なケア目標が達成されていない場合には，目標を達成可能なレベルに変更したり，さらに長期的なケア目標の修正を行うなど，対象者のニーズに合わせて内容を再検討し，栄養ケア計画を変更・修正する。

また，栄養ケア計画を実施した結果生じうる問題についても予測し，問題が発生した場合はそれに対処するための栄養ケア計画を作成する。たとえば，低栄養状態の患者に対して経腸栄養法による栄養補給量の増大が計画・実施された場合，代謝上の問題を生じる危険が考えられる。その場合，血液検査データを確認し，問題があれば，栄養補給量の再算定や経腸栄養製品の質，投与速度の再検討，といったケア計画の変更が行われる。

変更された栄養ケア計画は，一定期間実施されたののち，再びモニタリングが行われる。この繰り返しはPDCAサイクルに基づくものである。計画と実施のズレを確認し，そのズレに対する修正が適切であったかをたえず分析する

ことによって，NCM の質が保証されることになる。

2　モニタリングの期間

モニタリングの期間は，アセスメント項目によって異なってくる。そのため，栄養ケア計画の作成の段階で，栄養アセスメントの項目ごとに決定しておく必要がある。

モニタリングの期間は，アセスメント指標の変化の速さに応じて設定する。たとえば，血液生化学的検査に関する項目では，半減期をもとに設定する。血清アルブミン値であれば，半減期は約2～3週間なので1か月ごとが望ましい。そのほか，身体計測値は1週間ごとあるいは1か月ごと，喫食率は毎日あるいは1週間ごとなどというように設定される。

また，モニタリング期間やその方法は，頻度が高すぎるなど，業務に「無理・むだ・むら」が生じていないかなどの観点からも検討される必要がある。

F｜栄養ケア・マネジメントの評価

NCM の一連の流れが完了したのち，その評価が行われる。個別の結果を評価して，今後の活動につなげていく。

NCM の質を向上させていくためには，現状を出発点として，いかに効果的なマネジメントが実践されたかを継続的に評価し，さらなる改善活動に取り組んでいかなければならない。これを**継続的な品質改善活動（CQI**[1]**）**という。

評価の目的▶　NCM の評価には，3つの目的がある。それは，①実施上の問題点がなかったかどうかを検討して改善点を見つける，②有効性・効果・効率を明らかにする，③研究や理論化を行う，である。

評価を受ける要素▶　一般にヘルスケアサービスの評価は，**構造・経過・成果**の3つの要素から構成される。NCM はヘルスケアサービスの一環であるので，その評価はほかのヘルスケアサービスと同様の視点から行われる（▶図6-4）。

① 構造の評価

NCM においては，まず対象者に栄養スクリーニングやアセスメントを行い，そこから栄養ケア計画が作成される。しかし，計画の作成や実施の段階におい

---

1) CQI：continuous quality improvement の略。

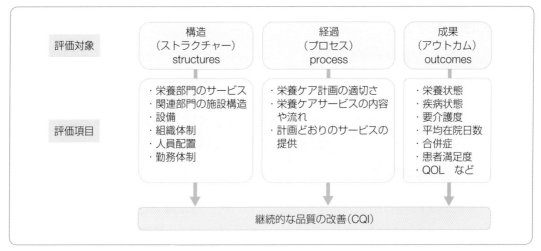

▶ 図6-4　栄養ケア・マネジメントの評価

てすぐに問題に直面し，スムーズに進まないことも多い。このような場合には，たとえば職種間の連携がうまくいっていない，人手が足りないなどの構造上の問題が存在することが少なくない。

　そのような場合，NCM の構造的な評価を行うことが有効である。評価をすることによって，問題点を見つけることができる。組織や人員配置を見なおし，問題があれば業務の流れやその内容，業務の優先性についても検討することなどで，NCM 構造の改善につながる。

NOTE
NCM の評価に関する用語

● **有効性 efficacy**：サービス，治療法，薬剤，疾病予防方法などの個人に対する恩恵（WHO による）。あるいは，新しいプログラムを最適な条件下で，リスク集団からサンプリングした人々に施行した場合の影響評価あるいは結果評価による目標の達成度をいう。

● **効果 effectiveness**：集団や地域全体での目的・目標の達成度（WHO による）。あるいはすでに有効性の評価が行われているプログラムを，実際の大きなリスク集団に施行した場合の影響評価あるいは結果評価による目的の達成度をいう。

● **効率 efficiency**：効果や最終目標を達成するために費やされた費用や資源，時間（WHO による）。

● **影響評価 impact evaluation**：介入によって，健康状態に影響を及ぼすような活動や行動の変容が観察されるかを評価すること。12～24 か月の介入によって，影響目標が達成されたかを評価する。

● **形成評価 formative evaluation**：プログラムの途中変更をすることを目的に行われる，教育プログラムの全体的な達成の見込みの評価。教育プログラムを最大限に成功させるために行われる。

● **総括的評価 summative evaluation**：教育プログラムによって，最終的に対象集団が望ましい方向にどの程度変化したかを判定すること。また同時に，その経済的評価も行う。

● **質的評価**：インタビュー・観察・質問・個人日誌・記録などを通じた質的な評価。教育プログラムそのものや参加者についての情報（指導者と対象者との相互関係や病状，満足度など）を記述し，評価する。

● **定量的評価**：教育プログラムによって，どのくらい変化したかを量的に示したもの。結果はカテゴリー化され，データの比較，統計的処理が可能となる。広範囲にわたる普遍的な効果を評価できる。

② 経過の評価

　NCM の経過の評価としては，おもに対象者を中心として，適正な栄養ケアが実施されているか，その手順は正しいかなどが評価される。

　一方で，栄養ケアを質的にコントロールするために，ケアの方法・費用・人的資源・施設・設備などに実施上の問題がないかも評価の対象となる。これらは，サービスの質的評価として行われる場合が多い。

● 実施率

　経過の評価は実施率を用いて行われる。NCM のための業務項目(栄養スクリーニング，栄養アセスメントなど)を系統的に整理し，対象者ごとに各項目が実施されたかどうかが確認される。そのあと，全対象者あたりの実施率を算出し，事前に設定した目標とする実施率と実際の実施率の差を評価する。

　外来の栄養指導の場合には，参加率やドロップアウト率[1]なども調査する。栄養指導が適正に実施されていなかったり，実施状況が十分でない場合は，方法・内容・費用・人的資源・施設・設備などに実施上の問題がないかを評価し，計画どおり実施できなかった対象者の割合とその理由も明確にする。

● 関係者の協力

　対象者・家族のほか，栄養部門関連者，その他の専門職，経営者の協力が得られているかなども可能な限り評価・検討する。その理由は，たとえば対象者と実施者(管理栄養士など)との関係といった質的な評価が，NCM を実施するうえで内在する問題点を提示する場合が少なくないからである。

　この場合の情報収集の手段には，患者や家族の言葉を記述(サマリー)した患者日誌，その他の関係者からの要望やクレームなどを記述した業務記録，NCM 関係者(栄養部門関係者，その他の専門職，組織管理職など)の意識調査などがあげられる。

③ 成果の評価

　構造と経過の評価ののち，成果(アウトカム)の評価が行われる。成果の評価は一度だけではなく，NCM の経過の各時点で，成果を示す指標(アウトカム指標)の測定・記録と評価が繰り返し行われる。これを**アウトカムモニタリング**という。ここから得られた情報を用いて，適正なアウトカムの達成に向けて NCM の質の向上をはかっていく。

---

1) ドロップアウト率：外来指導の継続中に，指導を受けることをやめてしまう人の割合。脱落率ともいう。

1 アウトカム指標

　　NCM の成果は，栄養ケア計画で掲げられた改善目標がどの程度達成されたかで評価される。評価を通じて，最終的に業務の「無理・むだ・むら」をできるだけ除去し，対象者にとって質の高いサービスを提供できるようにすることが目的である。

アウトカム指標▶　アウトカムを評価する指標としては，①栄養スクリーニングに用いた栄養指標を中心として，②疾病の状態，③医療経済的な評価指標，そして④対象者のQOLや満足感などが設定される。医療経済的な評価指標には，要介護状態（日常生活自立度）などの介護認定成果や在院日数，入院回数，医療機関への受診回数，投薬・注射の内容，処置料などがある。

患者集団の▶
アウトカム指標　NCM における成果（アウトカム）とは，個別の患者に栄養ケアを実施した結果の集積といえる。そのため通常は，アウトカム指標について患者個別のデータベースを作成し，それを集計すれば，対象とする患者集団における NCM のアウトカム評価ができる。

注意点と指標の例▶　なお，アウトカム指標は，栄養ケアの領域や患者の疾患，また病院や施設の特性によって異なってくるため，注意を要する。

　　臨床で用いられるアウトカム指標の例として，アメリカの2型糖尿病の栄養療法ガイドラインをあげる（▶表6-3）。ここでは，検査値や身体計測値などの臨床アセスメント指標のほかに，患者のライフスタイルや行動変容が重視されている。また，疾病の管理や改善に最適な指標として，期待するアウトカムおよびゴール（目標）が研究文献をもとに提示されている。

2 経済的評価

　　ここまで見てきたように，NCM は疾病の治療や健康の維持・増進に大きく貢献する。NCM を推進するためには，医療だけでなく経済的側面からもその価値を評価し，貴重な財源が最も効率的に活用されるようにしなければならない。経済的評価を行うためには，次の分析方法がある。

● 費用効果分析 cost-effectiveness analysis

　　費用効果分析は，一定の効果・成果を得るために，どのくらいのお金が必要となったかを分析する方法である。たとえば，アウトカム指標のゴールを，血清総コレステロール値を 10% 下げることに設定した場合は，目標値まで低下させるのに何万円かかったかを算出する。これは視点をかえると，1万円をかけてどれだけの効果があがったか，という分析になる。

　　費用効果分析では，NCM を実施するうえで実際にかかった全費用を算出する。この分析は比較的容易である。

▶表6-3 アメリカの2型糖尿病栄養療法のアウトカム指標

	アウトカム指標	期待するアウトカム	ゴール（目標）
クリニカルアセスメント	**臨床検査値** ・血糖値 ・HbA1c ・HDL-C ・LDL-C ・TG ・尿中アルブミン	現在の10%の減少あるいは目標値の達成 1.0減少あるいは現在の10%減少 35以下の場合：現在よりも増加 130以上の場合：6〜12%の減少 150以上の場合：現在よりも減少 ≦30 mg/24時間	空腹時：80〜120 mg/dL 食後2時間値：140〜160 mg/dL <6.0〜7.0% >45 mg/dL（男性），>55（女性） <100 mg/dL 尿中アルブミン：微量
	臨床診査 ・高血糖・低血糖 ・血圧	低血糖・高血糖の回数の減少 正常範囲の維持	 130/80 mmHg を下まわる
	身体計測 身長，体重，BMI，ウエスト周囲長	健康体重，適正なウエスト周囲長（男性：<102 cm，女性：<88 cm）の維持	BMI：25以上の場合5〜10%減少
ライフスタイル・行動変容	**食事** ・食事計画 ・食事の準備 ・献立 ・食品ラベルの見方 ・外食	・適切な食事時間 ・さまざまな食品（果物・野菜・穀類・乳製品）からの食事の選択 ・1食あたりの食事量 ・血糖値低下・体重減少のためのエネルギー制限 ・タンパク質摂取量の調整 ・血清脂質とインスリン抵抗性を改善するための脂質摂取量の減少 ・血糖値とTGをゴール値にするための糖質の分配 ・ナトリウム値の多い食品の制限 脂質・エネルギー・ナトリウムをコントロールする調理技術 献立の調整（必要時） 食品ラベルを適正に読む 適切な食品の選択	血糖値・血清脂質をゴール値にするための食事プラン，運動，薬物療法の実践 徐々に体重減少をするためにふだんの摂取量から250〜500 kcal下げる 腎機能が正常であれば総エネルギーの15〜20%。腎障害がある場合は0.8〜1.0 g/kg体重 総エネルギーに占める脂質割合：25〜35%，コレステロール：<200 mg 糖質の割合を45%以上にする ナトリウム：<2,400 mg/日
	運動	血糖値・体重をゴール値にするための有酸素運動の実践	3〜4回/週，30〜60分/日（1週間で最低1,500 kcal燃焼させる）
	血糖値 ・血糖値の自己モニター ・症状に対する理解度，低血糖・高血糖の予防 ・シックデイの管理	・毎日の記録：食品・血糖値・身体活動量：血糖値をゴール値にするための食品・身体活動量の調整 ・インスリンやスルホニル尿素の使用 低血糖や高血糖症状の認識 食品選択や食事スケジュールの確認	血糖測定1日4回 血糖値とケトンを測定する
	喫煙 **飲酒** **食品と薬物の相互作用に対する知識**	禁煙の重要性を言える アルコール摂取量を男性：<2杯/日，女性：<1杯/日に制限する 食品と薬物の相互作用について理解している	

（アメリカ栄養士会：アメリカの2型糖尿病の栄養療法ガイドライン. 2002をもとに作成）

● 費用便益分析 cost-benefit analysis

費用便益分析は，NCM に費やされたさまざまな負担と，それによって得られた効果を，すべてお金に換算して評価する方法である。費用と成果の双方を金額として算出し，差し引きで赤字なのか，黒字なのかを分析する。

費用▶ 算出する費用には，人件費・通信費・設備費など，サービス提供者が直接的に費用として算出できるものと，対象者の費用負担や労働時間の損失，精神的負担などの間接的な費用がある。

成果▶ 一方，成果としては栄養ケアの介入によって，どれだけ医療費が節約できたのか，患者自身が健康度をどれだけ向上したと考えているのかなどを金額として見積もる。たとえば，「生活習慣病の予防指導によって健康寿命がのびた」「栄養教育が行われなかったら，退職まで働けなかったかもしれない」として，生活費や労働力などの算出が行われる。

評価▶ 総費用と成果との金額の差し引きによって評価が行われる。なお，費用便益分析には，目標設定の異なるプログラムを同時に評価できるという利点があるが，金額に換算しにくいものまで換算するので，実際には同時の評価は困難である。

● 費用効用分析 cost-utility analysis

費用効用分析は，NCM の効果として生存年数や QOL の概念を導入したものである。総合的な健康指標としての QALY[1]（質を調整した生存年数）などが考慮に入れられている。QALY という指標を用いることで，NCM の評価を医薬品や医療行為，その他の保健活動などのそれと比較することが可能となる。

NCM は，患者や利用者を主体としたシステムであり，栄養ケアの行われる保健・医療・福祉のすべての場所において，連続的な NCM サービスが提供できる体制づくりが必要とされている。費用効用分析により QOL を含めた評価を受けることで，NCM の質を向上させていくことが求められる。

3 アウトカムマネジメント

アウトカムマネジメントとは，アウトカムがゴール（目標）を達成するまでの期間を事前に設定して行われる，結果からの統制手法である。医療現場では，栄養ケア以外にもクリニカルパス（クリティカルパス）として広く用いられており，退院までの日数を目標として設定し，それを達成するために退院計画の評価と修正が繰り返し行われている。

具体的な手順としては，まず，達成すべきアウトカムのゴールを期間目標とともに公開し，それをもとに資源（人員・物品・資金）の配置と実施計画を立

1）QALY：quality adjusted life-year の略。

▶表6-4　保健・医療領域におけるアウトカムマネジメント

	アウトカム指標	ゴール（目標）
病院・施設	臨床的指標	早期回復，良好な予後，合併症の抑制
	財政的指標	低費用，収支の増加
	在院日数	迅速な診断・治療，早期の社会復帰
	対象者にとってのサービスの質	患者の満足度や QOL の向上
地域などでの健康政策	疾病による死亡	疾病死亡率の低下，健康寿命の延伸
	疾病罹患率	罹患率の抑制
	症状・障害	症状・障害の程度を低く抑える
	対象者にとってのサービスの質	患者の満足度や QOL の向上

　案する。アウトカム指標を設定したのち，プロセスの途中でモニタリングによる中間評価を行い，投入した資源に見合ったアウトカムが得られたか，ゴールが達成されたかどうかの評価を行う。さらに，評価の結果をほかのプログラムとも比較することによって，総合評価を行う。

　保健・医療領域におけるアウトカムマネジメントは，病院・施設レベルと，地域などでの健康政策レベルの2つに分けることができる（▶表6-4）。

ゼミナール
復習と課題

❶ 栄養ケア・マネジメントの意義と構造について述べなさい。
❷ 栄養スクリーニングの意義と，その方法について述べなさい。
❸ 栄養ケア計画の3つの柱とそれらの要点について述べなさい。
❹ 栄養ケア計画に PDCA サイクルを導入することの利点について説明しなさい。
❺ 栄養ケア・マネジメントの構造・経過・成果の評価について，それぞれ説明しなさい。

第 7 章

栄養状態の評価・判定

　　適切な栄養補給や栄養ケアを実施するためには，対象者個別に栄養状態を評価・判定し，栄養の問題を明らかにする必要がある。本章では，栄養状態を評価・判定するための具体的な方法を学ぶ。

A 栄養アセスメントの意義

① 栄養アセスメントとは

　　アメリカでは 1970 年代から低栄養入院患者に対する栄養ケアが普及しはじめ，これにともない 1977 年にブラックバーン Blackburn G. L. によって栄養アセスメントの手法が体系化された（▶図 7-1）。

　　栄養状態に関連する身体計測データ Anthropometric data，臨床検査データ Biomedical data，臨床診査 Clinical signs/symptoms，食事調査 Dietary method の，ABCD であらわされる情報を総合して解決すべき栄養の問題を示すプロセスを，**栄養アセスメント**（栄養状態の評価）という。

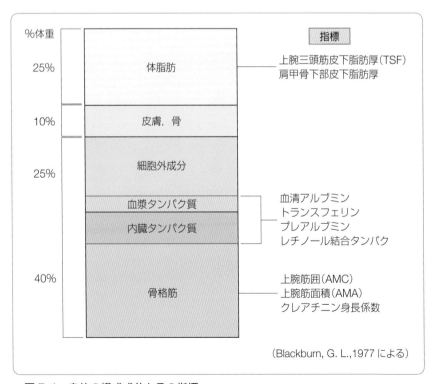

（Blackburn, G. L.,1977 による）

▶ 図 7-1　身体の構成成分とその指標

② 栄養状態の移行過程とアセスメント

　摂取した栄養素が身体の栄養状態としてあらわれるスピードは，血糖値のように速いものもあれば，やせや肥満，糖尿病や脂質異常症のように数か月・数年・数十年かかるものもある。

　栄養状態の異常は，まず体内に貯蔵された栄養素に生理学的な変化がおこることからはじまる。この段階を**潜在性の栄養障害**(潜在性の栄養欠乏状態，潜在性の栄養過剰状態)といい，まだ明らかな症状はみられない(▶4ページ)。潜在性の栄養障害がさらに進行すると，欠乏症や過剰症といった生理学的な変化に伴う症状があらわれる。たとえば，エネルギーの摂取不足が続くと，まず体重や上腕計測値の減少がみられ，さらにエネルギー不足が続けば血清アルブミン値の低下にいたり，エネルギーのみならずタンパク質の欠乏状態として免疫能の低下，臨床所見として欠乏症の症状があらわれる。

　栄養素の必要量は，体格や年齢，栄養状態を含む身体状況に応じて個人差があるため，一律に食事の摂取量のみでは評価はしない。こうした栄養の移行過程などもふまえつつ，多角的に栄養状態に関連するデータを収集し，総合的に評価を行う。

B｜栄養アセスメントの方法

① 身体計測

1　身長

　BMI(▶135ページ)などで体格を評価するために，身長を計測する。乳幼児では，発育状況ならびに栄養状態の評価にも用いられる。

　身長は，背筋をのばして身長計にそって直立し，顎を引きぎみにして計測する。寝たきりの患者や，円背・拘縮がある高齢者では，正確な身長計測はむずかしい。仰臥位での計測方法には，三点法(頭頂から首の付け根，首の付け根から腸骨稜上縁，腸骨から足底)，あるいは五点法(頭頂から首の付け根，肩から腸骨，腸骨から大腿骨の大転子部，大転子部から膝中央，膝から踵)がある。

　身長と相関のある膝高を計測し，推算式に代入して身長を推算する方法もある。

2　体重

　体重は，最も重要な栄養状態の評価指標である。

● 体重変化

　体重変化(体重減少あるいは体重増加)は，エネルギー摂取量とエネルギー消費量のバランスを反映する。すなわち，エネルギー摂取量がエネルギー消費量(必要量)に対して不足する場合，体重は減少する。逆に，エネルギー摂取量がエネルギー消費量(必要量)より過剰な場合，体重は増加する。体重が一定の場合，エネルギー摂取量とエネルギー消費量(必要量)は均衡であると評価する。

　エネルギー摂取量が減少する要因としては，食事摂取量と栄養摂取量の減少があり，エネルギー消費量が亢進する要因には代謝亢進がある(▶図 7-2)。エネルギーバランスを評価するためにも，体重は頻繁に計測し，体重変化をモニタリングする必要がある。

　体重は，車椅子用体重計，体重計機能つきベッドを用いれば，立位のむずかしい人でも計測が可能である。在宅療養の寝たきり患者では，介護者が安全に抱きかかえて体重計にのり，その計測値から介護者の体重を差し引くことで患者本人の体重を得ることもある。

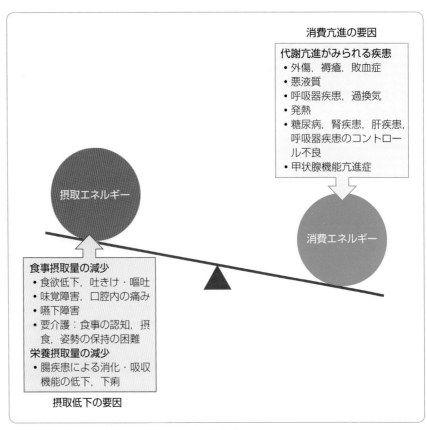

▶ 図 7-2　エネルギー摂取量減少と消費量亢進の要因

体重は，体内の水分の貯留状態に影響を受けるので，注意が必要である。循環器疾患や腎疾患などによる浮腫，および肝疾患や低アルブミン血症などによる腹水があると，体重は増加する。また，脱水状態にあると体重は減少する。

● 標準体重

標準体重は理想体重 ideal body weight（IBW）ともよばれ，BMI が 22 になるときの体重をいう。低体重（やせ）による疾病リスクも肥満による生活習慣病に起因する疾病リスクも低い状態とされる。糖尿病や脂質異常症の栄養必要量を算出する際などに用いられる。

$$標準体重＝身長〔m〕×身長〔m〕×22$$

● 通常体重

通常体重は，6 か月間安定している体重と定義される。また体重変化量は，現体重を通常体重と比較して算出される。

$$体重変化量〔kg〕＝通常体重〔kg〕－現体重〔kg〕$$
$$体重変化率〔\%〕＝\frac{通常体重〔kg〕－現体重〔kg〕}{通常体重〔kg〕}×100$$

● BMI

BMI（body mass index）は，一般的によく使用される体格指標である。BMI 18.5〜25 未満を普通体重，18.5 未満を低体重，BMI 25.0 以上を日本肥満学会では肥満，WHO では過体重と分類しているが，厚生労働省の「日本人の食事摂取基準 2020 年版」では高齢者の転倒予防や介護予防の観点から 50〜64 歳では 20〜24.9，65 歳以上では 21.5〜24.9 を目標 BMI としている。

$$BMI＝\frac{体重〔kg〕}{身長〔m〕^2}$$

● 体重身長比（W/H），身長年齢比（H/A），体重年齢比（W/A）

小児の栄養状態の評価のために WHO が体重身長比 Weight for Height（W/H），体重年齢比 Weight for Age（W/A），身長年齢比 Height for Age（H/A）それぞれのパーセンタイルおよび Z スコアを示している。図 7-3 に，W/H の Z スコアを示す。

W/H は身長に対する体重を評価するもので，身長に対して低体重の場合は「消耗（Wasting）」と判定され，発熱・下痢・吸収不良などといった急性の栄養障害をあらわす。H/A は，年齢に対する身長を評価するもので，年齢に対して低身長の場合は「発育不良（Stunting）」と判定され，慢性の栄養障害をあらわす。W/H と H/A をもとに，小児の栄養障害のパターンを示すことがで

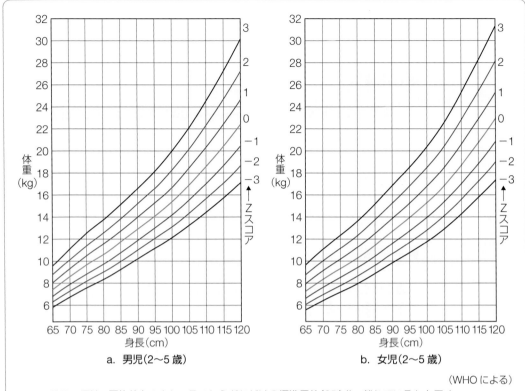

a.　男児（2〜5 歳）　　　　　　　　　b.　女児（2〜5 歳）

（WHO による）

Z スコアは，平均値を 0 とし，そこからどれだけの標準偏差（SD）分，離れているかを示す。
2Z スコアを上まわる，または−2Z スコアを下まわると「標準範囲を逸脱」，3Z スコアを
上まわる，または−3Z スコアを下まわると「重度」と判定される。

▶ 図 7-3　体重身長比（W/H）

きる（▶図 7-4）。W/A は年齢に対する体重を評価するもので，年齢に対して低体重の場合は，「低体重（Underweight）」と判定される。

　わが国では，厚生労働省による乳幼児身体発育調査に基づいて作成された**乳幼児身体発育曲線**も広く活用されている（▶図 7-5）。乳幼児身体発育曲線は，年齢に対する身長・体重の成長曲線をパーセンタイルで示したもので，生後 0 か月から参照することができる。

3　体組成

　体重減少や体重増加が観察された場合，その変化が体脂肪の減少あるいは増加なのか，骨格筋の減少あるいは増加であるのかを評価する必要がある。身体に微弱な電流を流してその抵抗から体脂肪や骨格筋の量を推定するインピーダンス体組成計による計測のほかに，入院患者や要介護高齢者では上腕と下腿の計測から体組成の変化が評価されている。

上腕・下腿の計測▶　上腕周囲長（AC）は体重，上腕三頭筋皮下脂肪厚（TSF）は体脂肪，**上腕筋囲（AMC）と上腕筋面積（AMA）は骨格筋量を反映する**（▶図 7-6）。上腕筋囲なら

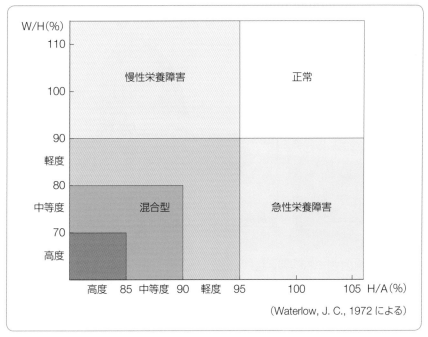

▶ 図 7-4　小児の栄養障害パターン

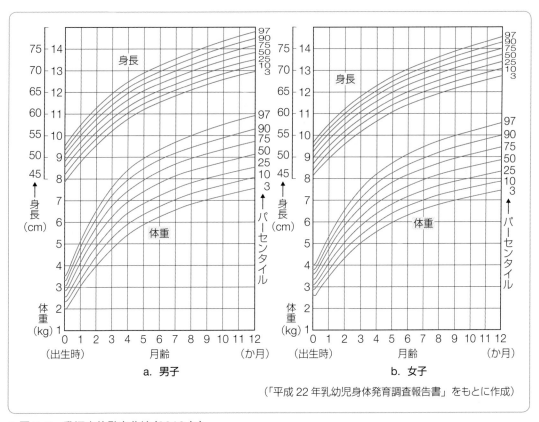

▶ 図 7-5　乳児身体発育曲線（2010 年）

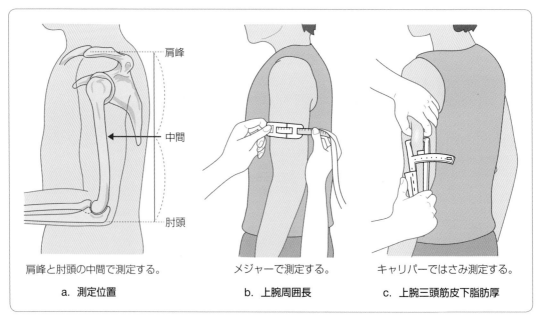

肩峰と肘頭の中間で測定する。

a. 測定位置

メジャーで測定する。

b. 上腕周囲長

キャリパーではさみ測定する。

c. 上腕三頭筋皮下脂肪厚

▶ 図 7-6　上腕部の計測

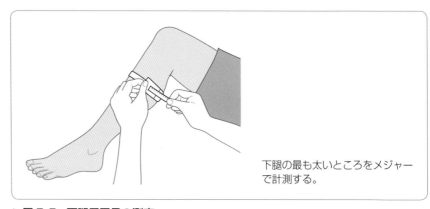

下腿の最も太いところをメジャーで計測する。

▶ 図 7-7　下腿周囲長の測定

びに上腕筋面積は，上腕周囲長と上腕三頭筋皮下脂肪厚の計測値から計算する。

$$上腕筋囲〔cm〕　=　上腕周囲長〔cm〕-（\pi×上腕三頭筋皮下脂肪厚〔cm〕）$$

$$上腕筋面積〔cm^2〕=\frac{（上腕筋囲〔cm〕）^2}{4\pi}$$

　上腕や下腿の計測には，手技のトレーニングが必要であるが，メジャーとキャリパーのみで計測できるため簡便で，また非侵襲的に実施できることが利点である。慢性的な栄養状態の評価に適している。

　下腿周囲長（▶図7-7)は，サルコペニア（▶181ページ）の診断や，高齢者の栄養状態の評価ツールである MNA-SF®（▶149ページ）において用いられている。

上腕・下腿▶
計測値の評価　定期的に身体計測を実施し，経時的な変化を評価する方法を動的評価，計測値を基準値と比較し評価する方法を静的評価という。身体計測値の基準値には，

日本栄養アセスメント研究会による JARD2001（Japanese Anthropometric reference Data 2001）が用いられている（▶262 ページ，巻末資料）。JARD2001 は，健常人を対象に収集されたデータをもとに，性・年齢別 5, 50, 95 パーセンタイル値が示されている。要介護高齢者などの対象者の特性に応じて，参照する数値に留意する。

4 腹囲

腹囲とは，臍位の周囲計をいう。内臓脂肪量を反映し，男性 85 cm 以上，女性 90 cm 以上は内臓脂肪面積 100 cm^2 に相当するとして，メタボリックシンドロームの診断基準に用いられている。体重（内臓脂肪）が 1 kg 減少すると，腹囲も 1 cm 減少する。

② 臨床検査

本項では，対象者から採取した血液や尿などの検査のうち，栄養状態をあらわす指標について説明する。

1 タンパク質検査

● 血清アルブミン（ALB）

内臓タンパク質の指標として，栄養状態を反映する。基準値は 4.1〜5.1 g/dL とされ，血清アルブミン値が低いほど，治療の結果や予後が不良であることが多くの研究で報告されている。

低栄養の栄養スクリーニングでは，3.5 g/dL をカットオフ値として目安にすることが推奨されている。入院患者では 3.0 g/dL を下まわるケースも少なくないが，早い段階で栄養ケアを開始したほうが栄養状態の改善を期待できる。血清アルブミンの半減期は 2〜3 週間であるため，栄養ケア介入後の血清アルブミンの増加には最低 2〜3 週間を要する。

血清アルブミンは，遊離脂肪酸を輸送するタンパク質である。肝臓で合成されるため，肝疾患で低値を示すが，低アルブミン血症の肝硬変患者は，低栄養患者と同様に，予後はわるく，生存率も低い。また，脱水時には，血液が濃縮されて，見かけ上の高値になるため注意が必要である。

わが国で実施された調査では，入院患者の約 4 割，在宅療養者の約 3 割，外来通院患者の約 1 割，健康な高齢者では 1% 未満が低アルブミン血症であったと報告されている。

● ラピッドターンオーバープロテイン rapid turnover protein（RTP）

血清アルブミンより半減期の短い，レチノール結合タンパク質などの内臓タ

ンパク質の指標をいう。在院日数が短い病院や，栄養状態を即日でモニタリングする場合に用いられる。レチノール結合タンパク質（RBP）は半減期 0.5 日，プレアルブミン（トランスサイレチン）は 1.9 日，トランスフェリンは 7 日である。炎症があるとタンパク質を消耗するため低値となるので，炎症の有無を確認するためのマーカーとして，C 反応性タンパク質（CRP，半減期 0.3 日）も同時にモニタリングする。

● 窒素出納

　窒素出納とは，食事から摂取したタンパク質・アミノ酸に含まれる窒素量と，アミノ酸の代謝産物である尿中窒素排泄量の差をいう。成人の健常時は，タンパク質の体内での合成と分解のバランスが保たれ，窒素出納は平衡状態である。一方，食事などからのエネルギー摂取が不足し，筋肉などがエネルギー源に利用されると，窒素出納は負の状態となる。

> 窒素出納〔g/日〕＝
> （タンパク質摂取量〔g/日〕/6.25）－（尿中窒素排泄量〔g/日〕/0.8〕）

● フィッシャー比

　フィッシャー比は，血液中のアミノ酸濃度から求められる，分岐鎖アミノ酸（BCAA，バリン・ロイシン・イソロイシン）と芳香族アミノ酸（AAA，フェニルアラニンおよびチロシン）のモル比で，基準値は 2.4〜4.4 である。肝機能が低下すると，BCAA が筋肉においてエネルギー源として利用され低下することにより，アミノ酸のバランスがくずれてアミノ酸インバランスを生じ，フィッシャー比が低下する。

2 糖検査

　血糖値は，血液中のグルコース（ブドウ糖）の濃度である。通常，空腹時血糖値は 73〜109 mg/dL で，食後，摂取した糖質の量・質，食品の組み合わせによって血糖値は上昇し，インスリンの作用によって食後 30〜60 分後をピークに徐々に低下し，食後 2〜3 時間後には空腹時レベルに戻る。糖尿病の診断には，血糖値が必須であるが，食事の影響を受けることに注意が必要である。血糖値が 160〜180 mg/dL あたりから，尿糖が検出されるようになる。

　HbA1c は 2 か月前から採血時までの，グリコアルブミンは 2 週間前から採血時までの平均血糖値を反映し，採血当日の食事の影響を受けない。このほかにも，患者自身が指先から採血し，食前と食後の血糖値をモニタリングする自己血糖測定で評価することもある。最近では，皮下に電極を刺入し，継続的に血糖値の変動をモニターできる連続式グルコースモニタリング continuous glucose monitoring（CGM）もある。

　　血中のインスリン (IRI) の測定は，糖尿病の病態の把握や，治療法の選択に必要な検査である。インスリンの分泌能の評価には HOMA-β，インスリン抵抗性の指標には HOMA-R が用いられる。

$$HOMA\text{-}\beta = \frac{360 \times 空腹時 IRI〔\mu U/mL〕}{空腹時血糖〔mg/dL〕-63}$$

$$HOMA\text{-}R = \frac{空腹時 IRI〔\mu U/mL〕\times 空腹時血糖値〔mg/dL〕}{405}$$

　　糖尿病性腎症の早期発見のために，尿中の微量アルブミンの排泄量がモニタリングされる。

3　脂質検査

総コレステロール▶　総コレステロール (TC) は，すべてのリポタンパクのコレステロールの総和を示す。

トリグリセリド▶　トリグリセリド (中性脂肪，TG) は，おもに小腸由来のカイロミクロンと，肝臓由来の超低比重リポタンパク質 (VLDL)，中間比重リポタンパク質 (IDL) に存在し，これらの総和を示す。150mg/dL 以上で，高トリグリセリド血症とされる。インスリン抵抗性があったり，アルコールの大量摂取，リパーゼの補酵素欠損などによって高 TG 血症をきたす。メタボリックシンドロームの人が内臓脂肪を減量すると，TG の是正が十分に期待できる。

**LDL コレステ▶
ロール**　LDL コレステロール (LDL-C) は動脈硬化性疾患の最大の危険因子であり，食事から摂取したコレステロール，肝臓でのコレステロール合成，HDL から LDL への転送障害などで高値となる。140 mg/dL 以上で高 LDL コレステロール血症とされる。

**HDL コレステ▶
ロール**　HDL コレステロール (HDL-C) は 40 mg/dL 未満で低 HDL コレステロール血症と診断される。低 HDL コレステロール血症は，動脈硬化性疾患の危険因子となり，改善するには減量によるインスリン抵抗性の改善と，運動，禁煙が有用とされる。

4　腎機能検査

　　腎機能の指標には**糸球体濾過量 (GFR)** が用いられるが，より簡便な方法として血清クレアチニン値に基づいて算出する推定 GFR 値 (eGFR) が用いられることが多い。腎不全 (GFR＜60 mL/分/1.73 m^3) では，タンパク質の代謝産物である血中尿素窒素 (BUN) が高値を呈する。腎不全の進行あるいは食事療法の影響により，血清カリウム，血清リンが高値を呈することもあり，モニタリングが必要である。

5　電解質検査

　　電解質は，通常，腎臓における再吸収あるいは尿排泄によって血清濃度が一

定に保たれている。しかし，病態や身体状況によって異常値を呈することは，まれではない。

血清ナトリウム▶　血清ナトリウム(Na)が低値の場合は，浮腫などの体液量の増加によるものか，Na 喪失によるものかを評価する。浮腫がない場合には，利尿薬や嘔吐・下痢による排出の増加による可能性がある。血清 Na 低値となると，食欲不振，頭痛，筋痙攣などをまねくおそれがあるため，必要に応じて塩分を補給する。

血清カリウム▶　血清カリウム(K)は，低値より高値のほうが危険である。腎不全ではなく血清 K が高値の場合には，飢餓，熱傷，慢性消耗性疾患などにより異化が亢進していないか，血清 K が上昇するような服薬がないか，ケトアシドーシスがないかを確認する。

リン・▶
マグネシウム　リン(P)は，からだの構成成分やエネルギーとなるリン酸化合物の構成要素である。マグネシウム(Mg)は，エネルギー合成などにおける酵素の活性化などにおいて，重要な役割を果たす。長期の飢餓状態にあった際に，糖質を主体とした過剰な栄養補給が行われると，低リン血症を主徴とする致死的な合併症であるリフィーディングシンドロームが生じることがある。予防のためには，栄養補給を開始する前に，P，Na，カルシウム(Ca)，Mg の血清濃度を確認し，厳正にモニタリングしながら投与量を徐々に増やすことが必要となる。

③ 臨床診査

栄養状態と関連した症状を，身体の観察や聞き取りから明らかにすることを，臨床診査という。栄養素の欠乏症は，皮膚，口唇周辺，舌・味覚，頭髪，爪，骨，さらに神経症状などにあらわれる(▶表 7-1)。栄養学では，「A という栄養素の欠乏症は B である」と学習するが，臨床診査では「B という症状は，A という栄養素の欠乏が関係している可能性がある」と活用することになる。ビタミン類の血液検査は一律に全対象者に行われるものではないため，症状を適切にとらえ，栄養状態を評価する。

1 消化器症状

食欲，消化器症状は，食事・栄養摂取に影響を及ぼす。原因を含めてしっかりとアセスメントし，栄養ケアプランにつなげることが大切である。

●食欲

食欲の有無は主観的なものであり，食事摂取量や喫食率から食欲の程度を客観的に把握する。食欲が低下する要因には，疾患そのものや，薬や治療の影響，腹部膨満感や吐きけ・嘔吐などの消化器症状，味覚の変化，口腔内の問題といった身体的要因のほか，孤食や食事環境といった社会的要因，意欲の低下，うつ状態といった心理的要因など，個々の状況によりさまざまである。ビタミン

▶ 表 7-1　身体徴候と栄養素

臨床所見	考えられる欠乏栄養素	考えられる過剰栄養素	出現頻度
頭髪・爪			
フラッグサイン（前髪の横断的な脱色）	タンパク質		まれ
易脱毛性	タンパク質		よく
まばらな前髪	タンパク質, ビオチン, 亜鉛	ビタミン A	ときどき
らせん毛・潜在性巻き毛	ビタミン C		よく
爪甲横溝	タンパク質		ときどき
皮膚			
鱗屑	ビタミン A, 亜鉛, 必須脂肪酸	ビタミン A	ときどき
セロファン様	タンパク質		ときどき
ひび割れ	タンパク質		まれに
毛包角化症	ビタミン A・C		ときどき
溢血点（とくに毛包表面）	ビタミン C		ときどき
紫斑	ビタミン C・K		よく
日光曝露部位の色素沈着・落屑	ニコチン酸		まれ
眼球強膜以外の黄色色素沈着（柑皮症）		カロテン	よく
眼			
乳頭浮腫		ビタミン A	まれ
夜盲	ビタミン A		まれ
口唇周囲			
口角炎	ビタミン B$_2$・B$_6$, ニコチン酸		ときどき
口唇炎（乾燥・ひび割れ・口唇部潰瘍）	ビタミン B$_2$・B$_6$, ニコチン酸		まれ
口腔			
舌乳頭萎縮（舌表面の平滑化）	ビタミン B$_2$・B$_6$・B$_{12}$, 葉酸, タンパク質, 鉄		よく
舌炎（発赤・平らな舌）	ビタミン B$_2$・B$_6$, ニコチン酸, 葉酸, ビタミン B$_{12}$		ときどき
味覚減退・嗅覚減退	亜鉛		ときどき
腫脹・陥凹・歯肉出血（歯が存在する場合）	ビタミン C		ときどき
骨・関節			
くる病性念珠・骨端線過形成・O 脚	ビタミン D		まれ
脆弱性	ビタミン C		まれ
神経・精神			
頭痛		ビタミン A	まれ
傾眠・昏睡・嘔吐		ビタミン A・D	まれ
認知症	ニコチン酸, ビタミン B$_{12}$		まれ
作話・失見当識	ビタミン B$_1$（コルサコフ症候群）		ときどき
眼筋麻痺	ビタミン B$_1$, リン		ときどき
末梢神経障害（例：筋力低下, 感覚麻痺, 失調, 腱反射消失, 触覚・振動覚・位置覚異常の亢進）	ビタミン B$_1$・B$_6$・B$_{12}$	ビタミン B$_6$	ときどき
テタニー	カルシウム, マグネシウム		ときどき
その他			
耳下腺肥大	タンパク質（過食症も考慮する）		ときどき
心不全	ビタミン B$_1$（湿性脚気）, リン		ときどき
急性心不全・死亡	ビタミン C		まれ
肝肥大	タンパク質	ビタミン A	まれ
浮腫	タンパク質		よく
創傷治癒困難・褥瘡	タンパク質, ビタミン C, 亜鉛		よく

（細谷憲政・松田朗監修, 小山秀夫・杉山みち子編, 西村秋生著：これからの高齢者の栄養管理サービス——栄養ケアとマネジメント. p.64, 第一出版, 1998 による, 一部改変）

B₁やナトリウムの欠乏が食欲低下をもたらす場合もある。

薬の影響が考えられる場合には，処方の見直しを担当医に相談する。本人の嗜好を尊重したり，栄養欠乏が関係している場合にはビタミンB₁を強化した栄養補助食品の摂取をすすめたりするなど，積極的に解決する。塩分制限などの食事制限がされている場合は，食欲回復のために制限をゆるめることもある。

● 便秘・下痢

便秘を訴え，緩下薬の常用，浣腸・下剤を頓服する要介護高齢者は多い。便秘は，通常，3日以上排便がない状態，または毎日排便があっても残便感がある状態と定義される。排便回数の減少（週3回未満）のほか，下腹部の痛み，不快感，兎糞状便または硬便，排便時の用手の必要性があれば便秘であり，食欲にも影響する可能性がある。

下痢は，キングス-スツール-チャート King's stool chart を用い，便性状（軟便，泥状，水様）および量と回数から点数化し，評価すると，モニタリングをしやすい（▶表7-2）。下痢の原因についてもアセスメントし，積極的に解決する必要がある。

▶表7-2　キングス-スツール-チャート

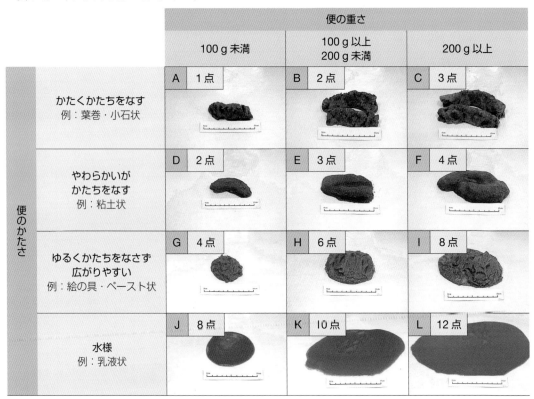

		便の重さ		
		100 g 未満	100 g 以上 200 g 未満	200 g 以上
便のかたさ	かたくかたちをなす 例：葉巻・小石状	A 1点	B 2点	C 3点
	やわらかいが かたちをなす 例：粘土状	D 2点	E 3点	F 4点
	ゆるくかたちをなさず 広がりやすい 例：絵の具・ペースト状	G 4点	H 6点	I 8点
	水様 例：乳液状	J 8点	K 10点	L 12点

1）写真内のスケールは10 cm。

（King's Stool Chart ©2001 King's College London www.kcl.ac.uk/stoolchart，日本語翻訳権：アボットジャパン（株），翻訳・監修：北里東病院　神経内科）

2 栄養欠乏症・過剰症

　食事摂取量が低下している患者では，栄養素の欠乏状態が複合的に生じる可能性がある。表7-1（▶143ページ）に示す症状も，重複して見られることはまれではない。その場合，栄養素の優先順位は，第一にエネルギーとタンパク質，ついで脂質（必須脂肪酸）とされる。また，重篤な欠乏症の回避が重要である栄養素として，ビタミンA，ビタミンB₁，ビタミンB₂，ビタミンC，カルシウム，鉄があげられる。

　過剰症については，通常の食事でおこることはほとんどなく，サプリメントの摂取や処方薬の服用によって生じうる。薬剤としてのビタミンAには，1錠あたり1万単位が含まれており，食事摂取基準に示される18歳以上の耐容上限量2,700 μgRAEを容易に上まわる。添付文書には，副作用として頭痛，食欲不振，嘔吐，皮膚瘙痒感などが記されている。

3 脱水

　脱水の症状は，皮膚のツルゴール（弾力性の低下）や，腋窩の乾燥，舌・口腔内粘膜の乾燥としてあらわれ，さらに重症化すると，頭痛，倦怠感，食欲不振，立ちくらみ・めまい，血圧低下，頻脈，脈拍微弱，昏睡などがみられる。水分の摂取状況や尿量などもあわせて確認し，低栄養患者や高齢者の慢性的な脱水状態を見のがさないようにする。

4 摂食・嚥下機能

　嚥下機能の評価としては，必要に応じて嚥下内視鏡検査（VE）や嚥下造影検査（VF）が行われる。そのほかにも反復唾液嚥下テストや水飲みテストなどがあるが，これらの検査は，詳細な嚥下アセスメントとして実施されるものである。通常は，食事中のむせ，食後の声質の変化（湿声），食べ物が口に入ってから嚥下までにかかる時間，食物の頬へのため込み，液体と固形食品で飲み込みにくさが異なるかなどを把握するところからはじまる。

　麻痺の有無，歯・義歯の状態，姿勢，食事の認知なども，摂食・嚥下機能にかかわる。

④ 食事調査

　患者の栄養摂取量の過不足や食生活状況を把握するために行う。各方法のメリットとデメリットを理解して実施する。

1 24時間思い出し法

　栄養食事指導では一般的な食事調査法である。前日1日間に摂取した料理名・

▶表7-3　24時間思い出し法による食事調査の例（糖尿病食品交換表の分類を用いた栄養量の把握）

	献立	食品	量	表1	表2	表3	表4	表5	表6
朝食	ごはん	めし	お茶碗1膳・150g	3単位					
	納豆	納豆	1パック・50g			1単位			
		醤油・からし	1パック・4g						
	味噌汁	じゃがいも	1/3個・20g	0.2単位					
		長ネギ	ひとつまみ・5g						
		みそ	大匙1・12g						
	お茶	ほうじ茶	カップ1杯・200mL						
昼食	コンビニ弁当	内容は？	成分表示は？						
	野菜ジュース								
夕食	ビール	他の酒は？	量は？						
	焼き鳥	もも？　部位	5本						
	刺身	しょう油							
	えだ豆								
	海藻サラダ	ドレッシング？							
間食	缶コーヒー	加糖？　ミルク							
	のど飴	低カロリー？							

注：赤字は調査者のメモである。詳細な確認により，正確な情報の把握に努める。

食品・目安量を調査者がインタビューし，記録する（▶表7-3）。対象者の記憶や回答意欲に依存し，精度が低くなりやすいため，生活時間にそって聞き取りを行うなど，工夫して行う。対象者の疾患に応じて，摂取状況を把握すべき食品・栄養素については重点的に確認する。

2 食事記録法

食事記録法には，摂取した食物や飲料について携帯用はかりですべて計量して記録する秤量法と，目安量（ごはん茶碗1膳，目玉焼き1個）を記録する目安量法がある。はかりや記録用紙の携帯，計量の負担が増すため，ふだんと異なる食事になるおそれがある。1日分に限らず，平日と休日を含む複数日の記録が望ましい。対象者本人が，自分の食事に対する意識を高めることに役だつ。

最近では，デジタルカメラやスマートフォンなどで食事を撮影して記録する方法もある。撮影記録の際は，料理（食器）の大きさ，味つけ，1人分の量がわかるように留意する必要がある。

3 喫食率からの算出

病院や施設では，各食事の提供栄養量が算出されている。各食事について，主食と主菜，あるいは主食と副食に分けて喫食率（全量摂取を10割，半分程度摂取を5割，すべて残食を0割など）を記録することで，栄養摂取量を算出することができる。

4 食物摂取頻度調査法

　　妥当性の検証された質問票を用い，1週間や1か月などといった特定期間の習慣的な食物摂取状況を食品リストごとに回答する。回答内容を解析ソフトに入力すると，1日単位の食品群別摂取量や栄養摂取量の結果が得られる。疫学的な大規模集団の調査に用いられる。

5 食習慣の把握

　　朝食の欠食や夜遅い食事といった不規則な食事時間，早食い，外食の頻度，味つけの濃さは，栄養摂取量や栄養状態に影響する。また，魚類と肉類ではどちらの摂取頻度が多いか，牛乳・乳製品，果物・緑黄色野菜・海藻類，あるいは低脂肪乳や脂肪の少ない肉，菓子類や嗜好飲料，アルコール飲料の摂取頻度など，食品群別の摂取状況について聞き取りを行うこともある。

6 栄養摂取量の評価

　　食事以外からも，経管栄養法（▶198ページ）や経静脈栄養法（▶199ページ）で栄養補給されている場合には，すべて合算して栄養摂取量を算出する。

　　提供された食事を全量摂取しているからといって，必要栄養量に足りていると評価することはできない。栄養摂取量を評価する基準は，健康な人の場合「日本人の食事摂取基準」が利用される（▶93ページ）。また，栄養素の摂取不足による健康障害（欠乏症）が生じていないかも考慮する。

　　食事療法を実施している患者であれば，疾患コントロールの指標を確認し，食事療法が適切に行われているかを評価する。体重減少は身体のエネルギー必要量に対して摂取量が不足，体重増加はエネルギー必要量に対して摂取量が過剰，体重の不変はエネルギー摂取量と消費量の均衡ととらえる。

⑤ 包括的評価方法

1 主観的包括的評価 subjective global assessment (SGA)

　　SGAは，ここまでに述べてきた栄養アセスメントの方法を，広く浅く網羅するものである。体重減少，食事摂取の変化，消化器症状，身体機能，疾患と栄養必要量の関係，身体症状の評価をもとに，栄養状態良好，中等度の栄養不良，高度の栄養不良を判定する。身体症状は，身体計測をせずに皮下脂肪の減少，筋肉消失，さらに下腿浮腫，仙骨部浮腫，腹水の有無について，正常か軽度(1＋)，中等度(2＋)，高度(3＋)で評価する。

　　感染症などによる発熱や，悪液質，炎症性疾患，術後，外傷などでは，代謝が亢進することが知られている。SGAでは，これら疾患の重症度に基づいて

簡易栄養状態評価表
Mini Nutritional Assessment-Short Form
MNA®

Nestlé NutritionInstitute

氏名：

性別：　　　　　年齢：　　　　　体重：　　　　　kg　身長：　　　　　cm　調査日：

下の□欄に適切な数値を記入し、それらを加算してスクリーニング値を算出する。

スクリーニング

A 過去3ヶ月間で食欲不振、消化器系の問題、そしゃく・嚥下困難などで食事量が減少しましたか？
0 = 著しい食事量の減少
1 = 中等度の食事量の減少
2 = 食事量の減少なし

B 過去3ヶ月間で体重の減少がありましたか？
0 = 3 kg 以上の減少
1 = わからない
2 = 1～3 kg の減少
3 = 体重減少なし

C 自力で歩けますか？
0 = 寝たきりまたは車椅子を常時使用
1 = ベッドや車椅子を離れられるが、歩いて外出はできない
2 = 自由に歩いて外出できる

D 過去3ヶ月間で精神的ストレスや急性疾患を経験しましたか？
0 = はい　　　　2 = いいえ

E 神経・精神的問題の有無
0 = 強度認知症またはうつ状態
1 = 中程度の認知症
2 = 精神的問題なし

F1 BMI (kg/m²)：体重(kg)÷[身長 (m)]²
0 = BMI が19 未満
1 = BMI が19 以上、21 未満
2 = BMI が21 以上、23 未満
3 = BMI が 23 以上

BMI が測定できない方は、**F1** の代わりに **F2** に回答してください。
BMI が測定できる方は、**F1** のみに回答し、**F2** には記入しないでください。

F2 ふくらはぎの周囲長(cm)：CC
0 = 31cm未満
3 = 31cm以上

スクリーニング値
(最大：14ポイント)

12-14 ポイント:　　　栄養状態良好
8-11 ポイント:　　　低栄養のおそれあり (At risk)
0-7 ポイント:　　　低栄養

Ref.　Vellas B, Villars H, Abellan G, et al. *Overview of the MNA® - Its History and Challenges.* J Nutr Health Aging 2006; 10:456-465.
Rubenstein LZ, Harker JO, Salva A, Guigoz Y, Vellas B. *Screening for Undernutrition in Geriatric Practice: Developing the Short-Form Mini Nutritional Assessment (MNA-SF).* J. Geront 2001;56A: M366-377.
Guigoz Y. *The Mini-Nutritional Assessment (MNA®) Review of the Literature - What does it tell us?* J Nutr Health Aging 2006; 10:466-487.
Kaiser MJ, Bauer JM, Ramsch C, et al. *Validation of the Mini Nutritional Assessment Short-Form (MNA®-SF): A practical tool for identification of nutritional status.* J Nutr Health Aging 2009; 13:782-788.
® Société des Produits Nestlé, S.A., Trademark Owners
© Société des Produits Nestlé SA 1994, Revision 2009.
さらに詳しい情報をお知りになりたい方は、**www.mna-elderly.com** にアクセスしてください。

▶ 図7-8　MNA-SF®

代謝ストレスを考慮して栄養状態を評価する。

2 MNA-SF® Mini Nutritional Assessment-Short Form

MNA-SF® は，65歳以上の高齢者の栄養状態を簡単に評価するためのツールである（▶図7-8）。6項目について問診し，合計点数で「栄養状態良好」，「低栄養のリスク状態」，「低栄養」で評価する。世界中の臨床研究のアウトカム指標に多用され，栄養状態良好の患者に比べて低栄養リスク状態の患者は死亡率が高い，低栄養の患者は死亡率がさらに高いといった報告がされている[1]。アセスメントと名がついているが，栄養スクリーニングに用いられる。

C 栄養状態の総合評価

身体計測，臨床検査，臨床診査，食事調査で把握した情報を総合して，栄養状態の問題点を整理し，①解決すべき栄養の問題 Problems, Nutrition diagnosis（栄養診断），②その栄養問題を裏づける栄養アセスメント情報 signs/symptoms（徴候/症状），③その栄養問題の要因 etiology（病因）の3点を明らかにする（▶図7-9）。栄養問題の要因に対して，適切な栄養補給と栄養教育（栄養食事指導），さらに多職種でのケアによるアプローチ（栄養ケアプランと栄養ケアの実施）を行えば，栄養問題は解決し，栄養アセスメントデータも改善すると考えられる。

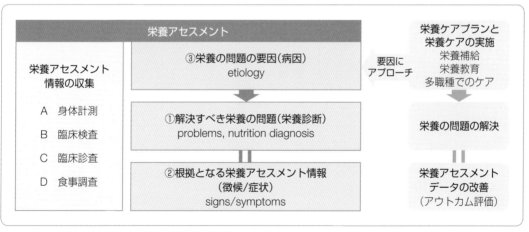

▶図7-9　栄養アセスメントと栄養問題の解決

1）Kagansky, N. et al.：Poor nutritional habits are predictors of poor outcome in very old hospitalized patients. *The American Journal of Clinical Nutrition*, 82（4）：784-791, 2005.

ゼミナール

復習と課題

❶ 栄養アセスメントの意義について述べなさい。

❷ 自分の身長と体重から BMI を求めなさい。

❸ 体組成の評価のための上腕・下腿の計測方法についてまとめなさい。

❹ 栄養アセスメントにおける臨床検査にはどのようなものがあるか，まとめなさい。

❺ 食事調査の方法と，その特徴についてまとめなさい。

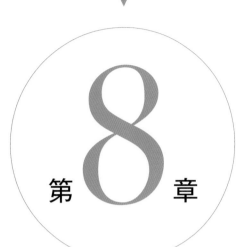

栄養学

第 **8** 章

ライフステージ
と栄養

成長と発達▶

　　成長とは，一般に形態からみた大きさや形が成熟に達するまでの変化をいい，発育とよぶこともある。発達とは，臓器や器官などの機能的な変化をいう。人間の成長・発達は一様ではなく，性別・人種・遺伝的素因などの個体差，また生活環境因子などによる個人差といった差がある。

　　人間は胎児期を経て生まれ，成長・発達し，やがて成人となり，さらに高齢期を経て死にいたる。このような一生の過程（ライフステージ）のなかで，人間のからだは**加齢** aging に伴って変化しつづけていく。

ライフステージ▶
と栄養

　　出生後から青年期までは，成長期ともよばれる。成長期以降は，成人期と高齢期に大きく分けることができるが，女性の場合には妊娠・出産や授乳期，さらに更年期もライフステージに加わることになる。いずれのライフステージにおいても適切に栄養を補給し，充実した食生活を送ることは，健康に生活をするうえでたいへん重要なことである。本章では，ライフステージごとの特徴と，そこにおける栄養ケア・マネジメントについて学ぶ。

A｜乳児期における栄養

① 乳児期の特徴と栄養摂取の要点

　　乳児期とは出生後1年未満の時期をさし，その間で出生後4週（28日）未満の時期をとくに新生児期という。乳児期は，**表8-1**に示すように体重や身長

▶ 表8-1　乳児身体発育値（平均値）

月齢	体重（kg）		身長（cm）		胸囲（cm）		頭囲（cm）	
	男子	女子	男子	女子	男子	女子	男子	女子
出生児	2.98	2.91	48.7	48.3	31.6	31.5	33.5	33.1
0年1～2か月未満	4.78	4.46	55.5	54.5	37.5	36.5	37.9	37.0
2～3	5.83	5.42	59.0	57.8	40.0	38.9	39.9	38.9
3～4	6.63	6.16	61.9	60.6	41.8	40.5	41.3	40.2
4～5	7.22	6.73	64.3	62.9	42.9	41.7	42.3	41.2
5～6	7.67	7.17	66.2	64.8	43.7	42.4	43.0	41.9
6～7	8.01	7.52	67.9	66.4	44.2	43.0	43.6	42.4
7～8	8.30	7.79	69.3	67.9	44.7	43.5	44.1	43.0
8～9	8.53	8.01	70.6	69.1	45.0	43.8	44.8	43.5
9～10	8.73	8.20	71.8	70.3	45.4	44.1	45.1	43.9
10～11	8.91	8.37	72.9	71.3	45.6	44.4	45.5	44.3
11～12	9.09	8.54	73.9	72.3	45.9	44.6	45.9	44.7

（「平成22年乳幼児身体発育調査報告書」による）

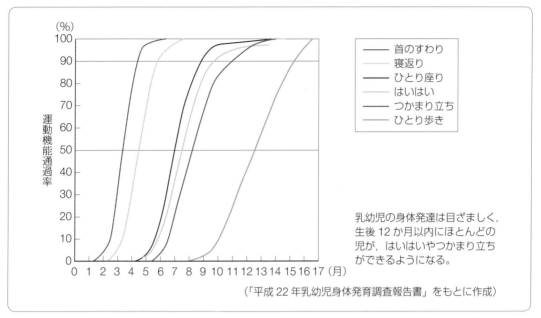

（「平成22年乳幼児身体発育調査報告書」をもとに作成）

▶図8-1　一般調査による乳幼児の運動機能通過率（2010年）

などの形態的な成長とともに，生理・運動機能や精神などの発達も目ざましい（▶図8-1）。

栄養素の補給経路▶　胎児期では胎盤を介して栄養素の補給が行われるが，出生後からは消化管を使いはじめる。この時期は消化管の機能が未発達であるため，出生後5か月までは乳汁（母乳・人工乳）だけで育ち，それ以降は離乳食との併用となる。

● 乳児期の栄養補給

　乳児期の栄養補給法には，乳汁栄養法として**母乳栄養・人工栄養・混合栄養**がある。離乳期になると**離乳食**が用いられる。

●乳汁栄養法

　①**母乳栄養**　母乳栄養は乳児，とくに新生児にとって最適な成分組成であり，未熟な消化・吸収機能をたすけるように栄養効率がよく，しかも代謝負担も少ない。初乳には免疫にかかわるタンパク質や，機能性タンパク質のラクトフェリンなどが多く含まれ，哺乳による腸管への細菌やウイルスの侵入を防ぎ，感染防御の役割をしている。また，心理面においても母子間のスキンシップとなり，情緒の安定につながるなどの利点がある。

　人乳と牛乳の成分を表8-2に示した。なお，母親の栄養素の摂取が十分でないときには母乳に含まれる栄養素も不足し，母乳の出がわるくなり量が不足することもある。このような場合には，授乳の量だけではなく，質にも注意が必要である。

　②**人工栄養**　母乳不足や母体の栄養状態がわるい場合，また母親が就労などのために母乳を与えることができないときに，母乳以外の乳汁を与えることを

▶ 表8-2　人乳と牛乳の成分（100 mL あたり）

	人乳			牛乳**
	初乳*	移行乳*	成乳**	
エネルギー(kcal)	—	—	65	67
タンパク質(g)	2.7	1.6	1.1	3.3
脂肪(g)	2.9	3.6	3.5	3.8
糖質(g)	5.3	6.6	7.2	4.8
灰分(g)	0.3	0.2	0.2	0.7
カルシウム(mg)	31	34	27	110
リン(mg)	14	17	14	93
鉄(mg)	0.1	0.04	0.04	0.02
ナトリウム(mg)	48	29	15	41
カリウム(mg)	74	64	48	150
ビタミンA(IU)	89	88	47***	39***
ビタミンB$_1$(mg)	0.02	0.01	0.01	0.04
ビタミンB$_2$(mg)	0.03	0.03	0.03	0.15
ナイアシン(mg)	0.08	0.2	0.2	0.1
ビタミンC(mg)	4	5	5	1

*S. K. Kon and A. T. Cowie：Milk：the Mammarry gland and its secretion, vol. 2. p.275, 1961 より引用。
**日本食品標準成分表 2010 を参考に比重 1.03 を用いて換算した。
***μgRAE 表示。

人工栄養という。

　人工栄養の主原料は，牛乳または乳製品である。人工栄養は用途別に，育児用ミルクの**調製粉乳**，離乳期用粉乳のフォローアップミルク，低出生体重児用粉乳，アレルギー体質児用粉乳などの**治療乳**に大別される。調製粉乳は「乳および乳製品の成分規格等に関する省令」で規格が定められており，「生乳，牛乳，若しくは特別牛乳またはこれらを原料として製造した食品を加工し，または主要原料とし，これに必要な栄養素を加え粉末にしたもの」をいう。

　③**混合栄養**　栄養補給が，母乳栄養と人工栄養の併用で行われる栄養法を混合栄養という。本来，混合栄養は母乳で不足した栄養を人工栄養で補うために行われる方法であるが，母親の就労の間の栄養補給をまかなうために使われることも多くなってきた。

●離乳食

離乳期の栄養▶　離乳は生後5〜6か月ごろから始められる。離乳食は，母乳だけでは不足してくるエネルギーや栄養素の補給，咀嚼・嚥下機能や味覚の発達促進などの役割がある。さらに，摂食による臭覚・視覚などの刺激は大脳の育成の刺激となり精神発達を促し，また適正な食習慣の確立にもつながる。

離乳の進め方の目安

	離乳の開始 ⟶ 離乳の完了			
	以下に示す事項は，あくまでも目安であり，子どもの食欲や成長・発達の状況に応じて調整する。			
	離乳初期 生後5〜6か月ごろ	離乳中期 生後7〜8か月ごろ	離乳後期 生後9〜11か月ごろ	離乳完了期 生後12〜18か月ごろ
食べ方の目安	●子どもの様子をみながら1日1回1さじずつ始める。 ●母乳や育児用ミルクは飲みたいだけ与える。	●1日2回食で食事のリズムをつけていく。 ●いろいろな味や舌ざわりを楽しめるように食品の種類を増やしていく。	●食事リズムを大切に，1日3回食に進めていく。 ●共食を通じて食の楽しい体験を積み重ねる。	●1日3回の食事リズムを大切に，生活リズムを整える。 ●手づかみ食べにより，自分で食べる楽しみを増やす。
調理形態	なめらかにすりつぶした状態	舌でつぶせるかたさ	歯ぐきでつぶせるかたさ	歯ぐきでかめるかたさ
1回あたりの目安量				
Ⅰ 穀類（g）	つぶしがゆから始める。 すりつぶした野菜なども試してみる。 慣れてきたら，つぶした豆腐・白身魚・卵黄などを試してみる。	全がゆ 50〜80	全がゆ90〜 軟飯80	軟飯90〜 ご飯80
Ⅱ 野菜・果物（g）		20〜30	30〜40	40〜50
Ⅲ 魚（g）		10〜15	15	15〜20
または肉（g）		10〜15	15	15〜20
または豆腐（g）		30〜40	45	50〜55
または卵（個）		卵黄1〜 全卵1／3	全卵1／2	全卵1／2〜 2／3
または乳製品（g）		50〜70	80	100
歯の萌出の目安		乳歯がはえはじめる。	1歳前後で前歯が8本はえそろう。 離乳完了期の後半頃に奥歯（第一乳臼歯）がはえはじめる。	
摂食機能の目安	口を閉じて取り込みや飲み込みができるようになる。 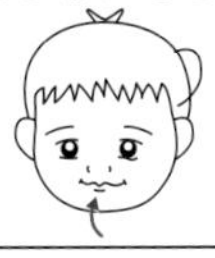	舌と上あごでつぶしていくことができるようになる。 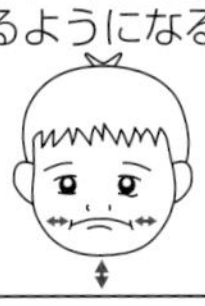	歯ぐきでつぶすことができるようになる。 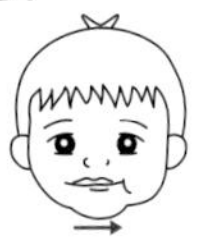	歯を使うようになる。

※衛生面に十分に配慮して食べやすく調理したものを与える。

（「授乳・離乳の支援ガイド」2019による，一部改変）

▶ 図8-2　離乳食の進め方

　　離乳食の進め方の目安を図8-2に示した。

●栄養補給上の注意点

　　新生児期は吸啜反射（口に指などを入れると力強く吸う反射）と嚥下反射によって哺乳することはできるが，舌で固形物を咽頭まで運ぶことはできないた

め，固形物は食べることはできない。また，出生後3～4か月までは嚥下の際に鼻腔からも空気を多く飲み込むこと，さらに成人に比べて噴門の括約筋の機能が不完全であることから，口から乳を戻しやすい（溢乳）。そのため，授乳後にはげっぷをさせて空気を吐き出させることが大切である。

1回摂取量▶　胃の容量は新生児では30～60 mL，3か月児では140～170 mL，さらに1歳児では370～460 mLであるため，1回に大量の乳を飲むことができず，1日に6～8回に分けて与える必要がある。

腸内細菌と▶
ビタミン　　出生後，大腸では腸内細菌叢が形成され，常在する腸内細菌がビタミンB群やビタミンKなどを合成しはじめる。最優勢菌はビフィズス菌であり，人工栄養児では母乳栄養児に比べて大腸菌・腸球菌などが多くなる。

② 乳児期の栄養ケア・マネジメントの要点

1 栄養アセスメント

身体計測と▶
食事調査　　乳児期の栄養障害は成長・発達に大きく影響するため，栄養アセスメントの意義は大きい。身体計測では身長・体重・胸囲・頭囲などをはかる。身体計測の結果から，低栄養や過栄養を簡単に把握することができる。

臨床診査と▶
臨床検査　　臨床診査では，栄養補給歴・身体所見などを把握し，さらに理学的検査を行う。臨床検査では，血清タンパク質・血清脂質・ヘモグロビン・尿中クレアチニンなどの検査を行う。

2 乳児期の栄養にかかわる問題

十分なエネルギーや水分の摂取に加え，ビタミンKや鉄などの乳児に不可欠な微量栄養素の補給も必須となる。乳児期の栄養にかかわる問題としては，先天性代謝異常のフェニルケトン尿症・乳糖不耐症や，食物アレルギー，脱水症，便秘，新生児メレナ，貧血などがあげられる。それぞれの原因および対策・治療を表8-3にまとめた。

▶ 表8-3　乳児期における栄養問題とその原因および対策・治療

	原因	対策・治療
フェニルケトン尿症	先天性代謝異常	フェニルアラニン制限乳の使用
乳糖不耐症	先天性代謝異常	乳糖除去乳や無乳糖乳の使用
食物アレルギー	牛乳・卵・魚・ダイズなどの食品の摂取	原因食品の除去
脱水症	発熱・下痢・嘔吐など	水分補給
便秘	母乳栄養・人工栄養・離乳食の摂取不足など	授乳量や離乳食量の増加
新生児メレナ	ビタミンKの欠乏	ビタミンKの補充と腸内細菌叢の常在化
貧血	母乳中の鉄含有量の不足など	離乳食からの鉄の摂取

B 幼児期における栄養

① 幼児期の特徴と栄養摂取の要点

幼児期とは，1歳から就学前までの時期をいう。この時期は，乳歯がはえ，体重や身長をはじめとする形態的な成長，さらに生理・運動機能や精神の発達が著しい。また，食生活習慣を確立させる時期でもある（▶図8-3）。

体構成成分の摂取▶ 幼児期には，体重が毎年約1.5〜2kg増加し，身長は1年間で約6〜8cmのびる。このように著しく成長する時期であるため，体構成成分となるタンパク質・ミネラルなどの栄養素を十分に摂取する必要がある。しかし，消化管は未発達であり，食事には十分な配慮が必要である。

**エネルギー量の▶
確保** 幼児は成人と比べて，体重あたりの基礎代謝量が高い。このことからもわかるように体内の代謝は活発であり，運動能力の発達とともに身体活動が多くなるため，エネルギー消費量は一層多くなる。3回の食事でエネルギーや栄養素を十分に摂取できない場合には，間食や補食を与える必要がある。

食習慣の確立▶ 幼児期は，規則正しい食事時間や食事中の礼儀などの基本的な食習慣を身につけ，さらに食物の季節感などを養う大切な時期でもある。偏食や嫌いな食品を食べないことによって栄養バランスをくずすこともあり，食事の教育・指導は重要である。しかし，無理なしつけは食欲不振や偏食の原因となるため，離乳食から3歳ごろまでに与える食品，そして料理の味つけや調理法を工夫することで食習慣の確立を促すべきである。

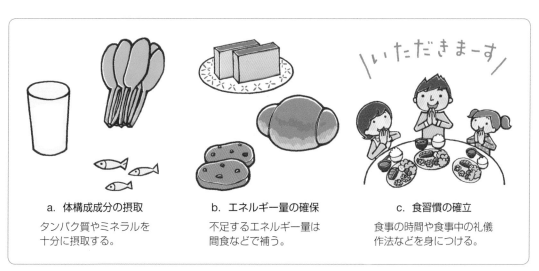

a. 体構成成分の摂取
タンパク質やミネラルを十分に摂取する。

b. エネルギー量の確保
不足するエネルギー量は間食などで補う。

c. 食習慣の確立
食事の時間や食事中の礼儀作法などを身につける。

▶ 図8-3 幼児期の栄養摂取の要点

② 幼児期の栄養ケア・マネジメントの要点

1 栄養アセスメント

身体計測と▶
食事調査
　身体計測においてはカウプ指数などを用いて体格を評価し，必要に応じて食生活の改善を行う。カウプ指数は成人における BMI と算出式は同じであるが，その評価基準は異なる。カウプ指数では，乳児(3か月以降)は 16〜18，幼児満1歳は 15.5〜17.5，満1〜2歳は 15〜17，満3〜5歳は 14.5〜16.5，学童期は 18〜22 が標準である。食事調査は，保護者に対して実施する。

臨床診査と▶
臨床検査
　臨床診査では，表情や皮膚の状態を観察し，貧血や脱水の有無をみる。さらに食欲や睡眠，排便の状態を保護者に聴取する。臨床検査では，血清タンパク質・血清脂質・ヘモグロビン・尿タンパク質・尿糖などの検査を行う。骨や筋肉に異常が疑われる場合，X線撮影や骨密度の測定などを行う。

2 幼児期の栄養にかかわる問題

PEM▶
　幼児期におけるタンパク質・エネルギー低栄養状態(PEM)としては，クワシオルコル(カシオコア)型やマラスムス型がみられる(▶207ページ)。PEM は飢餓をはじめ，虐待や偏食によっても生じ，発育遅延や筋萎縮をきたす。

規則正しい生活▶
　生活リズムの乱れは規則正しい食事を乱すことにもなるため，早寝・早起きの習慣を身につけさせる。また，昼間の遊びを通して身体を十分に動かすようにすることで，食欲をかりたて，さらに快適な睡眠を促せるようにする。

孤食の防止▶
　食事は家族とのコミュニケーションの場でもある。子どもがひとりで食事をする孤食は，食欲減退や偏食の原因となり，また精神的にも不安定となることから健全な成長・発達が阻害される。

水分の補給▶
　幼児期は新陳代謝が活発な時期であり，成人に比べて体重あたりの不感蒸泄(不感蒸散)量も多いため脱水症になりやすい。水分摂取量の目安は，体重1kg あたり約 100〜120 mL とされている。

歯の健康▶
　乳歯の齲歯(むし歯)は，のちの永久歯の歯並びや，かみ合わせに大きく影響する。甘味食品や嗜好飲料の摂取頻度が齲歯の発症に影響することから，これらの食品のとりすぎに注意する。

C 学童期における栄養

① 学童期の特徴と栄養摂取の要点

　学童期とは幼児期以降から小学生の期間をさし，学童期後半が思春期と重なる場合もある。図8-4にスキャモンの発育曲線を示した。「一般型」は身長・

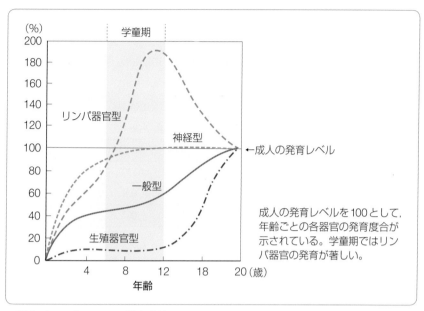

(%)
学童期

リンパ器官型

神経型
←成人の発育レベル

一般型

生殖器官型

成人の発育レベルを100として,
年齢ごとの各器官の発育度合が
示されている。学童期ではリン
パ器官の発育が著しい。

年齢

▶ 図8-4　スキャモンの発育曲線

体重や腹部臓器の発育をあらわしている。呼吸器・消化器・筋肉・骨などの臓器は,学童期ではおだやかに発育することがわかる。

リンパ系組織の形態の発育については,学童期に成人の発育レベルをこえるが,思春期以降に成人のレベルまでに戻る。脳については神経細胞などの発育によって脳の重量が増加し,脳の機能が発達する。また,口腔内の変化としては乳歯が永久歯にはえかわる。さらに,精神や運動機能は目ざましく発達する。

必要量の増大▶　学童期の児は成長・発達の過程にあり,身体活動量も多くなることから,エネルギーや栄養素の必要量は成人と同じかあるいはそれよりも多くなることがある。しかし,体格や活動量などは個人差が大きく,エネルギーや栄養素の摂取量は個々人の状況に合わせる必要がある。

規則正しい生活▶　学童期は,学校や家庭だけではなく学習塾や習いごとなどに時間を費やすこともある。このような生活の傾向として,①遊び時間の減少,②就寝時間の遅れ,③夜食の習慣化,④運動量の低下,などがみられる。また,遊びではなく本格的にスポーツを行う児童も出てくる。さらに,時間の使い方にも個人差が出てくるが,成長・発達時期であることを第一に考えて食習慣を乱すことなく生活することは,健全な成長・発達を促すためにも重要である。

栄養教育▶　学童期は嗜好もはっきりし,外食についても興味をもつ時期であり,食教育などによる栄養・食事についての教育も必要とされる。学校給食では,児童または生徒1人1回あたりの「学校給食摂取基準」が定められており,その基準をもとに献立がつくられ,給食が提供されている(▶表8-4)。また,栄養教諭による授業が行われている。

▶ 表8-4 児童または生徒1人1回あたりの学校給食摂取基準

区分	基準値			
	児童(6〜7歳)	児童(8〜9歳)	児童(10〜11歳)	児童(12〜14歳)
エネルギー(kcal)	530	650	780	830
タンパク質(% エネルギー)	13〜20	13〜20	13〜20	13〜20
脂質(% エネルギー)	20〜30	20〜30	20〜30	20〜30
食物繊維(g)	4以上	5以上	5以上	6.5以上
ビタミンA(μgRAE)	170	200	240	300
ビタミンB$_1$(mg)	0.3	0.4	0.5	0.5
ビタミンB$_2$(mg)	0.4	0.4	0.5	0.6
ビタミンC(mg)	20	20	25	30
ナトリウム(食塩相当量)(g)	2.0 未満	2.0 未満	2.5 未満	2.5 未満
カルシウム(mg)	290	350	360	450
マグネシウム(mg)	40	50	70	120
鉄(mg)	2.5	3	4	4
亜鉛[1])(mg)	2	2	2	3

1) 基準としては定められてはいないが, 摂取に配慮すべき栄養素およびその摂取量。

（「学校給食摂取基準」2018 をもとに作成）

② 学童期の栄養ケア・マネジメントの要点

1 栄養アセスメント

身体計測と▶ 食事調査　身体計測においては, ローレル指数などを用いての体格評価や体脂肪率の測定を行い, 必要に応じて食生活の改善を行う。食事調査では, 食事内容については保護者に対して, 欠食・間食や給食の摂取状況については児童本人に対して実施することが望ましい。また, 肥満・やせ(るい痩)に関連して, 外遊びの時間や学外活動など, 身体活動を把握できる内容をアセスメント項目に加えるとよい。

臨床診査と▶ 臨床検査　臨床診査では, 皮膚の状態や貧血の有無, 睡眠・排便の状況を把握する。臨床検査では, 血圧測定, 血清タンパク質・血清脂質・ヘモグロビン・尿タンパク質・尿糖などの検査を行う。

2 学童期の栄養にかかわる問題

肥満とやせ▶　学童期では, 肥満とやせが問題となっている。

肥満傾向児は1980年ごろから年々増加傾向にあったが, 2000年以降は若干の減少または横ばいの状態が続いている(▶図8-5)。肥満傾向児が増加した原因として, 食生活の欧米化や食行動異常, 運動不足などが考えられている。肥

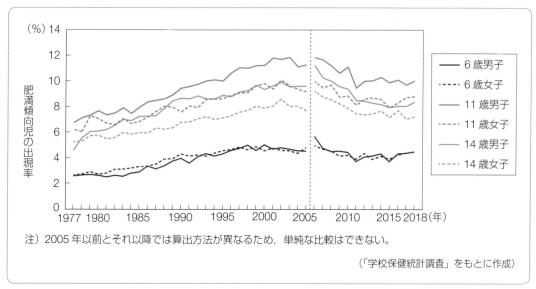

注）2005 年以前とそれ以降では算出方法が異なるため，単純な比較はできない。

（「学校保健統計調査」をもとに作成）

▶ 図 8-5　肥満傾向児の出現率の推移

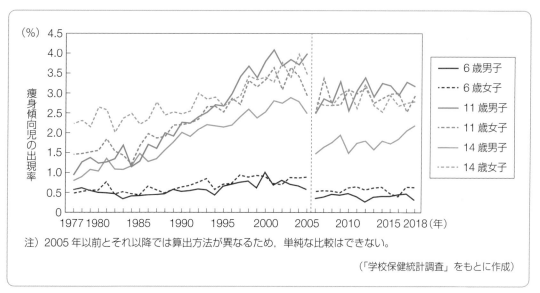

注）2005 年以前とそれ以降では算出方法が異なるため，単純な比較はできない。

（「学校保健統計調査」をもとに作成）

▶ 図 8-6　痩身傾向児の出現率の推移

満児は，すでに高血圧症・脂質異常症・脂肪肝・糖尿病などの生活習慣病に罹患している場合もあるので，健康診断などでも注意が必要である。

　一方，痩身（やせ）傾向児の割合は学童期後半で増加し，また増加傾向にある（▶図8-6）。やせは体質的なことも影響し，また運動量が多い場合にはやせぎみになることも多いので，エネルギー不足にならないように注意する必要がある。最近では「やせ志向」の児童・生徒が増え，成長・発達過程にある児童・生徒がダイエットをして，減食やかたよった食事をしている現状がある。この時期におけるダイエットの弊害についての教育も必要とされている。

朝食の状況▶　2018（平成30）年の児童・生徒における朝食の摂取状況の調査結果では，小学校5年生では，男女ともに「毎日食べる」が83% 以上，「食べない」が1% 以下であるが，中学校2年生では，「毎日食べる」が男子で81.4%，女子で78.2%，「食べない」が1% 以上となっている（▶図8-7）。朝食を食べる習慣は浸透しつつあるが，朝食の内容の充実についてもあわせて教育する必要がある。

睡眠と運動▶　睡眠時間は，小学校5年生に比べ中学生で短くなっている（▶図8-8）。また，放課後や学校が休みの日に，運動部活動や地域のスポーツクラブ以外で運動（身体を動かす遊びを含む）やスポーツをすることがありますかの問いには，小学校5年生で「まったくない」が男女ともに6% 程度であるが，中学校2年生では，男子で12.7%，女子で18.8と増加している（▶図8-9）。運動不足にならないように注意する必要がある。

食習慣の教育▶　生活リズムの乱れは食生活の乱れにつながるため，生活習慣を獲得する時期である学童期では，正しい生活リズムの教育が重要となる。生活リズムの教育・

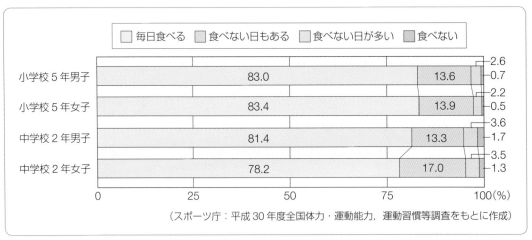

▶ 図8-7　児童・生徒の朝食の摂取状況

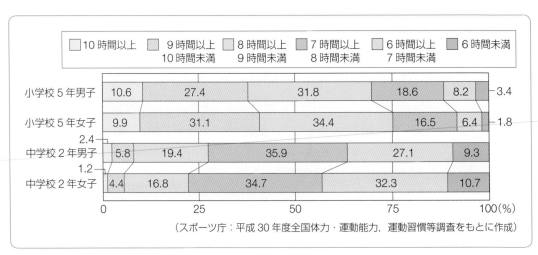

▶ 図8-8　児童・生徒の睡眠の状況

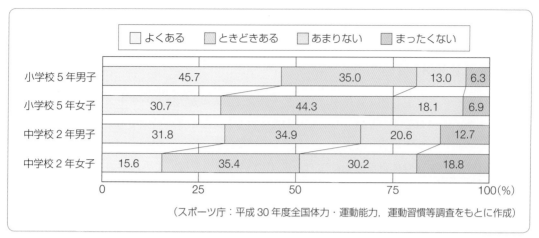

| | よくある | ときどきある | あまりない | まったくない |

▶ 図8-9　児童・生徒の運動・スポーツの状況

指導は，おもに保護者を対象として行い，指導された内容を実践し，子どもに習慣化させるようにする。

　食のあり方が国民全体の問題として考えられたことを受け，2005（平成17）年に「食育基本法」が施行された（▶247ページ）。翌年には「食育推進基本計画」が策定され，国をあげて「食育」を推進している。小・中学校教育では，給食を生きた教材と位置づけ，栄養教諭を中心に食に関する指導を行うことによって，食育の推進をはかっている。

D 思春期・青年期における栄養

① 思春期・青年期の特徴と栄養摂取の要点

思春期▶　思春期は小児から成人に移行する期間であり，その開始と終了の時期には性差や個人差がある。思春期前期には身長と体重が増し，性成熟に伴う**第二次性徴**があらわれはじめる。思春期中期では，第二次性徴が顕著となり，性器の成熟によって男性では精通，女性では初経がみられる。思春期後期では，第二次性徴が終わり，性器は完全に成熟し，成人の体型が完成する。精神面では思春期は第二反抗期ともいわれ，自我の確立が行われる時期でもある。

　思春期はこのような身体変化に対応するために，活動量に見合ったエネルギーと栄養素の摂取を必要とする。とくに，男性では筋肉の発達，女性では貧血の予防のために，良質のタンパク質やビタミン・ミネラルを摂取する必要がある。

青年期▶　青年期では体型が完成し，生活に個人差があらわれるようになる。生活スタイルによっては，身体活動量の低下，不規則な食生活，生活習慣の乱れなどが生じやすくなり，生活習慣病の原因となるので注意が必要である。

② 思春期・青年期の栄養ケア・マネジメントの要点

1 栄養アセスメント

思春期・青年期は，成長・発達に個人差が大きく，アセスメント結果の評価はむずかしい。しかし，栄養障害をおこしやすい時期でもあり，栄養アセスメントの意義は大きい。

身体計測と▶
食事調査

身体計測においては，BMI などの指数を用いての体格の評価や，体脂肪率の測定が行われる。食事調査では，食事内容や食習慣などが評価できる調査を実施する。身体活動については，ばらつきが大きいため，クラブ活動の状況や運動習慣などの調査を行って把握することが望まれる。

臨床診査と▶
臨床検査

臨床診査では，皮膚の状態や貧血の有無，睡眠・排便の状況を把握する。臨床検査では，血圧測定や末梢血・尿などを用いての検査を行う。

2 思春期・青年期の栄養にかかわる問題

思春期に多い栄養障害の原因として，摂食障害がある。代表的な摂食障害には，**神経性やせ症**と**神経性過食症**，過食性障害がある。

神経性やせ症は思春期の女性に多くみられ，摂食異常とやせを主症状とする心因性疾患である。一方，神経性過食症は食欲を押さえられず，短時間に大量の食物を食べてしまい，その後に嘔吐などの体重を増やさないための代償行為を伴う心因性疾患である。神経性やせ症からの移行や重複も多くみられる。過食性障害は，神経性過食症と同様に過食がみられるが，代償行為は伴わない（▶図 8-10）。

欧米の先進諸国における神経性やせ症の患者数は，思春期と青年期の女性の

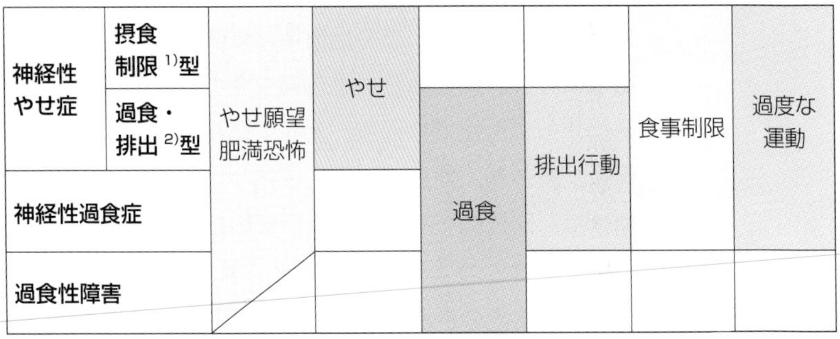

1）ダイエット，断食，運動によってみずからエネルギーを制限する。
2）食べたあとにみずから嘔吐したり，下痢や利尿薬，浣腸を使い排出したりする。

（安藤哲也：摂食障害について．養護教諭のための摂食障害ゲートキーパー研修会資料，2017 による，一部改変）

▶ 図 8-10　摂食障害の分類と特徴的な行動

それぞれ約 1.5% と報告されている。神経性やせ症の患者は，わが国において
も 1980 年代から増加しており，厚生労働省が 1993（平成 5）年に 200〜300 床
以上の病院で実施したアンケート調査では，13〜29 歳の女性 10 万人あたりの
有病率は 14.6〜21.8 であった。また，京都府の高校生を対象とした調査では，
1992 年と 2002 年を比較すると，神経性やせ症の頻度は約 4 倍，神経性過食症
の頻度は約 5 倍に増加していたという報告もある[1]。

E 成人期における栄養

① 成人期の特徴と栄養摂取の要点

思春期を終えてから老年期を迎えるまでの，20 歳ごろから 60 代半ばまでの
期間を成人期という。この時期は生活環境が多種多様であるが，仕事中心の生
活では栄養的な問題もおこりやすい。問題の原因としては，①活動量の減少，
②食べすぎや飲みすぎ，③不規則な食生活，④精神的なストレス，⑤睡眠不足，
などがあげられ，これらは生活習慣病の発症につながる。

特定健診と▶
特定保健指導

厚生労働省は，2008（平成 20）年に成人期における健康の保持・増進の観点
から内臓脂肪型肥満に着目した**特定健康診査（特定健診）・特定保健指導**の実施
を医療保険者に義務づけた。肥満を改善することによって生活習慣病のリスク
を軽減させることがねらいである。

特定健診によって得られた結果から，**表 8-5** に示した階層化を行って特定
保健指導の対象者を選定するとともに，①積極的支援（3〜6 か月間の継続支
援），②動機づけ支援，③情報提供の 3 段階の支援レベルに分け，特定保健指
導が実施されている。

特定保健指導の目的は，内臓脂肪の蓄積を引きおこした原因と考えられる生
活習慣を洗い出し，食生活の改善や身体活動量の増加など対象者が無理なくで
きるところから取り組み，改善した行動が習慣化されるように支援すること（行
動変容を導くこと）である。

健康な食生活の▶
ための施策

厚生労働省は，健康な個人または集団を対象として，国民の健康の保持・増
進，生活習慣病の予防を目的とし，エネルギーおよび各栄養素の摂取量の基準
を示すものとして「日本人の食事摂取基準（2020 年版）」を策定している（▶93,
253 ページ）。また，望ましい食生活についてのメッセージを示した「食生活指
針」を具体的な行動に結びつけるものとして，1 日に「なにを」「どれだけ」
食べたらよいかの目安をわかりやすくイラストで示した「食事バランスガイ
ド」を策定し，国民の食生活の改善を促している（▶102 ページ, 図 5-6）。

---

1) 日本摂食障害学会監修：摂食障害治療ガイドライン. p.22, 医学書院, 2012.

▶ 表8-5　保健指導対象者の選定と階層化

ステップ1（内臓脂肪蓄積のリスク判定）

○ 腹囲とBMIで内臓脂肪蓄積のリスクを判定する。
・腹囲　男性≧85cm，女性≧90cm　→（1）
・腹囲　（1）以外　かつ　BMI≧25　→（2）

ステップ2（追加リスクの数の判定と特定保健指導の対象者の選定）

○ 検査結果および質問票より追加リスクをカウントする。
○ ①〜③はメタボリックシンドロームの判定項目，④はそのほかの関連リスクとし，④喫煙歴については①から③までのリスクが1つ以上の場合にのみカウントする。
○ ⑤に該当する者は特定保健指導の対象にならない。

①血圧高値　ⓐ収縮期血圧130mmHg以上　またはⓑ拡張期血圧85mmHg以上
②脂質異常　ⓐ中性脂肪150mg/dL以上　またはⓑHDLコレステロール40mg/dL未満
③血糖高値　ⓐ空腹時血糖（やむを得ない場合は随時血糖）100mg/dL以上　またはⓑHbA1c（NGSP）5.6%以上

④質問票　喫煙歴あり
⑤質問票　①，②または③の治療にかかわる薬剤を服用している

ステップ3（保健指導レベルの分類）

ステップ1，2の結果をふまえて，保健指導レベルをグループ分けする。なお，前述の通り，④喫煙歴については①から③のリスクが1つ以上の場合にのみカウントする。
（1）の場合　①から④のリスクのうち
　　　　　　　追加リスクが　　2以上の対象者は　　積極的支援レベル
　　　　　　　　　　　　　　1の対象者は　　　　動機づけ支援レベル
　　　　　　　　　　　　　　0の対象者は　　　　情報提供レベル　　とする
（2）の場合　①から④のリスクのうち
　　　　　　　追加リスクが　　3以上の対象者は　　積極的支援レベル
　　　　　　　　　　　　　　1または2の対象者は　動機づけ支援レベル
　　　　　　　　　　　　　　0の対象者は　　　　情報提供レベル　　とする

ステップ4（特定保健指導における例外的対応など）

○ 65歳以上75歳未満の者については，日常生活動作能力，運動機能などをふまえ，QOL（Quality of Life）の低下予防に配慮した生活習慣の改善が重要であることなどから，「積極的支援」の対象となった場合でも「動機づけ支援」とする。
○ 降圧薬などを服薬中の者については，継続的に医療機関を受診しているはずなので，生活習慣の改善支援については，医療機関において継続的な医学的管理の一環として行われることが適当である。そのため，保険者による特定保健指導を義務とはしない。しかしながら，きめ細かな生活習慣改善支援や治療中断防止の観点から，かかりつけ医と連携したうえで保健指導を行うことも可能である。また，健診結果において，医療管理されている疾病以外の項目が保健指導判定値をこえている場合は，本人を通じてかかりつけ医に情報提供することが望ましい。

（厚生労働省：標準的な健診・保健指導プログラム〔平成30年度版〕による，一部改変）

健康づくりのため▶
　の身体活動指針

さらに運動や身体活動に関しては，生活習慣病やロコモティブシンドロームなどの予防を目的として「**健康づくりのための身体活動基準2013**」が策定された。そのエビデンスを用いた「**健康づくりのための身体活動指針（アクティブガイド）**」では，身体活動・運動の重要性と取り組み方について国民向けにわかりやすく示している。アクティブガイドのキーワードは「**＋10（プラステン）**」であり，通勤・通学や散歩，ストレッチなどで動く時間を10分ずつのばすことを目ざしている。毎日の身体活動量を増やして健康づくりにつながるように，すぐにでも実行できるさまざまな＋10が提案されている。

② 成人期の栄養ケア・マネジメントの要点

1 栄養アセスメント

身体計測と ▶
食事調査
　生活習慣病の発症を予防するために，身体の現状を把握することは重要である。BMI などの指数を用いての評価や体脂肪率の測定を行い，肥満の場合には改善に努める。食事調査では，食事内容や食習慣などが評価できる調査を実施する。

臨床診査と ▶
臨床検査
　臨床診査では，睡眠や排便の状況，身体活動量などを質問し，生活スタイルを把握する。臨床検査では，血圧測定，血清脂質・空腹時血糖・HbA1c・尿酸・肝機能などの検査によって，糖尿病や脂質異常症などの生活習慣病の有無を明らかにする。

2 成人期の栄養にかかわる問題

　成人期では，生活習慣病とかかわりの深い栄養素の摂取が問題となる。また，エネルギー消費量よりも摂取量が上まわった状態を長期間続けると，肥満やイ

Column 食事量を左右する摂食中枢と満腹中枢

　満腹中枢は，おもに血中のグルコース濃度が上昇することで刺激される。食べたものが消化・吸収されて血中グルコース濃度が高まると，満腹中枢が刺激されて食べることをやめようとする。しかし，食事の内容や食べ方によっては，満腹中枢が反応するグルコース濃度に達するまでに時間がかかり，その結果，食べたいだけ食べることになって，満腹中枢がはたらいたときには過剰摂取となるおそれがある。

　私たちの食べる量には，満腹中枢だけではなく摂食中枢もかかわっている。「食べたい」という摂食中枢の刺激が強ければ，満腹中枢が刺激されるまでの食べる量は多くなる。摂食中枢を刺激する物質としては脂

肪酸があり，脂肪を多く含む料理を食べると摂食中枢が刺激されるため，「もっと食べたい」という行動につながる。

　このとき，食事に糖質が含まれていれば，血中のグルコース濃度がすみやかに高くなり，満腹中枢が刺激されて食事をやめることができる。食事に主食（穀類）を取り入れることは，糖質の摂取以外に，食べすぎを防止するためにも大切なことが理解できるだろう。

　摂食中枢と満腹中枢の機能をふまえて食事の内容を考えることは，食べすぎを防ぐことに貢献する。知識を活用した食生活を送ることで，健康の維持・増進や充実した日々を過ごせるよう役だててほしい。

摂食中枢の刺激による食べすぎの例
- 焼き肉などで脂肪を含む肉だけを食べ続けると，限界まで食べてしまう。
- あまり食欲がないときでも，あげものやバターをふんだんに使った洋菓子などを食べると，もっと食べたくなる。

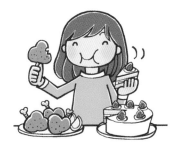

　ンスリン抵抗性の増大，糖質・脂質の代謝異常などを引きおこし，さまざまな生活習慣病を合併する。

　動物性脂質の過剰摂取は，脂質異常症や動脈硬化などの原因となる。また，食塩の過剰摂取が高血圧症を発症させると考えられている。さらに，カルシウムの摂取不足は，骨粗 鬆 症 の原因になる。

F｜妊娠期における栄養

① 妊娠期の特徴と栄養摂取の要点

　妊娠とは，受精卵が子宮内に着床して，それが発育を続ける状態をいい，妊娠期間は約 40 週 0 日（280 日）である。

● 母体の変化

　母体は，体重が妊娠 5 か月末で約 4 kg，妊娠 10 か月末で約 11 kg 増加する。さらに，子宮の拡大，乳腺の発達，基礎代謝の増加，循環血流量や心拍数の増加，妊娠線などの皮膚の変化，尿量の増加などの変化がおこる。

消化器系の変化▶　消化器系の変化としては，妊娠初期には**つわり**が出現し，妊娠中期に入ると子宮の拡大によって胃が押し上げられ，腸管が圧迫されるとともにプロゲステロンの増加などホルモンの作用によって消化管の運動機能が低下し，胃がもたれたり便秘がちとなる。

代謝の変化▶　代謝の変化としては，タンパク質の異化と同化がともに亢進する。胎児や胎盤の発育，さらに母体の変化に伴ってタンパク質の蓄積がおこり，窒素平衡は正になって，食事からのタンパク質必要量が増加する。糖質代謝は，母体から胎児へのグルコースの供給のために亢進する。脂質代謝では，妊娠中期以降，血清脂質は増加するが，これは胎児へのエネルギー供給のためと考えられている。

● 経過別の栄養摂取の要点

妊娠期の栄養▶　妊娠中の栄養素の摂取については，「日本人の食事摂取基準（2020 年版）」にエネルギーと栄養素の**付加量**や**目安量**が示されている。妊娠前半では，つわりによって食欲がなくなるが，つわりが終わると食欲が亢進する。この時期は，胎児の内臓や骨の形成期にあたるため，とくにタンパク質・カルシウムの摂取量が不足しないようにする。しかし，過剰摂取による悪影響も存在するため，摂取量には十分に注意しなくてはならない。また，先天性異常を防止するためにも，薬物の使用，喫煙，アルコール飲料の摂取に気をつける。

　妊娠期の後半は，胎児の発育が著しい時期である。エネルギーや栄養素の不

足をまねかないように栄養補給をすることが重要である。しかし，エネルギーの過剰摂取は肥満を引きおこすので，糖質と脂質の摂取量に注意する。

分娩時の栄養▶ 分娩時は，規則的な陣痛の開始から子宮口の完全な開大までは摂食が可能であるが，分娩が進行した場合には消化のよい糖質を中心とした流動食か，あるいは水分の補給くらいしかできない。

産褥期の栄養▶ 妊娠および分娩によって変化した母体が妊娠前の状態に戻るまでの期間を産褥期といい，分娩終了から約6〜8週間である。この期間は，授乳に向けて母体を回復させるために，バランスのとれた食事からエネルギーや栄養素を摂取することを心がける必要がある。

② 妊娠期の栄養ケア・マネジメントの要点

1 栄養アセスメント

アセスメントは，妊娠の経過に伴う母体と胎児の変化を的確に評価するため，さらに妊娠高血圧症候群の予防・早期発見のためにも大切である。妊娠高血圧症候群とは，妊娠時に高血圧を発症した場合をいう。妊娠前から高血圧をみとめる場合，もしくは妊娠20週までに高血圧をみとめる場合を高血圧合併妊娠とよび，妊娠20週以降に高血圧のみ発症する場合は妊娠高血圧症，高血圧とタンパク尿をみとめる場合は妊娠高血圧腎症と分類される。

身体計測と▶ 身体計測では体格の評価に BMI を用いる。妊娠期の体重の増加について**表**
食事調査 **8-6** に示した。また，生活習慣を把握するための調査や食事調査も行う。

臨床診査と▶ 臨床診査では自覚症状，既往歴，妊娠および分娩歴などを問診する。臨床検
臨床検査 査では，血圧測定，尿や末梢血を用いた検査，とくに血清脂質・空腹時血糖などの測定を行う。

▶ 表8-6 体格区分別にみた妊娠全期間を通しての推奨体重増加量

体格区分[*1]	BMI	推奨体重増加量
低体重（やせ）	18.5 未満	9〜12 kg
ふつう	18.5 以上 25.0 未満	7〜12 kg[*2]
肥満	25.0 以上	個別対応[*3]

＊1：体格区分は非妊娠時の体格による。
＊2：BMI が「低体重（やせ）」に近い場合には推奨体重増加量の上限側に近い範囲を，「肥満」に近い場合には推奨体重増加量の下限に近い範囲を推奨することが望ましい。
＊3：BMI が 25.0 をややこえる程度の場合は，おおよそ5 kg を目安とし，著しくこえる場合には，ほかのリスクを考慮しながら，臨床的な状況をふまえ，個別に対応していく。

（「妊産婦のための食生活指針」2006 による，一部改変）

2 妊娠期の栄養にかかわる問題

● 妊娠期の食生活

妊娠期の栄養の▶
基本

妊娠期では，胎児の成長に必要なタンパク質やカルシウムなどを十分に摂取する。つわりに伴う嘔吐や食欲不振によって少量しか食べられない場合には，妊婦の嗜好や要求にしたがって食べやすいものを食べやすく調理するなどの配慮が必要である。また，嘔吐によって失われた水分などの補給を心がける。

妊産婦のための▶
食生活指針

わが国では，若い女性において，食事のかたよりや低体重（やせ）の者の割合が増加するなど，健康上の問題が存在しており，妊娠期および授乳期においても，母子の健康の確保のために適切な食習慣の確立をはかることがきわめて重要な課題となっている。これを受け，厚生労働省では，妊娠期の食生活について「**妊娠前からはじめる妊産婦のための食生活指針**」（▶図8-11）や「**妊産婦のための食事バランスガイド**」を策定している。

● 疾患・障害の予防

妊娠高血圧症候群▶

妊娠高血圧症候群の食事療法の基本は，①症状に応じた適正なエネルギーの摂取，②減塩，③必要十分なタンパク質の摂取，などである。ナトリウムは血圧を上昇させ，また体内に貯留すると浮腫の原因となる。タンパク質の摂取不足は，妊娠高血圧症候群の誘発要因である。

貧血▶

妊娠の経過とともに胎児・胎盤・子宮において鉄の需要が高まり，貯蔵鉄が多く利用されるため，鉄の摂取量が十分でない場合には貧血があらわれる。妊娠中は必要十分な量の鉄を摂取して貧血を予防し，また分娩時の出血にも耐えられるようにすべきである。

催奇形性▶

妊娠期に特定の栄養素を過剰に摂取することによって，胎児に奇形があらわ

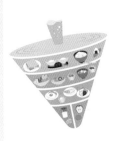

- 妊娠前から，バランスのよい食事をしっかりとりましょう
- 「主食」を中心に，エネルギーをしっかりと
- 不足しがちなビタミン・ミネラルを，「副菜」でたっぷりと
- 「主菜」を組み合わせてタンパク質を十分に
- 乳製品，緑黄色野菜，豆類，小魚などでカルシウムを十分に
- 妊娠中の体重増加は，お母さんと赤ちゃんにとって望ましい量に
- 母乳育児も，バランスのよい食生活のなかで
- 無理なくからだを動かしましょう
- たばことお酒の害から赤ちゃんを守りましょう
- お母さんと赤ちゃんのからだと心にゆとりは，周囲のあたたかいサポートから

（資料：厚生労働省）

▶ 図8-11　妊娠前からはじめる妊産婦のための食生活指針

れる場合がある。たとえば，妊娠前 28 週から妊娠 24 週までにビタミン A を 10,000 IU/日以上摂取した女性から出生した児に奇形が増加しているという疫学調査結果が報告されている[1]。厚生省(現在の厚生労働省)は 1995(平成 7)年に「妊娠 3 か月以内，または妊娠を希望する女性」に対し，ビタミン A の摂取に留意するよう通知している。ビタミン A の含有量の多い食品の大量摂取や連続摂取，栄養補助食品(サプリメント)の使用には注意が必要である。

神経管閉鎖障害 ▶ またアメリカ疾病予防管理センター(CDC)は，葉酸の摂取不足による中枢神経系の先天異常として，神経管閉鎖障害の二分脊椎症の発症頻度が高いことを報告している。胎児の脊椎の形成は妊娠初期に行われるため，葉酸の摂取不足は早期に対応しなくてはならない。厚生省(現在の厚生労働省)は 2000(平成 12)年に「神経管閉鎖障害の発症リスク低減のための妊娠可能な年齢の女性等に対する葉酸の摂取に係る適切な情報提供の推進について」という通知を発表し，出産可能なすべての女性に対して，1 日 400 μg の葉酸をサプリメントなどで摂取することをすすめている。

G 授乳期における栄養

① 授乳期の特徴と栄養摂取の要点

分娩後，新生児や乳児に母乳を与える期間を授乳期という。授乳期の女性は，産褥期を経て非妊娠状態に復帰するとともに，乳汁の分泌が開始される。

妊娠によって増加した体重は，分娩後には約 6 kg 減少し，その後，約 3～6 か月で妊娠前の体重に戻る。母親の活動するエネルギーに加え，乳汁を産生するためのエネルギーが必要であるため，エネルギー消費量は増加する。また分娩後は，高プロラクチンが維持され，エストロゲン・プロゲステロンが急激に減少した状態であり，乳汁分泌に適した身体的変化がみられる。

授乳期の栄養 ▶ 授乳期は，乳汁分泌のために母体に多くのエネルギーや栄養素が必要な時期であり，さらに分娩後の疲労からの回復期でもある。また，母乳の不足は新生児や乳児の発育に大きく影響を与えるため，授乳期の栄養管理は重要である。

乳汁に含まれる栄養素には，授乳をする母親の栄養素の摂取状況と体内貯蔵量によって，影響を受けるものがある(▶表 8-7)。授乳期におけるエネルギーや栄養素の付加量および目安量は「日本人の食事摂取基準(2020 年版)」に示されている(▶253 ページ)。

母乳は新生児にとって最良の栄養であり，母乳の質と量を確保するためには，

---

1) Kenneth, J. R. et al.：Teratogenicity of high vitamin A intake. *The New England Journal of Medicine*, 333(21)：1369-1373, 1995.

▶ 表8-7 授乳者の状態に影響を受ける栄養素

影響する因子など	栄養素
授乳婦の摂取状況	脂質（摂取状況により脂肪酸組成が変化）・ビタミンA・ビタミンE・ビタミンK・ビタミンB_1・ビタミンB_2・ナイアシン・ビタミンB_6・パントテン酸・ビオチン・ビタミンC・マンガン・ヨウ素・セレン
授乳婦の体内貯蔵量	脂質・ビタミンD・葉酸
授乳婦の摂取状況および体内貯蔵量にかかわらず一定	タンパク質・ビタミンB_{12}・ナトリウム・カリウム・カルシウム・マグネシウム・リン・鉄・亜鉛・銅・クロム
不明	モリブデン

精神的に安定した状態で，しかも栄養素のバランスのとれた食事をすることが大切となる。また，母乳の質を高めるためには，必要十分な栄養素を摂取することに加え，安全性の高い食品を選択することも重要である。

② 授乳期の栄養ケア・マネジメントの要点

1 栄養アセスメント

身体計測と食事調査 ▶ 授乳期は栄養状況や生活習慣によって母親の体重の増減が生じ，その変化が新生児や乳児に影響するため，定期的にアセスメントを行う。身体計測では，定期的に母親の体重測定を行う。生活習慣や活動量を把握するための調査や食事調査を実施し，エネルギーや栄養量が適切であるかを判断する。

臨床診査と臨床検査 ▶ 臨床診査では，母親の年齢や過去の妊娠・分娩・産褥歴を聴取し，母乳の分泌状況の参考とする。また，授乳に対する支援状況などを調査して，乳児の良好な発育を保てるようにする。臨床検査では貧血の有無をみるために，血液検査を行って，赤血球数やヘモグロビン，血清脂質などを調べる。授乳期の母体は，妊娠や分娩の影響を受けており，血中の成分が異常値をとることも多い。

2 授乳期の栄養にかかわる問題

授乳期の栄養にかかわる問題では，乳汁分泌不全と摂食障害があげられる。

乳汁分泌不全 ▶ 乳汁分泌不全とは，乳腺機能が正常にはたらかず，乳汁分泌量が平均値よりも著しく不良の状態をいう。多くの原因があるが，栄養状態としては食事量と水分量の不足，栄養不良あるいは栄養過多，また肥満や貧血などが関係する。

摂食障害 ▶ 授乳期には，妊娠・分娩からの身体的な疲労に加え，今後の育児に対する不安，新しい役割に対するストレスなどから精神的な混乱をきたし，摂食障害を発症することがある。疲労感・不眠・食欲不振から，食事面では拒食傾向がみられるので，食事や水分量を観察するとともに，必要に応じて輸液などによる栄養補給を行う。

H 更年期における栄養

① 更年期の特徴

更年期の定義 ▶ 更年期とは,「生殖期 reproductive stage から非生殖期 nonreproductive stage への移行期」と定義されている(第1回国際閉経学会, 1976)。また, 日本産科婦人科学会では,「閉経前の5年間と閉経後の5年間を併せた10年間」を更年期と定義し,「性成熟期から老年期への移行期を指す用語」としている。女性においては, 更年期の終わりは, 卵巣から卵胞が完全に消失する閉経時(平均51歳)であるが, 閉経の始まりは明確ではない。加齢に伴って減少してきた卵母細胞数は, 41〜45歳までの5年間に, 40歳までの1/10にまで減少する。その結果, 卵巣は萎縮し, その大部分は結合組織で占められ, 排卵回数は減少し, エストロゲンの産生能も著しく低下する。

生活習慣病の ▶ 更年期は生殖能力の喪失だけでなく, エストロゲンの分泌低下から肥満・脂リスク 質異常症・骨密度の低下など, 生活習慣病の発症の危険性が増大する時期でもある。したがって, 更年期女性への健康・栄養の側面からの対応は, 更年期症状の改善だけにとどまらず, 健康寿命を延長し, QOLの高い老年期を迎えるためにもきわめて重要である。

更年期障害 ▶ 卵巣を含む内分泌器官では, 卵巣機能の低下によるエストロゲンの分泌低下に伴うフィードバック作用がはたらく。つまり, 卵巣機能を亢進させるために下垂体から大量の性腺刺激ホルモンが分泌されるようになる(▶図8-12)。しかし, エストラジオール(E₂)などのエストロゲンの分泌の回復はみられないので,

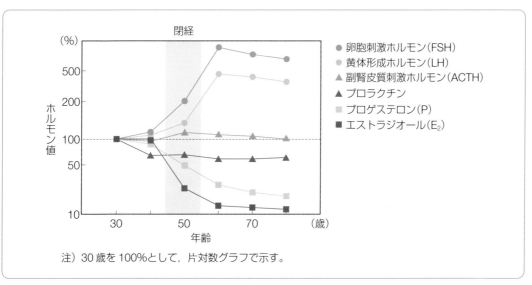

注)30歳を100%として, 片対数グラフで示す。

▶ 図8-12 更年期と老年期におけるホルモン値の変化

卵胞刺激ホルモンや黄体形成ホルモンなどのゴナドトロピン分泌の亢進状態が維持されるようになる。

このような内分泌環境の変化は，更年期のほてり hot flush や発汗を主訴とする**更年期障害**を出現させることになる。更年期には，そのほかに手足のしびれや不眠，神経質，憂うつ，めまい，全身倦怠感などの<ruby>不定愁訴<rt>ふていしゅうそ</rt></ruby>も増大する。

② 更年期の栄養ケア・マネジメントの要点

更年期は閉経に伴うエストロゲンの分泌低下と関連して，代謝異常がおこりやすくなる。そのため，血液・循環器系の疾患や脂質異常症などの生活習慣病，さらに<ruby>骨粗鬆症<rt>こつそしょうしょう</rt></ruby>や生殖器・泌尿器系の疾患などがあらわれる危険性が増大する（▶図8-13）。栄養ケアにおいては，おもに健康・栄養教育によって栄養状態と生活習慣の改善を行う。

体重増加▶　女性は閉経前の38〜47歳ごろから体重が増加しはじめ，50歳代以上の女性ではBMI≧25の人の割合が増加している。閉経前にみられる肥満は皮下脂肪型であり，下腹部や腰部に脂肪組織が蓄積した状態が多いが，閉経後では体脂肪以外の組織の減少と体内の組織分布の変化により，体幹部に脂肪が蓄積する**内臓脂肪蓄積型肥満**が多くみられるようになる。

女性の加齢に伴う体重増加は，更年期のエストロゲンの分泌低下に伴う代償作用として引きおこされる。なお，更年期女性の体重の増加には日常生活活動量の低下，食事摂取量の増大などの生活習慣も大きく影響する。

脂質代謝▶　エストロゲンには，肝臓で合成されるトリグリセリドを分解してLDLコレステロールを生成し，再びそれを肝臓に取り込むことを促進する作用がある。そのため，更年期以降では血清総コレステロール値は増大する。田中平三らが

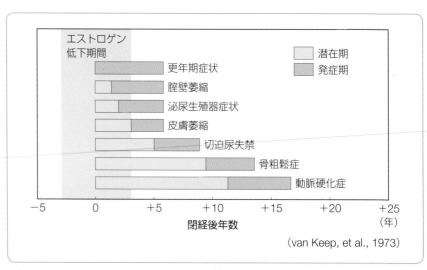

▶ 図8-13　エストロゲンの分泌低下と症状の出現

実施した更年期女性の縦断的調査では，血清総コレステロール値は閉経によって 15〜30 mg/dL 上昇することが報告されている[1]。

骨代謝▶　女性の骨量は初経のころからしだいに増加し，30 歳代の前半に最大骨量となる。それ以降は加齢に伴って減少するが，エストロゲンの分泌低下に伴って閉経前後の骨量低下速度は著しく増大する。

　　　エストロゲンは骨芽細胞や破骨細胞に直接あるいは間接的に作用し，骨形成促進と骨吸収の抑制に関与している。更年期にはエストロゲンの分泌低下によって骨代謝が不均衡になり，更年期以降は骨量が減少する。

その他の疾患▶　エストロゲンは脳血流量を増加させることから，アルツハイマー型認知症との関連が研究されている。また，エストロゲンの低下による外陰部・腟・子宮・卵巣の萎縮，腟の萎縮に伴う萎縮性腟炎，性交痛，尿道や膀胱筋組織の脆弱化などによる頻尿や尿失禁，皮膚の萎縮などは，更年期の QOL の低下と関連している場合が多い。

更年期の食事▶　更年期には，適性体重の維持や生活習慣病のリスクマネジメントを日常の食事によって行う。定期的な体重測定を行いながら，適正なエネルギー摂取ができるように間食を含めて調整する。その際，主菜や乳製品などのタンパク質を多く含む食品は不足しないように注意する。

　　　また，野菜や果物に含まれる抗酸化作用を有するポリフェノールの摂取もすすめられている。そのほか，骨量やホルモンの生成量を維持するため，カルシウムや各種ビタミンについても必要量を摂取する。

● 更年期の栄養ケア・マネジメントの実際

　　　東京医科歯科大学医学部産科婦人科の更年期外来では，1995（平成 7）年に「系統的健康・栄養教育プログラム」を開発した[2]。これは，医学をはじめ，栄養学，看護学，臨床心理学などの専門家によって開発されたものであり，おもに管理栄養士によって推進されている。

　　　プログラムは，プリシード-プロシードモデル（▶119 ページ）や，栄養アセスメントを中心にした個別のニーズアセスメント，チームケアなどによって構成され，多くの更年期外来受診者の QOL の向上に貢献してきた。以下に，当プログラムを例に用いて，更年期の栄養ケア・マネジメントを解説する。

● 受診者のスクリーニング

　　　スクリーニングは，医師による臨床診断によって行われている。医学的に緊急あるいは集中治療の必要のある人を除外し，対象者を選定する。簡略更年期

1) 田中平三ほか：更年期における循環器疾患のリスク・ファクター. Health Sciences 10(3)：162, 1994.
2) 麻生武志（東京医科歯科大学主任教授），杉山みち子（国立健康・栄養研究所室長），野地有子（札幌医科大学教授），箕輪尚子（産業心理コンサルタンツ代表取締役）らを中心に開発が行われた.

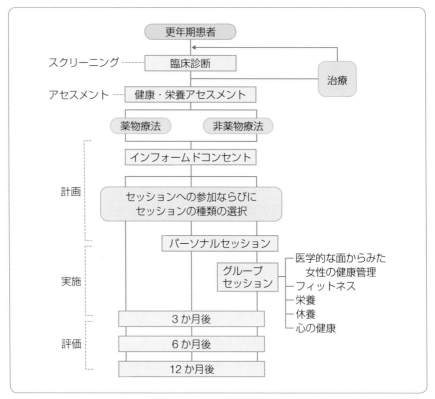

▶図8-14　更年期外来における「系統的健康・栄養教育プログラム」の流れ

指数，問診，子宮内膜細胞診，血液検査，骨密度測定（DXA法），胸椎・腰椎 X線検査，乳房検診などが行われる（▶図8-14，表8-8）。

●栄養と生活習慣のアセスメント

栄養アセスメント▶　身体計測として，身長，体重，体脂肪率，上腕周囲長，上腕筋囲，上腕三頭筋皮下脂肪厚，肩甲骨皮下脂肪厚，ウエスト・ヒップ比などを計測する。血液検査は，総コレステロール，HDLコレステロール，LDLコレステロール，トリグリセリド，総タンパク質，アルブミン，ヘモグロビンなどの値を血液検査データから抽出する。

　栄養アセスメントにおいては，携帯用簡易熱量計を用いて，安静時エネルギー消費量から患者個々人のエネルギー消費量を算出し，適切な食事摂取量（栄養補給量）を指導する。また，栄養アセスメントと関連して，体力テスト（握力・長座体前屈・棒反応）の評価も行う。

質問票を用いた▶　①生活習慣　疾患の治療や症状の緩和だけはなく，健康・栄養教育として栄
アセスメント　養ケアを行うために，生活習慣の改善をはかる。プリシード-プロシードモデルを参照し，生活習慣の改善に関連する3因子である準備因子・強化因子・実現因子について，質問票を用いたアセスメントを行う。

　②QOL（生活の質）　QOLの向上は重要な課題であるため，患者のQOLについても質問票を用いてアセスメントを行う。

▶ 表 8-8　更年期外来における「系統的健康・栄養教育プログラム」の内容

項目	担当職種	内容	所要時間
臨床診断	医師	簡略更年期指数，問診，子宮内膜細胞診，血液検査，骨量測定，腰椎・胸椎X線写真，乳房検診	
健康・栄養アセスメント	管理栄養士 看護師	・QOLアセスメント（身体的健康に対する意識，精神的健康に対する意識，生活の満足感，社会的参加・支援） ・栄養アセスメント 　身体計測（身長・体重，体脂肪率，上腕周囲長，上腕筋囲，上腕三頭筋皮下脂肪厚，肩甲骨皮下脂肪厚，ウエスト・ヒップ比） 　血液検査 　安静時エネルギー代謝の測定 ・体力テスト（全身持久力，握力，長座体前屈，棒反応） ・ライフスタイルアセスメント ・プロセスアセスメント	測定約10分 測定約20分
パーソナルセッション	管理栄養士 看護師	・アセスメント結果の説明 ・問題点の把握 ・生活改善目標の設定 ・自己記録健康管理ダイアリーの記入方法の説明	約15〜30分
グループセッション（5〜10人）	医師 保健師 管理栄養士 臨床心理士	・医学的側面からみた女性の健康管理：更年期の女性のからだの変化，ホルモン療法について ・フィットネスについて：健康のための運動，運動の効果，運動の種類・強度・頻度・時間など ・栄養について：栄養状態の自己評価方法，栄養状態の改善のためになど ・休養について：自己の休養状況の評価，休養の分類，睡眠の知識，自由討論など ・心の健康について：臨床心理士とともに，心とからだのつながりを考える	45〜120分

（細谷憲政監修，杉山みち子ほか著：健康科学の視点に立った生活習慣病の一次予防．p.62，第一出版，1999による，一部改変）

◉健康・栄養教育の計画

　アセスメントから個々人の健康・栄養に関する問題点を把握し，問題解決の優先順位の決定を行う。また，生活習慣改善目標の設定と生活習慣改善にかかわる要因を検討する。

　患者に対しては，栄養ケアに関するインフォームドコンセントが行われ，参加に同意した患者に対しては個人への指導（パーソナルセッション）が行われる。さらに，グループによる各種教室への参加を促す場合もある。

◉健康・栄養教育の実施

　個人カウンセリングとグループ指導（グループセッション）を通して，患者が生活習慣改善目標を達成するための情報の提供や，改善方法の学習を推進する。グループ指導としては「医学的側面からみた健康管理」「休養」「フィットネス」「栄養」「心の健康」などのグループカウンセリングを行っている。

◉モニタリングと評価

　2回目以降の個人カウンセリングでは，教育後のアセスメント結果を参照して，最初の問題点はどの程度改善したか，設定された目標の達成度を評価している。改善がみられない場合には計画の変更を行い，次の改善目標を設定する。

　教育開始3か月後，6か月後，12か月後にモニタリングを繰り返して評価を行う。この場合の評価指標には，①QOL得点（身体的健康に関する意識，精神的健康に関する意識，生活の満足感，社会的参加・支援），②簡略更年期指数，③栄養指標（血液脂質プロファイル，骨密度，体脂肪率），④生活習慣の改善状況などが活用されている。

　更年期外来における健康・栄養教育計画・評価表の例を**表 8-9** に示した。

▶ **表 8-9　更年期女性の健康・栄養教育計画・評価表の例**

氏名　〇〇〇〇
年齢 51 歳　主訴：不眠・手足の冷え　既往歴：子宮筋腫摘出術　処方：漢方薬（39 歳，2007 年 12 月開始）

問題点	体重　　　　54.5 kg 体脂肪率　38.9% LBM　　　 33.3 kg REE　　　 1,012 kcal/日 SMI 3〈腰や手足が冷えやすい〉　　14 点（強） SMI 10〈肩こり・腰痛・手足の痛みがある〉　5 点（中）		**長期目標**	LBM　　　　36.6 kg（10% 増） REE　　　　1,214 kcal/日（20% 増） SMI 3　　　　1 段階改善 SMI 10　　　1 段階改善	

	短期目標	実施目標	評価		
開始時	LBM　　3% 増 REE　　6% 増 SMI 3　　↓ SMI 10　↓	(1)ダンベル体操：10 分/日 (2)間食のエネルギーを 400 kcal 　から 200 kcal に減少	LBM REE SMI 3 SMI 10	○ ○ × ○	(1)3〜4 回/週，実行 (2)実行できなかった
1か月後	LBM　　3% 増 REE　　6% 増 SMI 3　　↓ SMI 10　悪化させない	(1)ダンベル体操：10 分/日 (2)間食のエネルギーを 400 kcal 　から 200 kcal に減少	LBM REE SMI 3 SMI 10	○ ○ × ○	(1)10 分/日実行した (2)1 回/2 日実行できた
2か月後	LBM　　維持 REE　　維持 SMI 3　悪化させない SMI 10　悪化させない	(1)ダンベル体操：10 分/日 (2)間食のエネルギーを 400 kcal 　から 200 kcal に減少	LBM REE SMI 3 SMI 10	○ ○ ○ ○	(1)15 分/日と 10 分/日 　の日があった (2)実行できた

長期目標	LBM REE SMI 3 SMI 10	36.6 kg（10% 増） 1,214 kcal（20% 増） 1 段階改善 1 段階改善	**総合評価**	LBM REE SMI 3 SMI 10	36.3 kg（9% 増） 1,289 kcal（27.3% 増） 9 点（中）1 段階改善 3 点（弱）1 段階改善

※本症例の体重，BMI，LBM，REE 値，更年期諸症状などを多角的に評価してみると，〈腰や手足が冷えやすい〉や〈肩こり・腰痛・手足の痛みがある〉の症状が強く，REE 値が低値の更年期女性には，REE 値増加を目標として筋肉量増加をはかるレジスタンス運動を指導することが，更年期諸症状の改善に有効であった。

注）LBM：lean body mass（除脂肪体重），REE：resting energy expenditure（安静時エネルギー消費量），SMI：simple menopause index（簡略更年期指数）

（細谷憲政監修，杉山みち子ほか著：健康科学の視点に立った生活習慣病の一次予防．p.65，第一出版，1999 による，一部改変）

I 高齢期における栄養

① 高齢期の特徴と栄養摂取の要点

高齢者は，口腔や摂食・嚥下の問題，身近な人の死などのライフイベントによる食欲低下，あるいは運動機能の低下などによって買い物や食事づくりが困難になることなどを原因として，習慣的な食事摂取量が低下し，エネルギーやタンパク質が欠乏して**低栄養状態**に陥りやすくなる。さらに，脳梗塞・がん・呼吸器疾患・肝臓疾患などの罹患に伴って，低栄養状態に陥りやすい。

低栄養状態の予防▶ 高齢者の低栄養状態を予防・改善することは，内臓タンパク質および筋タンパク質量の低下を予防・改善することになり，身体機能や生活機能の維持・向上につながる。また，免疫能の維持・向上を介して，感染症を防止する。これらの結果，高齢者の要介護状態への移行や疾病の重度化を予防することになり，QOLの向上に寄与する。高齢者の低栄養状態の改善は，介護予防の観点からは，糖尿病・高血圧・脂質異常症などの生活習慣病に対する食事療法よりも，優先して取り組むべき栄養改善の課題とみなされている。

筋組織の減少と▶
嚥下障害 筋組織の減少や異常が進むと，摂食をしても身体計測値・血清アルブミン・トランスフェリン・クレアチニン身長係数・尿中窒素・カリウムなどの栄養指標は改善されにくくなる。したがって，高齢者の嚥下障害は早期に発見し，適切な処置やリハビリテーションを実施しなければならない。このとき，同時に**タンパク質・エネルギー低栄養状態**（PEM，▶206ページ）を評価・判定し，適切な栄養補給法や補給量を計画・実施する。

1 高齢者の口腔の変化と嚥下機能

口腔の変化と▶
口腔乾燥 高齢になると唾液貯蔵能は低下するので，糖尿病やうつ病などの疾患，放射線療法や薬物の副作用など，さまざまな阻害要因によって口渇が引きおこされやすくなる。

一般に，高齢者は口渇中枢の機能低下のために口渇を自覚していない場合が多く，高齢者のケアにあたっては脱水に陥らないように十分な配慮が必要である。

味覚の変化▶ 味覚感受性は加齢に伴って変化し，とくに塩味における味覚閾値は増大して，これらの感受性は鈍化してくる。また高齢者では，塩味と酸味が区別がつかなくなるという報告もある。さらに，疾患や常用薬によっても味覚の変化がみられる。このような加齢に伴う味覚の変化は，嗅覚の変化とも相まって高齢者の食行動に影響を及ぼしている。

歯と咀嚼機能▶ 全国規模の無作為抽出調査である「歯科疾患実態調査」（6年ごとに実施）に基づくコホート研究では，歯数が年齢と大きく関連することが示されている。

2016（平成28）年度の同調査によれば，80歳で20本以上の歯が残っている人の割合は51.2%である。

残存歯数と咀嚼（そしゃく）能力との間には正の相関がある。この場合，咀嚼能力は歯数が21本以上では維持されるが，20本以下になると義歯の有無にかかわらず減少することが明らかになっている。また，咀嚼および口腔の状況と，全身の健康状態や主観的健康感にも有意な相関関係があると報告されている。したがって，高齢者では歯周病の予防，補綴（ほてつ）した歯も含めた咀嚼機能のリハビリテーションが必要になる。

嚥下機能の低下▶
と嚥下障害

嚥下（えんげ）障害は，脳卒中・急性疾患・外傷・手術などによって二次的に引きおこされる場合が多い。とくに脳卒中に起因する場合が最も多く，その約75%以上は高齢者が占める。さらに嚥下障害は，神経麻痺や認知障害，咀嚼筋の低下，下顎の骨粗鬆症，欠損歯による歯槽萎縮（しそう），舌の脂肪組織や結合組織の増大なども関与している。

高齢者は，嚥下障害によってPEMに陥りやすくなり，その結果，免疫能の低下や呼吸・心機能不全，褥瘡，消化器機能の低下なども引きおこされ，合併症の罹病率や死亡率は上昇する。

2　高齢者の消化・吸収機能

消化・吸収機能▶
の維持

加齢に伴う身体機能低下が多い高齢者においても，小腸における糖質・タンパク質・脂質の消化・吸収機能は，比較的良好に保たれている。そのため，高齢者では消化管の消化・吸収機能を維持することが重要である。また，食事による栄養摂取が行われていれば，腸粘膜の構造や腸管の免疫能が維持され，消化管におけるバクテリアルトランスロケーション（▶14ページ）による感染症の合併への予防効果は大きいとされる。

萎縮性胃炎▶

わが国では60歳以上の約80%，70歳以上では約65%がヘリコバクター–ピロリ *Helicobacter pylori* の抗体を保有していることが確認されている。高齢者の約70%に萎縮性胃炎がみられ，その原因は環境・食物・ヘリコバクター–ピロリなどによるものである。とくに近年，ヘリコバクター–ピロリによる萎縮性胃炎の患者数が増大している。

ヘリコバクター–ピロリによる萎縮性胃炎では，胃酸の分泌量が低下するために低酸症をきたしやすく，バクテリアの異常増殖が引きおこされる。これにより，さまざまな腹部不快症状が出現したり，小腸上部での糖質・脂質・ビタミンなどの栄養素の吸収障害が引きおこされる場合もある。さらに，胃酸の分泌低下による低酸症が鉄やカルシウムなどの吸収率を低下させる。

3　高齢者の筋組織の減少

加齢に伴って体組成は劇的に変化する。脂肪以外の組織は，女性では閉経後に減少量が増え，男女ともに80歳以上になると減少が著しくなる。これによ

り体力や移動能力の低下，平衡感覚の障害があらわれるようになり，転倒回数が増大する。

日本整形外科学会は，**ロコモティブシンドローム**（ロコモ，運動器症候群）を提唱し，加齢に伴う筋力の低下や，関節や脊椎の病気，骨粗鬆症などにより，運動器の機能が衰えて，立ったり歩いたりといった移動機能が低下している状態としている。ロコモティブシンドロームは，要介護や寝たきりになったり，そのリスクが高い状態といえる。

筋肉量の指標となる，尿中クレアチニン排泄量の加齢に伴う変化をみると，60歳までは10年間に約5％程度の減少であるが，その後は10年間に約10％の割合で減少するという報告もある（Trankoff & Horris, 1977）。このような加齢に伴う脂肪以外の組織の減少によって安静時エネルギー消費量は減少する。

現在，高齢者の低栄養状態の改善，ならびに筋肉に通常よりも大きな負荷をかける運動（レジスタンス運動）とタンパク質補給を同時に実施して，筋肉量を維持し，筋力の回復をはかることが介護予防対策として重視されている。

● フレイルとサルコペニア

フレイル▶ 高齢者が要介護状態になる原因には，認知症や転倒・骨折とともに，加齢に伴う虚弱（**フレイル** frail）がある（▶表8-10）。フレイルは，老化による機能低下（予備能力の低下）を基盤とした，さまざまな健康障害に対する脆弱性が増加している状態であり，日常生活動作 activities of daily living（ADL）障害や要介護状態，さらに疾病の発症をまねきやすい。これにより，入院や生命予後の悪化につながる。

サルコペニア▶ フレイルの原因の1つに**サルコペニア** sarcopenia がある。サルコペニアとは「加齢に伴う筋力の減少，または老化による筋肉量の減少」をさす[1]。サルコペニアの診断には，筋肉量の低下を必須項目として，それ以外に筋力の低下，あるいは身体機能の低下のうち，どちらかがあてはまれば診断を下すことが

▶表8-10　フリードらによるフレイルの定義

1. 体重減少
2. 主観的疲労感
3. 日常生活活動量の減少
4. 身体能力（歩行速度）の減弱
5. 筋力（握力）の低下
上記5項目中，3項目以上該当すればフレイルとする。

(Fried, L. P., Tangen, C. M. et al.：Frailty in older adults：evidence for a phenotype. *The Journals of Gerontology. Series A, Biological Sciences and Medical Sciences*, 56(3)：M146-156, 2001 による)

---

1) Rosenberg I. H.：Summary comments. *The American Journal of Clinical Nutrition*, 50：1231-1233, 1989.

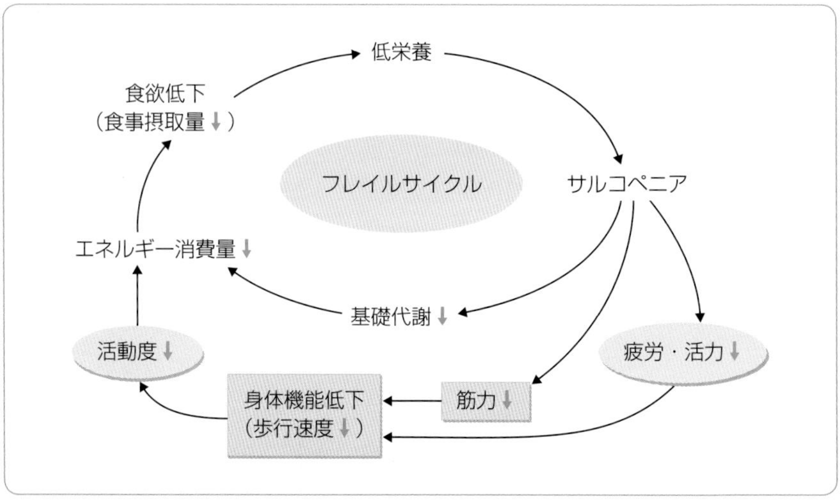

▶図8-15　フレイルサイクル

EWGSOP[1]によって提案されている。

　　高齢者の低栄養はサルコペニアにつながり，筋力の低下は活動の意欲や身体機能の低下を誘導する。その結果，活動度・消費エネルギー・食欲などが低下して，さらに栄養不良状態を促進させることになる（▶図8-15）。

　　健康寿命の延長には，フレイルとサルコペニアの予防が重要であり，十分なタンパク質の補給とレジスタンス運動を適切に行うことが有効とされている。タンパク質では，とくにロイシンの摂取によるサルコペニア予防の有効性が報告されている。

4 高齢者のタンパク質・エネルギー低栄養状態

　　高齢者における介護予防と最も関連する栄養問題は，タンパク質・エネルギー低栄養状態（PEM）である。

PEMの頻度▶　わが国では，厚生省老人保健事業推進等補助金研究「高齢者の栄養管理サービスに関する研究」（1996～1999年）において，はじめてPEMの実態が明らかにされ，全国8地域15病院の入院患者のうち，血清アルブミン値3.5 g/dL以下のPEM中等度リスク者は男性では42.8％，女性では39.4％であった。

　　2017（平成29）年の国民健康・栄養調査においては，65歳以上の低栄養傾向の者（BMI 20以下）の割合は16.4％であり，さらに80歳以上では男女とも約2割が低栄養傾向にある。

PEMの原因▶　高齢者ではさまざまな要因によって食事の摂取量が減少し，身体が生命活動を維持するのに必要なエネルギーやタンパク質を食事から十分にとれないことが比較的長く続くことがある。たとえば，「妻に先だたれ食事のしたくができ

---

1) EWGSOP：the European Working Group on Sarcopenia in Older People の略。

▶表8-11　高齢者の代表的な低栄養の原因

社会的要因	精神的・心理的要因	身体的要因	その他
独居 孤独感 介護力不足 ネグレクト 貧困	認知機能障害 うつ 食欲低下 誤嚥による窒息の恐怖	臓器不全 炎症，悪性腫瘍 疼痛 咀嚼・嚥下障害 ADL障害 下痢，便秘	義歯などの問題 薬物の影響 不適切な食形態 栄養に関する誤認識 医療職の誤った指導

ない」といった社会的な理由や，「気分が落ち込み食欲もない」といった精神的な理由，麻痺があって食事動作が不自由であったり，義歯が合わなかったり，嚥下に障害があるなどの身体的な理由がある場合などである。

　また，疾患や外傷など，身体に生理的ストレスが加わると，PEMに陥りやすくなる（▶表8-11）。

●栄養スクリーニングと栄養アセスメント

　PEMを評価・判定するには，血清アルブミン値や体重，体重減少率などの指標が用いられる。なお，炎症や脱水による影響を受けることに留意する。

血清アルブミン▶　血清アルブミン値は身体のタンパク質の栄養状態を反映し，基準範囲は4.1〜5.1 g/dLである。3.5 g/dLを下まわると内臓タンパク質の減少が引きおこされるといわれている。

体重減少率▶　体重は全身のエネルギー貯蔵状態を反映し，体重減少はエネルギー代謝やタンパク質代謝が負のバランスにあることを示している。体重減少率が半年間で5%以上となる場合には，PEMの中等度リスクと判定される。体重を頻繁に測定する習慣をつけ，体重減少をできるだけ早く知ることが必要である。

PEMの予防▶　PEMを予防する段階では，血清アルブミン値を頻繁に測定する必要はない。医療施設を受診する際には，低栄養状態のおそれがあると思われる場合には血清アルブミンの検査を医師に要請したり，高齢者では必要に応じて医師の指示によって健康診断などで確認できる場合もある。

　PEMを予防の視点でみると，要介護認定を受けていない65歳以上の高齢者に対しては，血清アルブミン値が3.8 g/dL以下では介護予防のための栄養改善プログラムが必要となる。また，介護保険制度における施設・居宅サービス利用の高齢者では，血清アルブミン値3.5 g/dL以下では十分なタンパク質とエネルギーが補給できるように栄養ケア計画による対応を考える。なお，病院における栄養サポートチーム導入の基準は，診療報酬上3.0 g/dL以下となっている。

●PEMに伴う問題

[1] 日常生活動作の低下　PEMに陥ると，エネルギー源として筋タンパク質

が動員され，筋肉量や筋力が低下し，日常生活動作に支障をきたす。ベッド上での生活，すなわち寝たきりの生活では，筋肉の萎縮や関節の拘縮などが悪化し，活動意欲の低下も引きおこされ，さらに寝たきりを進行させてしまうことがある。このような廃用症候群の根底には，PEM がある場合が少なくない。

[2] 褥瘡　皮膚や筋肉の組織の耐久性の低下は，栄養状態の悪化が最大の要因と考えられている。1998（平成10）年の褥瘡治療・予防に関する研究[1]では，褥瘡のある人の約46% が血清アルブミン値3.5 g/dL 以下であり，また約86% の人に脂肪や筋肉が落ちて病的に骨突出している状態がみられた。

[3] 脱水症　食事の摂取量が減少している PEM 患者の場合，ビタミン・ミネラル・水分なども不足していることが考えられる。高齢者は，口渇感の低下，また頻尿などを理由に意識的に水分の摂取を制限することもあり，これに腎機能の低下が加わって脱水症に陥りやすくなっている。

[4] 医療経済的な影響　PEM に陥ると，免疫機能が低下して感染症に罹患しやすくなる。PEM の入院患者は PEM でない入院患者に比べて病状の回復が遅れ，肺炎や手術後の合併症にもかかりやすく，また死亡率も高い。そして PEM の入院患者の在院日数は長期化し，その結果，医療費も増大することが明らかになっている。

② 高齢期の栄養ケア・マネジメントの要点

1 身体計測

PEM の潜在的状態を評価・判定するには，身体計測が重要である。

BMI ▶ 　「日本人の食事摂取基準（2020年版）」においては，65歳以上の高齢者の目標とする BMI は，総死亡率が最も低かった BMI と高齢者の実態，低栄養と関連が深い虚弱の回避，および生活習慣病の予防を考慮して，21.5〜24.9 とされた。しかし，BMI が25をこえたらただちにエネルギーを制限するのではなく，高齢者の個々の背景や特性を十分に配慮した個別の検討が必要である。

BMI 18.5〜20.0 では疾病罹患率が増大し，BMI<18 では休業時間の延長が，地域自立高齢者では BMI<20.0 では診療所への受診率や医薬品利用率が増大し，さらに身体機能の低下，入院率，合併症率の増大，回復遅延が引きおこされることが報告されている。

体重減少率 ▶ 　健康な成人の体重が3か月間で約10% 減少すると，握力が約3〜9% 低下し，最大酸素消費量の減少，寒けや疲労感，性欲の減退などがみられる。高齢者の PEM 状態を予測するための指標としては，3か月間で約5% は正常な個人内

---

1) 大浦武彦（主任研究者），杉山みち子ほか（分担研究者）：厚生省長寿科学総合研究事業「褥瘡治療・看護・介護・介護機器の総合評価ならびに褥瘡予防に関する研究」，2000.

変動とし，3〜6か月間で約5〜10% の体重減少を PEM の初期的徴候とする場合がある。一方，アメリカの栄養スクリーニング財団のように，6か月間で 4.5 kg の体重減少を PEM の徴候としてとらえている場合もある。

杉山みち子らは，介護の必要な高齢者では，1年間で約5% 以上の体重減少のあった人の日常生活の自立度の低下リスクは，体重減少のなかった人よりも大きいことを報告している。

上腕筋面積と▶ 上腕筋面積は筋タンパク質指標として，下腿周囲長は体重との相関性が高い
下腿周囲長 指標として活用される。これらの値が，日本栄養アセスメント研究会において作成された日本人の身体計測基準値（▶262 ページ）の 50 パーセンタイル値以下である場合には，1年後の日常生活動作の低下がみとめられている。

2 栄養ケアの計画

適正体重の維持▶ 精神的にまた身体的にも健康な状態で，6か月間安定した体重を通常体重という。高齢者では，現在の体重を無理に理想体重や標準体重にする必要はない。むしろ，通常体重の維持あるいは通常体重への回復を目標として設定する。

PEM の改善と▶ 肥満・高血圧症・糖尿病などの生活習慣病と PEM の両方がみられる場合に
生活習慣病 は，PEM の予防や改善が優先的に取り組まれるべき課題である。糖尿病や耐糖能異常がある場合には，エネルギー制限を行うよりも，食後の血糖値上昇がゆるやかな低グライセミックインデックス（GI[1)]）の食品を取り入れたり，血糖の急激な上昇を抑制する食品を組み合わせて，食品選択を質的に行うようにする。

3 タンパク質とエネルギーの補給

タンパク質の補給▶ 「日本人の食事摂取基準（2020 年版）」では，1日に摂取するタンパク質の推奨量について，65 歳以上の高齢者の値は男性が 60 g/日，女性が 50 g/日と設定されている。しかし，推奨量は窒素消失を満たすレベルにすぎないため，PEM・サルコペニア・フレイルの改善や骨格の増量をはかるためには，推奨量以上の補給を個別に考慮する。

エネルギーの補給▶ エネルギーの補給量は，基礎代謝基準値（kcal/kg 体重/日）×体重（kg）×身体活動レベル（75 歳以上の場合，低い；1.40，ふつう；1.65）によって算出する。75 歳以上の平均的な体重・身体活動レベルの高齢者のエネルギー補給量は以下のとおりである。

男性：21.5（kcal/kg 体重/日）× 59.6（kg）× 1.65 ＝ 2,114（kcal/日）

女性：20.7（kcal/kg 体重/日）× 48.8（kg）× 1.65 ＝ 1,667（kcal/日）

エネルギー収支の結果は，体重や BMI の変化によって知ることができる。なお，内分泌機能の亢進や炎症性疾患・悪性腫瘍・外傷・発熱などがある場合

---

1) GI：glycemic index の略。慣用読みでグリセミックインデックスともよばれる。

には，安静時エネルギー消費量が亢進するため，栄養状態の評価（栄養アセスメント）をもとに個々人に適した栄養補給計画を作成する必要がある。

4 食事の実際

主食と主菜の▶
摂取目標

1日に摂取するエネルギーとタンパク質は，主食と主菜から約80%をとるようにする。主食とは，ごはん・パン・めん類など，おもにエネルギー源となる食物のことであり，主菜とは，肉・魚・卵・ダイズ製品などを使用したおかずのことである。

食欲がないとき▶
の対応

食欲がないときには，食べたい食品を食べたいときに食べるようにする。アイスクリーム（1カップ約200 kcal，タンパク質約4 g〔以下，製品により差がある〕），プリン（1カップ約150 kcal，タンパク質約3 g），牛乳（コップ1杯約120 kcal，タンパク質約6 g），プロセスチーズ（1枚約75 kcal，タンパク質約5 g）などは，食欲がないときにでも食べやすく，少ない分量でもエネルギーやタンパク質を比較的多くとれる食品である。

1日3食のほかに，午前10時，午後3時にお茶・おやつ（間食・補食）をとることもエネルギー摂取量を増加させる。

経口栄養食品の▶
活用

通常の食事で必要量を補給できない場合には，経口栄養食品 oral nutritional supplement（ONS）を活用する。さらに経口摂取が困難な場合には，経管栄養法や経静脈栄養法によって必要栄養量を補給する。

ゼミナール
復習と課題

❶ 乳児期の栄養補給について，母乳栄養・人工栄養・混合栄養・離乳期の栄養に分けて説明しなさい。
❷ 幼児期の食事の意義について述べなさい。
❸ 学童期の生活状況と栄養の関係について述べなさい。
❹ 思春期の栄養にかかわる問題について述べなさい。
❺ 妊娠期の栄養補給の要点を述べなさい。
❻ 授乳期におけるエネルギーや栄養素の必要性について述べなさい。
❼ 更年期の心身の変化と栄養ケア・マネジメントの要点をまとめなさい。
❽ 高齢期のタンパク質・エネルギー低栄養状態を予防するための，栄養ケア・マネジメントのあり方について話し合ってみよう。

9

第　章

臨床栄養

臨床栄養とは，傷病者のさまざまな病態や栄養状態などに応じた総合的な栄養管理を行うことを意味している。栄養管理はチーム医療を基盤にして行われるものであり，看護師にとって臨床栄養の基本を理解しておくことは必須となっている。そこで，本章では，病院における栄養管理の概要と，各種疾患患者の食事療法の実際を学ぶ。

A｜チームで取り組む栄養管理

経腸栄養や経静脈栄養などの発達によって，栄養療法は医療のなかで1つの重要な治療手段となり，重篤な患者の栄養状態の改善や疾病の治癒へと結びついていることも少なくない。現在，医療機関では，さまざまな医療職がその専門性を発揮して，チームとして栄養管理に取り組むことが求められており，低栄養状態の高リスク患者に対しては**栄養サポートチーム（NST）**によって栄養管理を実施していることが多い。

第6章で学んだように，医療の場における栄養管理は，**栄養ケア・マネジメント（NCM）**の概念をもとに実施されるようになっている。NCMをもとにした栄養管理は，栄養スクリーニングによって低栄養状態のリスクの高い患者を抽出することから始まる。そこから詳細な栄養アセスメントの実施，栄養必要量の算出，栄養補給法の決定などの栄養管理計画へと進んでいく。

看護師ならではの▶栄養ケア　このようなNCMの流れのなかで，看護師が担う役割は大きい。それは，患者に寄り添って日々その健康状態や病態などを観察している看護師は，ほかの医療職と比較して，得られる情報と気づきの機会が多いからである。

患者の疾患や病態はさまざまであり，栄養状態は日々変化している。また，入院が必要となる患者は身体的・精神的問題，経済的・社会的問題などから低栄養状態となっていることも多い。そのような患者に対して，看護師は体重や血圧の小さな変化，日常的な会話や身体活動の状態などから栄養問題にいち早く気づくことができる。そのため，看護師も，看護の視点から患者の栄養状態を正しく評価し，適切な栄養管理が実施できるような知識や技術を身につけておくことが必要となる。

B｜病院食

① 病院食の意義

病院食とは，入院患者に提供する年齢・性別・身長・体重・生活活動強度（安

静度)をはじめ，疾病の種類や病態，食物摂取能力(咀嚼・嚥下の状態)など
を総合的に考慮した食事のことであり，次のような意義をもっている。

(1) 必要なエネルギー量や栄養素量を充足させ，全身の栄養状態を維持・改善
することで疾病の治癒を促進する。

(2) 代謝異常や生理機能低下に応じた投与エネルギー量の増減，さらに栄養素
の質的・量的調整を行うことで，病態の改善や疾病の良好なコントロール
をはかる。

(3) 咀嚼・嚥下の状態に応じて，形態を考慮した食事を提供することで経口摂
取を可能とし，栄養状態の改善や患者の QOL の向上をはかる。

(4) 末期患者に対しては，個々の状況に合わせて最適な食事を提供すること
で，ターミナルケアの重要な一部となりうる。

② 病院食の種類

入院患者に提供される病院食は，**一般食**と**特別食**に分類することができる。
厚生労働省の入院時食事療養制度では，一般食は特別食以外の患者食，特別食
は疾病治療の直接手段として，医師の発行する**食事箋**に基づいて提供される食
事とされている。患者の病状に合わせて一般食・特別食が検討され，さらに咀
嚼・嚥下や，消化・吸収などの機能低下がみられる場合には，状態を考慮して
食事形態が決められる。

食事箋▶ 食事箋は所定の用紙にて指示され，医師の署名・捺印があるものが原則であ
るが，近年では，電子カルテなどと一体となったオーダリングシステムが取り
入れられている。図9-1, 2 に食事箋の様式例を示した。

約束食事箋▶ 患者の栄養管理では，1人ひとりの状況に応じた食事を提供することが理想
的であるが，とくに規模の大きな施設ではそれはむずかしい。そこで，病院全
体で患者の栄養管理を効率よく実施するため，治療方針やライフステージ，咀
嚼・嚥下機能などを考慮して，病院食は一定のグループに分類されており，そ
のなかから選択されて提供される。あらかじめ食形態や栄養素の量などが決め
られていることから，これを**約束食事箋**とよんでいる。

ⓐ 一般食

治療のために，エネルギーや栄養素の制限または増量を必要としない患者の
ための食事は，一般食(一般治療食)とよばれる。

形態による分類▶ 一般食は，常食・軟食・流動食など，主食や副食の物理的な形態によって分
類される。食事は，その形態がやわらかくなるほど総量に対する水分の割合が
増えるため，エネルギーや栄養素の量が少なくなる。しかし，絶食が解除され
て経口摂取が開始されたときや，手術後の回復移行期など，消化・吸収機能が
低下している場合においては重要な意義がある。また，脳血管疾患などの回復

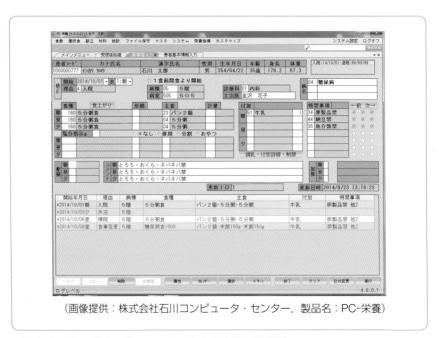

図9-1　食事箋の様式例

（画像提供：株式会社石川コンピュータ・センター，製品名：PC-栄養）

図9-2　オーダリングシステムによる食事箋の様式例

期では，個々の摂食・嚥下機能に応じた食形態に調製した嚥下食も重要となる。

ライフステージによる分類▶　また一般食には，離乳食や調乳，幼児食，高齢者食など，ライフステージに合わせて設定された食事や産科食，授乳婦食も含まれる。

　なお，病院によっては，一般食として2種類以上の献立を設定し，患者の嗜好に合わせた食事を提供する場合もある。

▶ 表9-1　一般食利用患者の推定エネルギー必要量算出の方針

成人	基礎代謝量（kcal/日）×身体活動レベル[1]
小児	基礎代謝量（kcal/日）×身体活動レベル＋エネルギー蓄積量[2]（kcal/日）
妊婦	基礎代謝量（kcal/日）×身体活動レベル＋妊婦のエネルギー付加量[3]（kcal/日）
授乳婦	基礎代謝量（kcal/日）×身体活動レベル＋350 kcal/日（授乳婦付加量）

1) 安静臥床：1.2, 自力歩行可能：1.3, リハビリテーション中：1.4
2) 組織合成に要するエネルギーと組織増加分のエネルギー
3) 初期：50 kcal/日, 中期：250 kcal/日, 末期：450 kcal/日

（「日本人の食事摂取基準〔2020年版〕」をもとに作成）

● 常食

　常食は一般の健康な人とほぼ同じ内容の食事であり，疾患の治療上，特別なエネルギーや栄養素の給与量の制約のない患者に与えられる。

栄養補給量の算定 ▶ 　栄養補給量は，一般食の提供を受ける患者も，性・年齢・体位・身体活動レベル・病状などにより個々に算定された医師の食事箋や，栄養管理計画書による量を用いることが原則とされている[1]。これによらない場合は，エネルギーや栄養素の給与目標量は「日本人の食事摂取基準（2020年版）」を適用することとなる（▶93, 253ページ）。

補給量決定の実際 ▶ 　患者の推定エネルギー必要量や栄養素量は，実際には，それぞれの病院における常食を摂取している集団（患者）の特性を把握したうえで決定されている。その際，性・年齢・身体活動レベルから対象の特性が2群以上に分かれる場合には，要求されるエネルギーや栄養素の給与目標量の設定をかえることが必要となる。ただし，推定エネルギー必要量が複数となる集団を200 kcal/日の範囲内で1つの集団として扱う方法もとられる場合がある。表9-1に，一般食利用患者の推定エネルギー必要量算出の方針を示す。

　タンパク質・脂質・ビタミン・ミネラルなどの栄養素は，摂取不足または摂取過剰とならないように注意するとともに，生活習慣病の一次予防という観点からも摂取する種類と量を適正に設定することが大切となる。

● 軟食

　常食よりもやわらかい食事は軟食とよばれ，主食にはかゆが用いられる。軟食は主食の形態によって，三分がゆ食・五分がゆ食・七分がゆ食・全がゆ食などに分類される。原則として主食に合わせて副食のやわらかさを決定し，使用する食品や食材の切り方，調理法も段階的に対応させていく。

軟食の種類 ▶ 　咀嚼機能が低下している患者に対しては，軟食を適切な大きさにきざんだ食

---

1) 2010（平成22）年3月の厚生労働省保健局医療課長通知「入院時食事療養費に係る生活療養の実施上の留意事項」による。

事(きざみ食)やミキシングした食事(ミキサー食)が提供される。消化器・口腔・顎関節疾患患者や，手術後の常食までの移行期などに用いられる。

食品選択の留意点▶　軟食の提供を受ける患者は咀嚼・消化機能などが低下しているため，消化がよいものを選び，食物繊維や脂肪含有量の多い食品などを避ける。また，軟食ではエネルギーや栄養素の供給が不十分になりやすい。長期の継続は栄養状態の低下をまねくことから，ほかの栄養補給法との併用を考慮する。

● 流動食

流動体もしくは口腔内で流動体状になるもので構成される食事を流動食という。絶食・絶飲期間を終え，経口摂取開始となるときや水分補給の目的にも用いられる。なお，十分な栄養補給は期待できない。

ⓑ 特別食

一般食に該当しない，医師の食事箋に基づいて提供される病院食を特別食という。特別食は，さらに特別治療食と無菌食，検査食に分けられる。

1 特別治療食

病態の改善や疾病の治療の直接的な手段として，エネルギーの量的調整，栄養素の質的・量的調整，および消化管の保護を目的として食事の質・量を考慮した食事を**特別治療食**という。診療報酬上の特別食加算がある治療食は，腎臓病食や糖尿病食，肝臓病食，膵臓病食，胃・十二指腸潰瘍食，貧血食，痛風食などの疾患別に分類され，治療乳もここに含まれる。

わが国では従来，このように病名を冠した食事内容が特別食の分類として主流となっていた。しかし，実際には患者の性別や体格，病態，合併症などによって提供すべき食事の内容は大きく異なり，病名を冠した分類だけでは栄養管理として十分に対応しきれないことが指摘されていた。

そこで最近では，患者の状態に合わせて病態や栄養状態の改善をはかるために，どの栄養成分に力点をおいて栄養管理をするかが重視されるようになっている。病院の約束食事箋にも，食事療法における栄養素の質的・量的調整の共通性を中心として分類した栄養主成分分類法が導入されている。

● 成分コントロール食

疾患の治療のために，エネルギーや特定の栄養素の摂取をコントロールすることが有効と考えられる場合，それに応じて調製された食事が提供される。このような食事を成分コントロール食といい，以下のようなものがある。

[1] **エネルギーコントロール食**　各栄養素のバランスを考慮しながら，段階的に総摂取エネルギー量を調整したものである。①エネルギー制限食，②高エネルギー食，③推定エネルギー必要量に合わせた食事，に分類される。

①エネルギー制限食　エネルギー制限食は糖質・脂質を制限し，タンパク質を推奨量レベルとする。肥満・糖尿病・過栄養性脂肪肝などの治療に適応される。また，食塩制限を併用して，肥満を伴う高血圧症や心臓病などの患者にも用いられる。

②高エネルギー食　高エネルギー食は，授乳期のほか，甲状腺機能亢進症や低栄養状態の患者などが適応となる。

③エネルギー必要量に合わせた食事　推定エネルギー必要量に合わせた食事摂取基準レベルのコントロール食は，慢性肝炎や肝硬変代償期などにある患者が適応となる。表9-2 に日本臨床栄養学会によるエネルギーコントロール食の栄養基準を示した。

[2] タンパク質コントロール食　5g 未満から 70g までの間でタンパク質量が段階的に設定されている。低タンパク質レベルでは，各種の腎疾患・糖尿病腎症・肝硬変非代償期などが適応となり，病態に応じて食塩・カリウム・リンなどの制限も併用されている。

高タンパク質食は一般に 80g 以上とされるが，エネルギーコントロール食の高エネルギー食で代用することができる。表9-3 に日本臨床栄養学会によるタンパク質コントロール食の栄養基準の一部を示した。

[3] 脂質コントロール食　脂質コントロール食は，①1日の脂質量を 5g 未満から 30g に制限する脂質制限食(一般常食の脂肪量は，おおよそ1日40〜50g，脂肪エネルギー比20〜25%)と，②脂質の量は一般常食とほぼ同じであるがその質的内容を考慮した食事に分類される。

①脂質制限食　脂質制限食は，肝炎(黄疸合併時)，胆石症や膵炎などの胆嚢・膵臓疾患，高カイロミクロン血症などが適応となる。表9-4 に日本臨床栄養学会による脂質コントロール食の栄養基準の一部を示した。

②質的内容を考慮した食事　脂質の質的内容を考慮する場合には，多価不飽

▶ 表9-2　エネルギーコントロール食の栄養基準

エネルギー(kcal)	糖質(g)	脂質(g)	タンパク質(g)
800	100	20	60
1,000	135	25	60
1,200	170	30	60
1,400	210	35	60
1,600	245	40	65
1,800	280	45	70
2,000	305	55	70
2,200	340	60	75
2,400	375	65	80

▶ 表9-3　タンパク質コントロール食の栄養基準
（推定エネルギー必要量2,000 kcalの患者の場合）

タンパク質（g）	エネルギー（kcal）	糖質（g）	脂質（g）
＜5	1,800	340	50
20	2,000	360	55
30	2,000	350	55
40	2,000	340	55
50	2,000	330	55
60	2,000	320	55
70	2,000	305	55

▶ 表9-4　脂質コントロール食の栄養基準
（推定エネルギー必要量2,000 kcalの患者の場合）

脂質（g）	エネルギー（kcal）	糖質（g）	タンパク質（g）
＜5〜10	1,000	210	30
20	2,000	390	65
30	2,000	370	65
40	2,000	340	70
50	2,000	320	70

和脂肪酸と一価不飽和脂肪酸および飽和脂肪酸の比，さらに n-3系多価不飽和脂肪酸と n-6系多価不飽和脂肪酸の比を適正なものとし，コレステロールの制限を加えることで，高LDLコレステロール血症への適応が可能となる。

[4] ナトリウム（食塩）コントロール食　1日の食事に含まれる食塩量によって，① 0〜3g（高度制限），② 4〜5g（中等度制限），③ 6g未満（軽度制限）の3つに分類することができる。

　ナトリウム制限食は，エネルギーコントロール食およびタンパク質コントロール食と併用されることが多い。一方，低ナトリウム血症に対しては，個々の状態によってナトリウム摂取量が設定される。

[5] その他の成分コントロール食　鉄欠乏性貧血に対する**鉄強化食**，高尿酸血症に対する**プリン体制限食**，アミノ酸先天性代謝異常に対する**各種アミノ酸制限食**がある。

●易消化食

　消化しやすく，栄養素を容易に吸収できるように特別に調製された食事が易消化食である。胃内滞留時間を短くするなど，胃や腸に対してなるべく物理的刺激や化学的刺激を与えないように，食品の選択や調理法に工夫がされている。通常の軟食とは異なり，エネルギーや栄養素の供給は十分に行える。

▶ 表 9-5　術後食の進行例

	当日	1日目	2日目	3日目	4日目	5日目	6日目	7日目	8日目	9日目	10日目
胃切除 (6回食)	—	流動食	流動食	三分がゆ食	三分がゆ食	三分がゆ食	五分がゆ食	五分がゆ食	五分がゆ食	五分がゆ食	全がゆ食
										(退院まで)	
扁桃摘出 (小児)	朝昼:止 夕:牛乳	流動食	五分がゆ食	全がゆ食	(退院まで)						
扁桃摘出 (成人)	朝昼:止 夕:牛乳	流動食	三分がゆ食	五分がゆ食	全がゆ食	(退院まで)					
中耳炎	朝:パン+牛乳 昼夕:止	全がゆ食	全がゆ食	全がゆ食	全がゆ食	全がゆ食	全がゆ食	常食			
虫垂炎	—	流動食(1食) 五分がゆ食(5食)	全がゆ食	全がゆ食	常食						
小腸切除	—	流動食	流動食	五分がゆ食	五分がゆ食	全がゆ食	全がゆ食	常食			
大腸切除	—	流動食	五分がゆ食	五分がゆ食	全がゆ食	全がゆ食	常食				
頭部・肺	—	五分がゆ食	全がゆ食	全がゆ食	常食						
胆嚢切除	—	流動食(2食)		全がゆ食	全がゆ食	常食					
胆嚢切除 (低脂質食)	—	五分がゆ食(4食)			常食						
心臓	—	五分がゆ食	五分がゆ食	全がゆ食	常食						
肛門	—	全がゆ食	常食								
口蓋裂	—	流動食	流動食	流動食	流動食	流動食	全がゆ食	五分がゆ食	五分がゆ食	五分がゆ食	全がゆ食
										(退院まで)	

(資料提供：聖マリアンナ医科大学横浜市西部病院)

● 術後食

　手術後の咀嚼・嚥下および消化・吸収能の回復は，手術の術式や合併症の有無などによって異なる。また消化器の手術後では，喪失または低下した消化・吸収能に応じた栄養・食事療法を行うことが必要となる（▶230ページ）。具体的には，①経口摂取の開始時期，②食事の種類，③流動食から全がゆ食までの段階的な進行時期などが，手術の種類や個々の状況を考慮して決定される。表9-5に代表的な術後食の進行例を示す。

2　無菌食

　無菌食は，白血病の治療である造血幹細胞移植後に感染症予防などのために提供される食事であり，その内容はガスオーブンやオートクレーブなどを用いて，すべての食品や料理を高温で熱処理するものである。

　しかし，日本造血幹細胞移植学会の「造血細胞移植後の感染管理（第4版）」（2017年）では，厚生労働省が定めた「大量調理衛生管理マニュアル」を厳守して調製した食事で，生の魚・卵・肉を食べないこと，野菜や果物を生で食べ

る場合には一定の洗浄方法を用いることなどにより，患者のQOLを重視した食事を提供することを検討することが重要であるとしている。したがって，最近では，上記の条件をふまえ，一定の食品の選択や，加熱条件を考慮した加熱食，低菌食などが提供される場合もある。

3 検査食

臨床検査に影響を与える物質や成分を除外した食事を**検査食**とよぶ。また一定量の成分を与え，その生理的影響をみるものも検査食に含まれる。検査食は検査前の一定期間，患者に提供される。

● 大腸検査食（注腸食）

大腸X線検査や大腸内視鏡検査を行う際，腸内の残渣物を取り除き，空にすることを目的とする食事が大腸検査食（注腸食）である。検査前1日間，低残渣で低脂肪の食事が与えられる。最近では1日分がセットとなった市販品が多く用いられている。

● 乾燥食（低水分食）

尿比重や尿浸透圧の変化から，尿細管の再吸収能を調べるフィッシュバーグ濃縮試験のために用いられる。検査前日の夕方に一定量の水分を摂取することが条件となり，夕食を対象に使用する食品を限定した食事を与え，その後は絶飲食となる。

● 潜血食

消化管出血を確認する方法には，上部消化管に対する化学的検査法と，下部消化管に対する免疫学的検査法（ヒトヘモグロビン法）がある。

化学的検査法においては，検査前3〜4日間は，検査を陽性にする成分を含む食品を除外した潜血食とする。ヒトヘモグロビン法は，免疫学的反応を用いた検査であり，検査食は必要としない。次に，潜血食のおもな注意点をあげた。

潜血食の注意点▶ (1) レバー，多量に血液成分を含む肉類，血合いの入った魚，そのほか血液成分の混入した食品は除外する。

(2) 葉緑素を含む緑黄色野菜は除外する。

(3) 血液と同じ反応を示す物質や薬剤（鉄・銅・ビスマス・ヨウ化カリウム・ビタミンC・クロロフィリンなど）は禁止する。

(4) 香辛料・生野菜・生の果物は避ける。

(5) おもな検査対象が胃腸疾患となるので，消化のよいものとする。

● ヨウ素制限食

ヨウ素（ヨード）の放射性同位体の一種である^{131}Iの摂取率・排泄率および，

タンパク質結合ヨウ素の測定時に影響を与える食事中のヨウ素を制限するものである。一般に1日のヨウ素摂取量が0.5 mg以下となるように調製する。なお，検査前10〜14日間摂取する。

C 栄養補給法

栄養補給法には**経腸栄養法**と**経静脈栄養法**がある。腸管からの栄養素の吸収が可能な場合には経腸栄養法が実施され，そうでない場合に経静脈栄養法が行われる。これらの選択にあたっては，患者の病態・栄養状態，必要栄養量，施行期間の目安，合併症のリスクおよびコストなどを考慮する。

① 経腸栄養法

種類と特徴▶ 栄養素を，腸管を通じて吸収する栄養補給法が経腸栄養法である。経腸栄養法は，経口栄養法と非経口栄養法（経管栄養法）とに分類されるが，とくに経腸栄養製品を経鼻経管や胃瘻・腸瘻などを通して補給することを経腸栄養法として取り扱うことが多い。

栄養補給は腸から▶ 消化管（とくに腸）は，栄養素の消化・吸収以外に，免疫機能や代謝に必要なホルモンの分泌，生体内への細菌の侵入（バクテリアルトランスロケーション）の防止などの役割を担っている。これらの機能を維持するために，腸に問題がなければ，できるだけ経腸栄養を実施することが望ましい（▶図9-3）。最近では「When the gut works, use it（消化管が機能していれば，経腸栄養を実

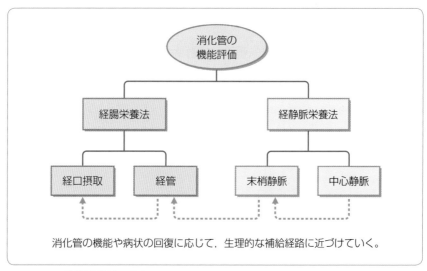

消化管の機能や病状の回復に応じて，生理的な補給経路に近づけていく。

▶ 図9-3　栄養補給法の選択

施する）」という概念が浸透してきている。

●経口栄養法

調理・調製された食物を，咀嚼・嚥下・消化し，腸管から栄養素として吸収して，体内に取り入れる方法である。常食・軟食・流動食・特別食・検査食など，病院食の多くはこれに含まれる。

経口摂取の長所▶ 食事によって栄養を経口的に摂取することは，消化管を使用して免疫機能などを活性化できるだけでなく，味を楽しんだり，他者とのコミュニケーションをはかることができ，患者のQOLを高めることにつながる。そのため，経口摂取が可能であれば，栄養補給法としてほかの方法よりも優先して実施する。

実施条件▶ 経口栄養法の実施にあたっては，①患者が覚醒している，②食欲がある，③咀嚼・嚥下が可能である，④上部消化管に閉塞的な病変がない，⑤小腸に適当な面積と運動が存在している，などの条件が必要である。

●経管栄養法

栄養カテーテルを，鼻腔または胃瘻・腸瘻から上部消化管（胃，十二指腸，空腸上部）まで通して，流動食や経腸栄養製品を投与する方法である。適応としては，経口で栄養の摂取が不可能あるいは摂取不足がみられる患者のなかで，腸管吸収が可能であることが条件となる。

長所と禁忌▶ 長所として，経静脈栄養法よりも生理的な栄養補給経路であり，管理も容易であることがあげられる。さらに安全性が高く，コストが低いことも長所である。一方，腸管の完全閉塞や強度の吸収障害，消化管出血，重症膵炎，激しい下痢，ショックなどがみとめられるときは，経管栄養法は禁忌となる。

NOTE
経腸栄養法・経静脈栄養法による栄養管理の現状と今後

医療経済的な側面からみると，経静脈栄養法は経腸栄養法よりもコストが高い。そのため，コスト効率を重視するアメリカの医療保険などでは，経静脈栄養法を選択するためには厳しい条件が課されている。一方，わが国の診療報酬制度でも一部，定額制が取り入れられており，定められた医療費のなかで，より効率的で適切な医療を提供することが求められている。

栄養管理は，患者の疾病治療やQOLの向上の基礎となることから，重要であることはいうまでもない。経静脈栄養法や経腸栄養法の選択にあたっては，患者の病態や栄養状態を適切に評価することが求められる。

現在ではわが国でもNSTが活動し，一定の条件を充足することで，診療報酬も支払われるようになった。「When the gut works, use it」という概念も浸透し，NST活動の促進も要因となって，経静脈栄養法よりも経腸栄養法の実施件数が多くなっている。適切な医療とともに，医療費抑制へとつなげている施設が増加しつつある。

経腸栄養製品に ▶
求められる条件

経管栄養法に用いられる経腸栄養製品には，①消化管への刺激が少ないことに加え，②消化・吸収にすぐれている，③必要十分なエネルギー量および栄養素をバランスよく供給でき高い治療効果が期待される，④有害作用が少ない，⑤流動性にすぐれている，⑥味がよく，においが少ない，⑦安価である，などの条件を備えていることが求められる。詳しくは「経腸栄養製品」の項（▶200ページ）で解説する。

② 経静脈栄養法

栄養素の輸送経路は，腸管から吸収されて肝臓に運ばれ，そこから血液循環にのり末梢細胞に送られるのが最も生理的である。一方で，栄養素を直接血液循環に送り込む方法が経静脈栄養法である。したがって，経静脈栄養法は栄養学的および生理学的に，経腸栄養法と比べて不利な点が多い。しかし，消化管からの吸収が望めない場合や，消化管の安静をはかる必要があるときなどには，重要な手段となる。

種類と特徴 ▶

経静脈栄養法は，投与経路によって**中心静脈栄養法**と**末梢静脈栄養法**に分けられる。これらを実施する際にとくに留意することは，輸液過剰である。栄養素が血管内に直接注入されるため，通常では考えられない量の循環がおこりうる。成人では 50 mL/kg/日以内にとどめておくのが安全である。

● 中心静脈栄養法（TPN）

中心静脈栄養法 total parenteral nutrition（TPN）は，内頸静脈または鎖骨下静脈などから心臓に近い上大静脈（中心静脈）までカテーテルを挿入して，輸液する方法である。必要とするすべての栄養素を含有する高濃度液を補給することが可能なため，長期間の栄養管理に用いられる。

● 末梢静脈栄養法（PPN）

末梢静脈栄養法 peripheral parentenal nutrition（PPN）は，原則として，上肢の静脈を使用して栄養素を補給する方法である。末梢静脈は中心静脈に比べて血流量が少なく，高濃度液を入れた場合はほとんど薄まらないため，血液の浸透圧が高まり，血管痛・静脈炎などを引きおこす危険性が高い。PPN は簡便である一方，長期間にわたる高濃度液の補給ができないことから，短期間の栄養管理に用いられる。

D 経腸栄養製品

① 経腸栄養製品の種類

　経腸栄養製品（経腸栄養剤）は，おもに**半消化態栄養製品・消化態栄養製品・成分栄養剤**の３つに分類される。また，市販の経腸栄養製品には食品に区分されるものと医薬品に区分されるものがあり，半消化態栄養製品と消化態栄養製品の一部および成分栄養剤は医薬品として取り扱われる（▶表9-6）。

　図9-4におもな経腸栄養製品の種類と適応となる場合の例を示した。経腸栄養製品はおもに経管栄養として投与されるが，嚥下機能が正常な場合は経口摂取することもある。なお，一定の基準を満たした食品扱いの経腸栄養製品は

▶表9-6　経腸栄養製品の種類と特徴

分類	半消化態栄養製品	消化態栄養製品	成分栄養剤
区分	食品・医薬品	食品・医薬品	医薬品
消化の必要性	必要	一部，最終段階の消化を要する	不要
残渣	少ない	きわめて少ない	無残渣
粘稠性	中等度	低い	低い
代表的な製品名	アミノ レバン®EN，エンシュア・リキッド®，ラコール®NF，ハイネ®*	ツインライン®NF，エンテミール®R*，ペプチーノ®*	エレンタール®，エレンタール®P，ヘパン ED®

＊食品扱いの製品。

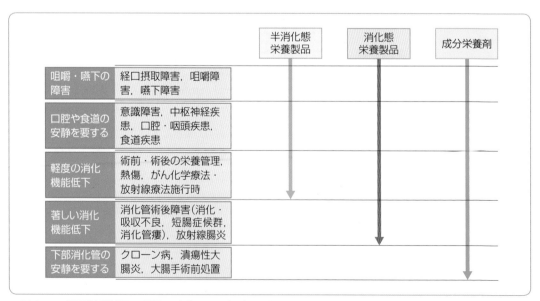

▶図9-4　経腸栄養製品の種類と適応となる場合の例

病者用の「総合栄養食品」という名称で，特別用途食品として取り扱われる。

● 半消化態栄養製品

半消化態栄養製品は，自然食品を人工的に処理して調製したもので，タンパク質・脂質・糖質が一部消化されている状態となっている。

タンパク質は，コメタンパク質・ダイズタンパク質・乳タンパク質，あるいはその加水分解物が使われる。脂質は，ダイズ油・コーン油・コメ油，あるいはこれに中鎖脂肪酸を加えたものが使われている。糖質としては，おもにデキストリンまたはマルトデキストリンが用いられる。ビタミンやミネラルもバランスよく加えられているが，化学的に同定できない成分も含まれている。

製品としては液状のものが多く，1 kcal/mL のものから，高エネルギー補給を目的とした 2 kcal/mL のものなど，含有エネルギー量には幅がある。流動性にすぐれ，細いカテーテルでも対応できるが，消化液や腸内細菌の影響で栄養剤が酸性に傾くと，先端でかたまり詰まってしまうことがあるので注意する。

消化を要するため，消化管機能が正常か，障害が軽度の患者が適応となる。味はよく，経口摂取にも適している。

● 消化態栄養製品

消化態栄養製品には，窒素源としてアミノ酸やジペプチド・トリペプチドが，糖質としてはおもにデキストリンまたはマルトデキストリンが用いられている。脂質はダイズ油・コーン油・コメ油・中鎖脂肪酸が使われているが，その含有量は半消化態栄養製品に比べて少ない。そのため，必須脂肪酸の補給のために，定期的な脂肪乳剤の静脈内投与が必要となる場合がある。ビタミンやミネラルはバランスよく加えられている。

ほとんどの構成成分はそのまま吸収されるが，一部は最終段階の消化を必要とするため，著しい消化・吸収能の低下や消化管の安静が必要な場合は禁忌となる。後述する成分栄養剤と同様に浸透圧が高く，味はあまりよくないため，経口ではなく経管栄養に適している。

● 成分栄養剤 (ED)

成分栄養剤 elemental diet (ED) は，窒素源がアミノ酸だけで構成されている栄養剤である。すべての構成成分が化学的に明らかにされており，15〜18 種類のアミノ酸や構成成分の約 70〜80% を占める糖質（デキストリン），ビタミン，電解質，微量元素など，人間にとって必要な栄養素をすべて含んでいる。しかし，脂質は必要最低限にしか含まれておらず，全エネルギー量の約 1.5〜8.1% でしかない。したがって，ED だけで 1 か月以上栄養管理を行う場合は，必須脂肪酸欠乏を予防するために，脂肪乳剤の静脈内投与が必要となる場合がある。

　EDは構成成分のすべてが消化を必要としないかたちで含まれており, 上部消化管からそのまま吸収される。そのため, クローン病など, 腸管の安静が必要な患者に投与される。また, 脂質が少なく吸収能が残存していれば投与可能であるため, 重症膵炎などの場合にも用いられる。

　EDは消化態栄養製品と同様に浸透圧が高く, 浸透圧性下痢をおこしやすいので注意する必要がある。

● その他の経腸栄養製品

　近年, 各種疾患が引きおこす病態や代謝状態, 栄養状態などに合わせて, 栄養素の量・質を調整したり, ある種の成分を強化する病態別の経腸栄養製品が市販されている。たとえば, 糖質を制限して血糖の調節を目的とするもの, タンパク質・ナトリウム・リンを制限して腎機能の低下時に用いられるもの, 酸化ストレスや炎症に配慮して抗酸化ビタミン・抗炎症成分などを強化したもの, グルタミン・アルギニン・核酸・n-3系多価不飽和脂肪酸などを強化して免疫機能を高めることを目的とする経腸栄養製品などがある。

② 経腸栄養製品の使用時の注意点

　経腸栄養製品は, 以下のような点に注意して使い分ける。

　①**患者の状態**　患者の栄養状態や消化・吸収能の程度および必要とする腸管の安静度を十分検討して決定しなければならない。

　②**栄養素含有量**　それぞれの経腸栄養製品に含まれる栄養素含有量にも注意する必要がある。たとえば, 半消化態栄養製品のなかでも食品と医薬品では微量栄養素の含有量に差があることや, 十分なエネルギー摂取があったとしても特定の栄養素が不足していることがある。

　③**不耐症や食物アレルギー**　製品によってはラクトース(乳糖)や, タンパク質源として乳タンパク質・ダイズタンパク質・卵タンパク質を含んでいることがある。患者の乳糖不耐症や食物アレルギーの有無を確認して, 適切な製品を選択することも重要である。

NOTE
肝不全治療のための経腸栄養製品

　一般的な経腸栄養製品に含まれる分岐鎖アミノ酸 branched-chain amino acid(BCAA: バリン・ロイシン・イソロイシン)と芳香族アミノ酸 aromatic amino acid(AAA: フェニルアラニン・チロシン)のモル比(フィッシャー比)は2~4である。

　肝不全患者は, 低アルブミン血症によって肝性脳症を生じることがある。肝性脳症の予防や悪化防止を目的とした栄養管理のために, フィッシャー比38~61と, 分岐鎖アミノ酸の含有量を多くした製品が用いられている(▶213ページ)。

③ 経腸栄養製品の投与経路

経管栄養・瘻管栄養は，図9-5に示した投与経路で施行される。

①**経鼻胃管・腸管**　経管栄養として通常行われる方法であり，鼻からカテーテルを通し，先端を胃および十二指腸または空腸上部の内部に留置する。カテーテルの口径は，鼻腔・咽頭・喉頭への刺激の程度や経腸栄養製品の種類，投与法などを考慮して決定される。口径の大きいものは鼻部・咽頭部に不快感を生じやすいため，おのずと選択範囲が限られるが，最近ではカテーテルの改良によって不快感も減少している。

投与方法自体は比較的簡便であり，コストも安い。短期間の栄養管理を行うときに用いられることが多い。

②**胃瘻・空腸瘻**　外科的に皮膚表面から胃や空腸に通じる瘻孔を造設し，カテーテルを挿入，留置する方法である。長期の栄養管理を行うときに用いられる。カテーテルの口径は経鼻に比べて大きいものも使用できるため，選択できる範囲が広い。

現在，胃瘻の場合には，外科的開腹手術を必要としない経皮内視鏡的胃瘻造設術（PEG[1]）が普及している。PEGは開腹を要する胃瘻と比べて管理しやすく，在宅で経腸栄養を実施するときにも便利である。空腸瘻にも経皮内視鏡的空腸瘻造設術（PEJ[2]）があるが，設置やその後の管理が困難な場合が多い。

③**経皮経食道胃管**　頸部食道瘻を増設し，カテーテルを挿入し留置するのが経皮経食道胃管挿入術（PTEG[3]）である。胃切除後，腹水などのためにPEGに

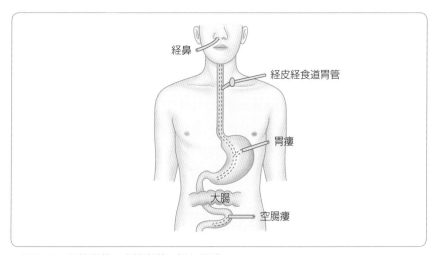

▶ 図9-5　経管栄養・瘻管栄養の投与経路

1）PEG：percutaneous endoscopic gastrostomy の略。本来術式の名称であるが，慣用的に胃瘻そのものもPEGとよばれることがある。
2）PEJ：percutaneous endoscopic jejunostomy の略。
3）PTEG：percutaneous transesophageal gastri-tubing の略。

よる胃瘻造設が不可能な場合に用いられる。簡便で侵襲の少ない造設法であり，重篤な合併症も少ない。

④ 経腸栄養製品の投与の実際

経腸栄養製品を投与するにあたって注意すべき点などを，実際の手順にそって解説する。

①**栄養製品の調製**　多くの製品が液状であり，そのまま使用できる。また，液状の製品は滅菌処理がなされているため，無菌的な投与も可能である。粉末製剤はシェーキングボトルで溶解する。無菌操作下での溶解は必要ないが，できるだけ衛生的に行うようにする。

なお，製品は開封後，室温下では細菌が繁殖することから，8時間以内に投与する。

②**栄養製品の濃度**　投与濃度については，以前は開始時に2倍希釈したものが用いられていたが，現在では原液（基準濃度）で開始しても問題ないとされている。水分を補給する場合には，経腸栄養製品投与とは別に行う。

③**投与方法（投与間隔）**　投与方法には，栄養製品を24時間持続的に投与する持続投与方法と，1日数回に分けて注入する間欠的投与方法などがある。

④**投与速度**　投与速度は状況によって異なる。たとえば，持続的な投与では速度を開始当初は25〜50 mL/時とし，状況に応じて125 mL/時まで徐々に増加させていく場合がある。また，間欠的投与では50 mL/時から始めて，400 mL/時程度まで段階的に速度をかえて投与量を増やしていく。

⑤ 経腸栄養の合併症

経腸栄養の合併症は，栄養カテーテルの挿入・留置によるものと，消化器症状および代謝異常による症状に分けられる。

①**カテーテル挿入・留置に伴う合併症**　誤嚥性肺炎や鼻・咽頭部不快感，鼻炎，咽頭炎，唾液腺炎，胃瘻チューブの逸脱などがあげられる。

②**消化器の合併症**　多くみられる合併症としては，下痢や腹部膨満感，腹痛，吐きけ・嘔吐などがある。とくに下痢は栄養製品の浸透圧が高いとき，さらに投与速度や温度が適切でない場合におこりやすい。

③**代謝異常による合併症**　水分過剰投与，酸塩基平衡異常，電解質異常，必須脂肪酸・微量元素の欠乏，高窒素血症，高アンモニア血症などがあげられる。最も重篤な合併症の1つに，高浸透圧性非ケトン性昏睡がある。これはケトーシスを伴わずに，著しい血糖や血中ナトリウム濃度の上昇，血中尿素窒素（BUN）の上昇，高度の脱水によって高浸透圧血症をきたし，昏睡にいたるものである。

E 静脈栄養剤

① 静脈栄養剤の種類

種類▶　静脈栄養剤には，末梢静脈栄養輸液製剤・複合電解質輸液製剤・単一電解質輸液製剤（電解質補正液）・糖質輸液製剤・高カロリー輸液製剤・脂肪乳剤・アミノ酸輸液製剤・ビタミン製剤・微量元素製剤などがある（▶図9-6）。患者の状態や状況に合わせて，単独あるいは適宜組み合わせて補給される。

電解質補正液製剤は水分と電解質を含み，おもに細胞外液を補給するために用いられる。そのほか，体内に不足している栄養素に合わせて，エネルギーやビタミン，ミネラルなどの補給のために静脈栄養剤が投与される。

高カロリー輸液▶　高カロリー輸液製剤や高張な糖質輸液製剤は，静脈障害を防ぐために，中心静脈から投与する。また，ビタミン B_1 が不足すると乳酸アシドーシスを引きおこすため，適切なビタミン製剤を併用する。

② 静脈栄養の合併症

TPNの合併症▶　中心静脈栄養の合併症としては，次のようなものがあげられる。

(1) カテーテル挿入時の合併症：気胸・血胸・空気塞栓・神経損傷
(2) カテーテル留置に伴う合併症：カテーテル敗血症・血栓形成
(3) 代謝合併症：肝機能異常・高血糖・高浸透圧性非ケトン性昏睡・乳酸アシドーシス
(4) 必須脂肪酸や微量元素およびビタミンの欠乏症

PPNの合併症▶　末梢静脈栄養の合併症としては，留置針を刺入した付近の静脈炎や，カテー

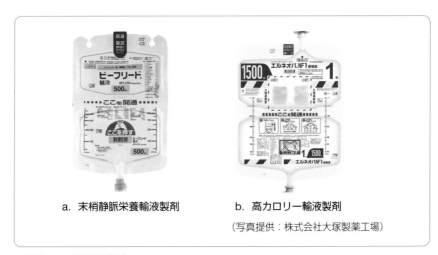

a. 末梢静脈栄養輸液製剤　　　b. 高カロリー輸液製剤

（写真提供：株式会社大塚製薬工場）

▶図9-6　静脈栄養剤

テルを固定しているドレッシング材による皮膚障害などがある。

F 疾患・症状別食事療法

① やせ・低栄養患者の食事療法

やせ ▶ やせとは，体脂肪過少を含め身長に対して体重が著しく少ない状態である。やせの判定には日本肥満学会による判定法が用いられており，BMI 18.5 未満を低体重（やせ）としている。やせでは，通常，体脂肪とともに体タンパク質も喪失している。

原因として，**表9-7** のようなものがあげられる。

タンパク質・ ▶ **タンパク質・エネルギー低栄養状態** protein energy malnutrition（PEM）とは，
エネルギー 体内のタンパク質とエネルギーが不足した状態をいい，摂取不足や体内での吸
低栄養状態 収・必要量の増加，体外への喪失などにより生じる病態である。PEM に陥ると免疫能が低下し，感染症の発症の増加，創傷治癒の遷延が生じ，その結果，入院期間の延長や治療費の増加につながる。適切な栄養管理により栄養状態を改善することは，これらのリスクを軽減させる。

タンパク質・エネルギー低栄養状態は，**表9-8** のように３つに区分される。

食事療法 ▶ 体重の増加をはかるために，適切なエネルギーと同時にタンパク質やビタミン・ミネラル類を摂取する必要がある。香辛料などを使用したり，場合により味つけを少し濃くしたりして，食欲を増進させるよう工夫する。また，間食の利用や油料理を取り入れるなどして，摂取エネルギー量を増やすようにする。

② 肥満・メタボリックシンドローム患者の食事療法

肥満・肥満症 ▶ 肥満とは，体構成成分のなかで体脂肪量が相対的および絶対的に増大した状態をいう。肥満の約 90％ は，原因となる基礎疾患のない**単純性肥満**である。それ以外に，肥満の原因となる疾患が存在する**二次性肥満**がある。

日本肥満学会による判定法では，BMI 25 以上を肥満とする。また，耐糖能異常や脂質異常症などの肥満に起因ないし関連する健康障害を合併するか，臨

▶表9-7　やせの原因

1	エネルギーや栄養素摂取量の低下	（ダイエット，嚥下障害，食欲不振，飢餓など）
2	栄養素の消化・吸収能の低下	（潰瘍性大腸炎・慢性膵炎など）
3	エネルギー消費量の増大	（甲状腺機能亢進症・悪性腫瘍など）
4	エネルギーの利用障害	（糖尿病など）

▶表9-8　タンパク質・エネルギー低栄養状態(PEM)の分類

分類	特徴	体重	血清アルブミン
クワシオルコル型 (カシオコア型)	エネルギーはある程度保たれていながらタンパク質が欠乏した状態。重症の感染症や手術後，外傷などによりストレスが亢進することにより生じる。浮腫がみられる。	ほぼ変化なし	低下
マラスムス型	タンパク質とエネルギー欠乏の両方が生じているが，とくにエネルギー欠乏が強い状態。長期間にわたるエネルギーとタンパク質の摂取不足により生じる。	著明に減少	わずかに低下か，ほぼ変化なし
クワシオルコル-マラスムス型	クワシオルコル型とマラスムス型の両者の特徴をもった状態。急性疾患などのストレスによりタンパク質が不足，さらに食欲低下などで十分なタンパク質の補給が行われないことにより生じる。高齢者に多い。	減少	低下

床的にその合併が予測される場合で，減量を必要とするものを**肥満症**としている。

　肥満・肥満症の成因には，摂取エネルギーの過剰，身体活動量の低下，ストレスなどがあげられる。その背景には，過食や早食いなどの不適切な食習慣，運動不足などがある。

メタボリック▶
シンドローム　メタボリックシンドロームは，内臓脂肪の蓄積により，高血糖や脂質代謝異常，高血圧などの心疾患の危険因子が重積した病態である。ウエスト周囲長が男性 85 cm 以上，女性 90 cm 以上の場合，内臓脂肪面積が 100 cm^2 以上に相当し，それに加えて脂質異常・血圧高値・高血糖のうち 2 つ以上を満たすものをメタボリックシンドロームとする。BMI が 25 未満であっても，メタボリックシンドロームがみとめられる場合には，健康障害の改善に向けた食事療法や運動療法が必要である。

食事療法▶　肥満症やメタボリックシンドロームの治療では，体重と内臓脂肪量を減少させることが基本である。そのために食事療法が果たす役割は重要である。

　①摂取エネルギー量の適正化　1 日あたりの摂取エネルギーを 20〜25 kcal/kg 標準体重を目安として，適正な摂取エネルギーを設定する。急激な減量は身体的に負担をかけるため，エネルギー量の設定は慎重に行う。除脂肪体重が減らないよう，エネルギー比 15〜20% 程度のタンパク質をとるようにする。エネルギー制限により，代謝に重要なはたらきをもつ必須アミノ酸やビタミン・ミネラルが不足しないように注意する。治療用に，エネルギー量を抑えつつ必要な栄養素が配合されたフォーミュラ食を用いることもある。

　②食行動異常の改善　肥満症の患者には，間食やストレス誘発性食行動，過食，夜間大食，偏食，早食い，朝食の欠食などの食行動異常が伴うことが多い。質問票などを利用して食行動の問題点を具体的に認識したり，体重や食事内容を記録したりするなどの行動療法を，食事療法や運動療法と併用することも重

要である。また，リバウンドを防ぐことが重要であるため，必要な食事療法を継続できるよう，医療職によるサポートが必要である。

③ 循環器疾患患者の食事療法

1 高血圧症

　安静時の血圧が正常より高い状態を，高血圧症という。高血圧症には，原疾患が存在しない本態性高血圧と，原疾患が明らかな二次性高血圧に分類される。本態性高血圧は高血圧症全体の約90%以上を占め，その要因には遺伝因子のほか，塩分の過剰摂取，肥満，喫煙，アルコールの多飲，運動不足，ストレスなどがあげられる。二次性高血圧症には，腎実質性高血圧，腎血管性高血圧，内分泌性高血圧などがある。

　治療の目標は適正な血圧の維持であり，まずは食事療法や運動療法，禁煙などによる生活習慣の修正を行い，必要に応じて薬物療法を併用する。

食事療法▶　①**減塩**　食塩の過剰摂取が血圧上昇と関連していることは，よく知られている。わが国では1日6g未満にすることが推奨されているが，日本人の平均的な食塩摂取量は1日あたり10gをこえている（令和元年「国民健康・栄養調査」）。

　②**野菜・果物の積極的摂取**　野菜や果物には降圧効果が期待できるカリウムが多く含まれており，積極的な摂取が推奨される。ただし，腎疾患を合併している場合はカリウムの制限が必要になるため，注意する。

　③**コレステロール・飽和脂肪酸の摂取節制**　減塩や野菜・果物の積極的摂取にあわせて，コレステロールや飽和脂肪酸の摂取を控える。なお，降圧効果があるとされ魚油に多く含まれる n-3系多価不飽和脂肪酸や低脂肪乳製品は，積極的な摂取が推奨される。

　④**節酒**　高血圧患者では少量の飲酒はむしろ血管病のリスクを改善するが，長期的に多量の摂取が続くと血圧上昇につながる。適正摂取量としては，エタノールで男性20〜30 mL/日以下とされ，日本酒1合，ビール中びん1本，ワイン2杯に相当する。女性は，男性の半分の10〜20 mL/日以下とされている。

　⑤**適正体重の維持**　肥満は高血圧症発症のリスク因子であるため，BMI 25未満を維持する。

2 動脈硬化

　動脈の内壁が肥厚し硬化した状態を，動脈硬化という。動脈硬化のおもな危険因子として，脂質異常症（高LDLコレステロール血症・低HDLコレステロール血症），喫煙，高血圧，糖尿病，メタボリックシンドロームなどが明らかになっており，冠動脈疾患の家族歴も関連する。

食事療法▶　①**摂取エネルギー量と栄養素配分**　肥満がある場合は減量し，標準体重の維

持を目ざす。総エネルギー量は，標準体重を目標に身体活動量に配慮して設定する。総エネルギーに対し，炭水化物エネルギー比を 50〜60%，脂肪エネルギー比を 20〜25% にする。

②**脂質とコレステロール**　飽和脂肪酸のエネルギー比率は 7% 未満とし，*n*-3 系多価不飽和脂肪酸のうち魚油の摂取を増やす。また，コレステロールの摂取を 200 mg/未満に抑え，トランス脂肪酸の摂取を控える。

③**食塩**　食塩摂取量は，6 g/日未満を目標とする。

④**アルコール**　アルコール摂取は 25 g/日以下とする。

⑤**食物繊維**　食物繊維をとることで，血清脂質を改善したり，脂肪の吸収を抑制したりする効果が期待できるため，十分な量を摂取する。

3 虚血性心疾患

虚血性心疾患は，冠状動脈の狭窄や閉鎖により心筋への血流が減少したり途絶えたりする病態である。心筋が一過性に酸素不足（虚血）に陥る**狭心症**や，冠状動脈の血流が停止し心筋が壊死してしまう**心筋梗塞**などがある。糖尿病や高血圧症，脂質異常症，高尿酸血症，肥満などがリスク要因となるため，生活習慣の改善を行う。

食事療法▶　循環動態が安定するまでは絶食とし，経静脈栄養による管理とする。経口摂取は胸痛と持続的な虚血がなくなってから開始し，数日かけて徐々に常食とする。食塩は 6 g/日未満として，血圧の上昇や動脈硬化の進行を予防する。また，回復期においても，動脈硬化の予防，糖尿病・脂質異常症・高血圧症などの管理や，肥満の是正が重要となる（各疾患の食事療法の項目を参照）。

4 心不全

心不全とは，心臓のポンプ機能が不十分なために血液を十分に送り出すことができず血液がうっ滞した状態で，それにより呼吸困難・肺水腫・浮腫などの症状を引きおこす。心不全が進行すると，心臓悪液質とよばれる低栄養状態に陥り，筋力の低下や体重減少がみられることがある。

食事療法▶　食事療法の基本は食塩制限と水分制限である。重症心不全で，心臓への負担増や倦怠感の出現で十分な食事摂取ができない場合には，分割食や栄養補助食品の利用を検討する。

①**食塩**　食塩の過剰摂取は循環血液量を増加させ，浮腫を助長するため，食塩は 6 g/日未満とする。

②**水分**　軽症の心不全では水分制限は不要だが，重症心不全では，希釈性低ナトリウム血症をきたした場合にはとりすぎないようにする。

③**カリウム**　心不全では，利尿薬によるカリウム排泄量の増加や，食欲不振による摂取不足などによる低カリウム血症に注意が必要であり，野菜や果物などから十分にカリウムを摂取するようにする。

5 脳血管障害

脳血管障害は，脳血管の異常によって生じる疾患の総称である。脳動脈の閉塞や出血によって脳組織が虚血あるいは壊死することで発症し，**脳内出血・クモ膜下出血・脳梗塞**などがある。

食事療法▶ ①**急性期**　脳血管障害の急性期では，呼吸・循環動態が不安定であり，意識障害や嚥下障害が生じていることも多い。患者の状況に応じて，経静脈栄養・経管栄養・経口栄養などの栄養管理方法を選択する。輸液は糖質・電解質を主としたものを 1,500〜2,000 mL/日程度とし，適切な血糖コントロールを行う。エネルギー量は消費エネルギーに応じた量とし，タンパク質は年齢や腎機能などを考慮して決定されるが，一般的には 1.0〜1.2 g/kg/日となる。しかし，低栄養状態がみとめられる場合は予後不良につながるため，十分なエネルギーとタンパク質を供給する。

②**慢性期**　経口摂取の開始前に，患者の摂食・嚥下機能を詳細に評価する。嚥下機能の低下は誤嚥性肺炎をまねくため，経口摂取が不可能な場合は経管栄養を継続する。必要に応じて，嚥下訓練や経口摂取訓練が行われることもある。

④ 消化器疾患患者の食事療法

ⓐ 胃・腸疾患

1 胃炎

胃炎には，一過性に胃粘膜に発赤・浮腫・びらんなどの病変がみられる急性胃炎と，長期間にわたり胃粘膜がびらんと再生を繰り返し，その結果胃粘膜の萎縮などをきたす慢性胃炎がある。

● 急性胃炎

急性胃炎の誘因には，ヘリコバクター‒ピロリの感染，アルコール多飲，非ステロイド性抗炎症薬（NSAIDs）などがあるとされている。食事療法は，重症の場合は絶食とし，症状がおちついたら流動食より開始する。その後，状態に応じて，徐々に軟食へ移行する。アルコール，カフェイン，炭酸飲料，香辛料などの胃酸分泌を亢進するものを避け，消化のよいものを基本とする。

● 慢性胃炎

慢性胃炎は，おもにヘリコバクター‒ピロリの感染により発症する。慢性胃炎は無症状であることも多く，その場合には特別な食事制限は行わない。暴飲暴食を避け，規則正しい食生活を送ることを基本とし，カフェイン飲料・香辛

料をとりすぎないように注意する。

①**無酸症・低酸症**　胃液の分泌が消失または減少する無酸症・低酸症では，胃もたれや食欲不振を伴うことが多い。消化のよいものを中心にして，食欲増進のために，適度な香辛料を利用するなどの工夫を行う。

②**過酸症**　胃酸が通常よりも多量に出てしまう過酸症では，空腹時の胃痛，胸焼け，胃もたれなどがみられる。胃内滞留時間が短く消化のよいものを中心にして，冷たすぎるものや熱すぎるもの，香辛料などの胃の運動や胃液の分泌を亢進するものは避ける。

2 胃・十二指腸潰瘍

正常な状態では，胃酸や消化酵素から胃や十二指腸の粘膜を保護するためにさまざまな防御因子がはたらいているが，そのバランスがくずれることで自己消化がおこり，発症する。要因として，ヘリコバクター–ピロリの感染や非ステロイド性抗炎症薬の内服があげられる。症状は，心窩部痛，腹部膨満感，吐きけ・嘔吐，食欲不振などである。

食事療法▶　急性期の出血が生じている際は絶食とし，経静脈栄養による栄養補給を行う。止血後は流動食から開始し，段階的に軟食へと移行する。

胃酸分泌抑制薬の効果により，従来のような厳しい食事制限は必要なくなったが，重症例では難治性のこともあるため，再発の防止が重要である。冷たすぎるものや熱すぎるもの，アルコール，カフェイン，香辛料などの刺激物を控えた食事にする。また，暴飲暴食を避け，規則正しくバランスのよい食事をとるようにする。

3 腸炎

急性腸炎は，ウイルスや細菌などの感染や，暴飲暴食，抗菌薬投与の副作用などが原因で，下痢・腹痛・吐き気・発熱などの症状がみられる。一方で慢性腸炎は，慢性的な下痢や腹痛などの症状が2〜3週間以上続き，貧血や体重減少などの全身的な症状を伴うこともある。

食事療法▶　急性腸炎で激しい下痢のある場合は，脱水に注意し，水分とともに糖質や電解質を補給する(▶215ページ)。腸管の安静を保つために，刺激性の強い食品や食物繊維の多い食品を避けて消化のよい食事をとる。重症の場合は絶食とし，経静脈栄養による栄養補給を行う。その後，症状の回復の程度をみながら少量の流動食から開始し，段階的に常食に近づけていく。

慢性腸炎では，日ごろから，消化がよく，下痢や腹痛をおこさない，かゆ・うどん・白身魚・とうふなどを選択する。急性増悪時には，急性腸炎の重症時と同様に経静脈栄養管理が行われる。

● 炎症性腸疾患

炎症性腸疾患は，慢性または寛解・再燃性の腸管の炎症性疾患の総称で，**潰瘍性大腸炎**と**クローン病**がこれに含まれる。どちらの疾患も，おもな症状は，腹痛，下痢，発熱，下血などである。腸管の病変により低栄養状態に陥りやすいため，適切な栄養管理を行う必要がある。

食事療法▶　**①潰瘍性大腸炎**　重症では絶食とし，中心静脈栄養による栄養管理を行う。炎症反応や症状の回復の程度をみながら経口摂取を開始する。治癒促進のために，高エネルギー，高ビタミン・ミネラル食，腸管の安静を保つために，低脂肪・低刺激食とする。

　②クローン病　腸管の著しい狭窄，瘻孔形成などがみられる重篤な場合は，絶食とし，中心静脈栄養とする。炎症反応や症状の改善がみられたら，中心静脈栄養量を減らし，経腸栄養剤の経口摂取を開始する。様子をみながら，食事と経腸栄養剤を併用し，食事摂取による消化器症状の悪化がなければ静脈栄養を終了する。クローン病では，経腸栄養剤は成分栄養剤（エレンタール®）あるいは消化態栄養剤（ツインライン®NF）を用いる。寛解期の食事は，消化管に負担のかからないよう，潰瘍性大腸炎と同様に消化がよいものを選び，下痢・腹痛を生じやすい食品を避ける。

ⓑ 肝臓・胆嚢・膵臓疾患

肝臓は，栄養素代謝において中心的な役割を担っている臓器であるため，肝臓の疾患ではさまざまな栄養障害が生じる。そのため，急性肝炎や肝硬変といったそれぞれの疾患にあわせた食事療法を行う必要がある。

1 急性肝炎

急性肝炎は，アルコール性や薬剤性のものもあるが，多くは肝炎ウイルスによるものである。全身倦怠感や食欲不振，発熱，吐きけ，黄疸などがおもな症状である。

食事療法▶　経口摂取が困難な場合には，経静脈栄養や経管栄養による栄養補給を行う。急性期にはエネルギー代謝が亢進しているため，十分にエネルギーを補給する必要があるが，回復に伴って適正なエネルギー摂取量とする。消化器症状や黄疸が強いときは，消化機能が低下しているため脂質を制限し，消化のよい食事とする。

2 慢性肝炎

慢性肝炎は，肝機能の異常と肝炎ウイルスの感染が6か月以上継続しているものである。B型肝炎ウイルスやC型肝炎ウイルスの感染によるもののほか，自己免疫性肝炎や非アルコール性脂肪肝炎などがある。進行すると肝硬変や肝

がんにつながる疾患である。

食事療法▶ 原則として特別な制限はなく，バランスのとれた食事を規則正しく摂取することが大切である。抗ウイルス療法による治療を行う場合は，発熱や全身倦怠感，頭痛が生じ，食欲不振があることが多い。その際は，食べられるものを優先し，患者の嗜好に合わせた食事を提供する。また，アルコール常用者に対しては，休肝日の設定や禁酒を指導する。

C型慢性肝炎では肝臓での鉄の過剰蓄積が病態の悪化に影響することがわかっており，鉄制限が行われる。

3 肝硬変

肝硬変は，肝細胞の壊死と再生，線維化によって肝臓全体に偽小葉とよばれる結節が生じ，肝機能が低下する疾患である。明らかな症状のみられない代償期と，全身倦怠感・浮腫・易疲労感・食欲不振・腹水・黄疸・肝性脳症などの症状がみられる非代償期に分類される。

肝硬変では，血漿アミノ酸濃度不均衡や低アルブミン血症，タンパク質・エネルギー低栄養状態（PEM，▶206ページ）など，さまざまな栄養代謝障害がみられる。

食事療法▶ ①PEMの改善　低栄養状態は病状の悪化につながるため，症状にあわせた経口栄養剤を用いるなど，適切な栄養管理による改善が必要である。

②分岐鎖アミノ酸の補給　バリン・ロイシン・イソロイシンなどの分岐鎖アミノ酸（BCAA）の血中濃度の低下と，フェニルアラニンやチロシンなどの芳香族アミノ酸（AAA）の上昇（フィッシャー比の低下）を改善するため，分岐鎖アミノ酸が多く含有された経腸栄養剤の投与などを行う。

③夜間の軽食　肝硬変では早朝空腹時にエネルギー不足となりやすい。その予防のために，就寝前にレイトイブニングスナック late evening snack（LES）とよばれる200 kcal程度の糖質やタンパク質を含む食品を摂取したり，BCAA製剤を用いる。

④肝性脳症への対応　肝性脳症の発症時には，輸液製剤や経腸栄養剤による分岐鎖アミノ酸の補給とともに，アンモニアや芳香族アミノ酸の発生を抑制するために低タンパク質食とするが，栄養不良には注意する。

⑤腹水・浮腫への対応　塩分を控えた食事にするとともに，場合によっては水分の制限も行う。

⑥便秘の予防　便秘は腸管からのアンモニア産生を促進するため，食物繊維を適度にとるなどして，便秘予防を心がける。

⑦食道静脈瘤への対応　肝硬変では，門脈圧の亢進により食道静脈瘤が生じやすい。食道静脈瘤があるときは，かたいものは避け，調理方法を工夫してやわらかくして提供する。

4 脂肪肝

　　肝細胞中にトリグリセリド(中性脂肪)が蓄積して肝機能障害をきたすものを,脂肪肝とよぶ。原因として,肥満,多量の飲酒,栄養障害(タンパク質不足),糖尿病,副腎皮質ステロイド薬の長期投与などの薬剤性があげられ,これらの原因を解消することが大切である。

　　飲酒をしない,またはほとんどしない人にみられる脂肪性肝障害を,非アルコール性脂肪性肝疾患(NAFLD)とよぶ。NAFLD のうち,肝細胞の炎症を伴うものを非アルコール性脂肪肝炎(NASH)とよび,肥満やメタボリックシンドロームとの合併が多くみられる。

食事療法▶　アルコール性の場合は,基本的に禁酒とする。肥満がある場合は,適正なエネルギー摂取と栄養バランスのとれた食事を規則正しくとり,運動療法との併用によって肥満を改善する。栄養障害や糖尿病がある場合は,それぞれの疾患に準じた食事療法を行う。

5 胆石症

　　胆石症は,肝内胆管・総胆管・胆嚢にできた胆石によって生じる疾患の総称である。無症状のことも多くあるが,突然の激しい腹部の痛み(疝痛発作)や胆嚢炎,総胆管閉塞などがみられる。

食事療法▶　疝痛発作と胆石の生成の予防,適度な胆嚢収縮と胆汁排泄を促すことを目的とした食事療法を行うことが重要である。

　　①急性期　痛みが激しい場合は絶食とし,輸液による栄養補給を行う。症状が軽減されたら流動食から経口摂取を開始する。脂質は 5 g/日程度に制限する。

　　②回復期　症状の軽減とともに段階的に軟食へと移行し,タンパク質や脂質も徐々に増加させる。脂質は 30 g/日程度を目安とする。胆嚢収縮を促進させるので,アルコールやカフェインなどの刺激物は避ける。

　　③無症状期　高脂質食や食物繊維の不足,糖質の過剰,不規則な食生活などは,胆石の形成や疝痛発作と深くかかわっている。適量なエネルギー摂取と栄養バランスのよい食事を規則正しくとり,疝痛発作や胆石生成の予防に努める。また,コレステロール結石の場合は,コレステロールや動物性脂肪を控えるとともに,コレステロール排出を促す食物繊維をとるようにする。

6 膵炎

　　膵炎は,アルコールの過剰摂取や胆石などが成因となるもののほか,原因が特定できない特発性に発症するものがある。膵臓内の消化酵素が活性化され,自己消化や炎症を引きおこす急性膵炎と,慢性的な炎症により,膵臓の内部に不規則な線維化や細胞浸潤などが生じた状態の慢性膵炎がある。急性膵炎では,上腹部の急性腹痛発作と圧痛,発熱や嘔吐,血中および尿中の膵酵素の上昇な

どの症状がみられる。

食事療法▶ 食事摂取による疼痛誘発を避けるために，急性増悪期は絶食とし，経静脈栄養による栄養管理とする。症状が改善したら水分摂取から開始し，流動食から徐々に低脂肪食に移行する。アルコールは膵臓に障害を引きおこすので，禁酒とする。

慢性膵炎では，タンパク質・エネルギー低栄養状態(PEM)に陥ることが多いため，栄養管理に注意が必要である。

ⓒ 下痢・便秘

1 下痢

下痢の原因には，感染症や，食べすぎ・飲みすぎ，寒冷刺激，アレルギーによるものなどがある。また，消化器疾患や内分泌疾患などの基礎疾患に伴う下痢症状もみられる。

●急性下痢

脱水や電解質異常の予防のため，水分や電解質を補充する必要がある。経静脈的に補水を行うほか，経口補水液 oral rehydration solution (ORS) が利用されることもある。経口摂取ができない場合は，経静脈栄養による栄養管理を行う。消化のよい食事で腸管の安静を保ち，原則として食物繊維・脂質の多い食品や，刺激の強い食品を控える。

●慢性下痢

炎症性腸疾患や膵炎，バセドウ病などにより，慢性的な下痢症状を生じることがある。慢性下痢では，それぞれの基礎疾患に応じた食事療法を行う。

2 便秘

便秘の原因はさまざまで，疾患による腸管の狭窄や癒着などが原因の器質性便秘や，排便機能になんらかの障害が生じる機能性便秘がある。機能性便秘は，腸管の蠕動運動が低下した弛緩性便秘，排便刺激が抑制され便意を生じない直腸型便秘，腸管が過度に緊張して便の移送が障害される痙攣性便秘に分けられる。器質性便秘では，原疾患の治療を行う。機能性便秘では，それぞれの原因に応じた食事療法を行うとともに，規則正しい食生活などの生活習慣の改善が必要である。

●弛緩性便秘

腸管の蠕動運動を促すため，腸に刺激を与える。朝食を必ずとることや，朝食前に冷たい水を飲んで腸を刺激することも効果的である。食事量の不足も弛

緩性便秘につながるので，十分な食事や水分をとることも大切である。食物繊維や香辛料の摂取も弛緩性便秘の解消に役だつ。また，便の腸内での滑りをよくする適度な脂肪，腸内環境を整えるビフィズス菌や乳酸菌飲料を取り入れることも効果が期待できる。

● 直腸型便秘

排便習慣を規則的にすることで，排便反射の回復を促す。直腸に便塊がある場合は，食物繊維をひかえる。便塊を取り除いたのちは，弛緩性便秘と同様の食事療法を行う。

● 痙攣性便秘

痙攣性便秘では，消化・吸収のよい食事をとり，腸管への刺激を避ける。熱すぎるものや冷たすぎるもの，アルコールやカフェイン，炭酸飲料などの刺激の強い食品は避け，低残渣・低脂肪食とする。水溶性食物繊維を適度にとり，不溶性食物繊維は控える。

⑤ 栄養・代謝疾患患者の食事療法

1 糖尿病

糖尿病はインスリンの欠乏または作用の減弱により，慢性的に高血糖が持続する疾患である。高血糖が長期にわたると，腎症・網膜症・神経障害などの細小血管症や，動脈硬化などの合併症を発症するリスクが高くなる。

糖尿病は，インスリンが絶対的に不足した状態である1型糖尿病と，インスリンの分泌の低下および，過食，運動不足，肥満などによりインスリンの作用が不十分な状態である2型糖尿病，そのほかの特定の機序・疾患によるもの，妊娠糖尿病に分類される。

糖尿病の治療の目標は，合併症の発症や増悪を防ぎ，健康な人と同様の生活を送ることである。1型糖尿病ではインスリン療法を基本とし，高血糖および低血糖を防ぐような食事療法を行う。2型糖尿病では，食事療法を基本とし，必要に応じて運動療法，薬物療法を併用する。

食事療法▶ 1型糖尿病と2型糖尿病の食事療法では，どちらも，基本はバランスのよい，適正なエネルギー量の食事摂取を継続することである。

①**摂取エネルギー量**　性，年齢，身長，体重，活動量などにより摂取エネルギー量を決定する。標準体重と身体活動量から算出されることも多い（▶表9-9）。

②**栄養素バランス**　炭水化物は摂取エネルギー比40〜60％にする。タンパク質は腎症の予防のため20％までとし，残りを脂質でとる。ビタミン・ミネラルは，不足のないよう十分に摂取する。水溶性食物繊維は，糖質や脂質の腸

▶ 表9-9　エネルギー量の算出方法

標準体重	
標準体重 (kg) ＝身長 (m)^2×22	
身体活動量の目安	**標準体重 1 kg あたりのエネルギー量**
軽労作 (デスクワーク, 主婦など)	25〜30 kcal
普通労作 (立ち仕事が多い職業)	30〜35 kcal
重い労作 (力仕事が多い職業)	35〜40 kcal
算出方法の例	
50歳, 女性, 身長 155 cm, 体重 60 kg, 職業：主婦	

・標準体重 (kg)
　身長 (m)^2×22＝1.55×1.55×22＝52.9 kg
・エネルギー摂取量 (kcal/日)
　身体活動量×標準体重
　＝(25〜30)×52.9＝1,323〜1,587 kcal/日

管からの吸収を遅延させ, 血糖値の上昇を抑制するはたらきがあるため, 積極的に摂取するよう努める。

③**食塩**　食塩の過剰摂取は高血圧や食欲亢進をまねくため, 適正な摂取量とする。高血圧や顕性腎症以降の腎症の合併では1日6g未満にする。

④**アルコール**　糖尿病の治療や合併症の予防上, 悪影響があるため, できるだけ禁酒とする。主治医から飲酒を許可された場合でも, 上限量をまもるようにする。また, 経口血糖降下薬使用時やインスリン療法中は, 飲酒により急性効果が生じるため, 低血糖に注意する。

⑤**食品交換表の利用**　『糖尿病食事療法のための食品交換表』(日本糖尿病学会編・著)の利用により, 1日の適切なエネルギー摂取量と栄養素配分のための食品選択をすることも有用である。食品交換表は, 栄養素の特徴から食品を4群にわけ, さらに6つの表と調味料に分けて分類している。それぞれに80 kcal相当の重量を示し, これを1単位として1日の摂取量と栄養バランスのとれた食事を組み立てることができる。

2 脂質異常症

血液中のLDLコレステロール (LDL-C) やトリグリセリド (中性脂肪) の上昇, HDLコレステロール (HDL-C) の低下がみられ, 脂質のバランスがくずれた状態を脂質異常症とよぶ。日本動脈硬化学会による診断基準では, LDL-Cが140 mg/dL以上を高LDLコレステロール血症, HDL-Cが40 mg/dL未満を低HDLコレステロール血症, トリグリセリドが空腹時採血で150 mg/dL以上, 随時採血で175 mg/dL以上を高トリグリセリド血症, HDLコレステロールを除くすべてのリポタンパク質の指標であるnon-HDLコレステロールが170 mg/dL以上を高non-HDLコレステロール血症としている。脂質異常症は動

▶表9-10　脂質異常症改善のための食事に関する生活習慣の留意点

・過食を抑え，適正体重を維持する。
・肉の脂身，乳製品，卵黄の摂取を控え，魚類，大豆製品の摂取を増やす。
・食塩を多く含む食品の摂取を控える（食塩6g/日未満）。
・アルコールの過剰摂取を控える（25g/日以下）。

脈硬化を促進するため，動脈硬化性疾患予防のために，これらの数値を適正に維持することが重要である。脂質異常症を改善するための食事に関する生活習慣の留意点を，表9-10にあげる。

食事療法▶　①**高LDLコレステロール血症**　飽和脂肪酸，コレステロール，トランス脂肪酸の摂取を減らす。脂肪含有量の多い肉の脂身や動物性の脂（牛脂，ラード，バター），乳類，臓物類，卵類の摂取を制限し，食物繊維と植物ステロールを含む未精製穀類，大豆製品，海藻，野菜類の摂取を増やす。

　②**高トリグリセリド血症**　炭水化物エネルギー比をやや低めにし，アルコールの過剰摂取，果物や果糖含有加工食品の過剰摂取に注意する。n-3系多価不飽和脂肪酸を多く含む魚類の摂取を増やす。

　③**低HDLコレステロール血症**　炭水化物のエネルギー比率をやや低めに設定し，トランス脂肪酸の摂取を減らす。

3　高尿酸血症・痛風

　尿酸の産生と排泄のバランスがくずれ，尿酸が血中に異常に蓄積した状態で，血清尿酸値が7mg/dLをこえる場合を高尿酸血症という。

　痛風は，蓄積された尿酸が結晶を形成し，この結晶が関節に沈着して，痛風発作とよばれる急性関節炎を引きおこしたり，腎障害を発症したりする疾患である。痛風発作は，第一中足趾節関節（母趾の付け根）に好発する。

食事療法▶　①**適正なエネルギー摂取**　肥満，脂質異常症，糖代謝異常を合併している場合が多いため，適正なエネルギー摂取とする（▶216ページ，糖尿病の食事療法）。糖質はインスリン抵抗性を増悪させるためとりすぎないようにし，スクロース（ショ糖）やフルクトース（果糖）の過剰摂取を避ける。

　②**プリン体摂取制限**　プリン体を多く含む食品（▶表9-11）を参照し，1日のプリン体摂取量が400mg程度となるようにする。

　③**水分摂取**　尿中への尿酸の排泄量を増加させるため，1日2Lの尿量を確保できるよう，十分に水分を摂取する。

　④**尿のアルカリ化**　尿酸を溶解しやすくするため，野菜，海藻，イモ類などの摂取により尿のアルカリ化を促す。

　⑤**アルコール制限**　アルコールは尿酸値を上昇させるため，過剰摂取に注意する。尿酸値への影響を最低限に保つ目安量は，1日あたり，日本酒1合，ビール350〜500mL（銘柄によって異なる），ウイスキー60mL，ワイン148mLである。

▶表9-11　おもな食品のプリン体含有量（食品100 g あたり）

きわめて多い （300 mg<）	鶏レバー，マイワシ干物，イサキ白子，アンコウ肝酒蒸し
多い （200〜300 mg）	豚レバー，牛レバー，カツオ，マイワシ，大正エビ，オキアミ，マアジ干物，サンマ干物
少ない （50〜100 mg）	肉類の一部（豚・牛・鶏），魚類の一部，加工肉類，ホウレンソウ，カリフラワー
きわめて少ない （<50 mg）	野菜類全般，米などの穀類，卵（鶏・うずら），乳製品，豆類，きのこ類，豆腐，加工食品

（日本痛風・核酸代謝学会ガイドライン改訂委員会編：高尿酸血症・痛風の治療ガイドライン，第3版．p.142，診断と治療社，2018 をもとに作成）

▶表9-12　疾患・治療とビタミンの欠乏

疾患・治療	欠乏するビタミン
胃摘出（全摘），慢性胃炎	ビタミンB_{12}
腎障害	ビタミンD
透析	水溶性ビタミン
クローン病	ビタミンA
抗結核薬（イソニアジド）	ビタミンB_6

4　ビタミンの欠乏症・過剰症

●ビタミン欠乏症

　ビタミン欠乏症は，食品の選択のかたよりや，ビタミン含有量の多い食品の摂取低下による摂取不足，消化・吸収能力の低下，体内の需要量の増大，疾患による必要量の増大を原因とし，ビタミンの不足の状態が長期にわたることによって出現する。各ビタミンの欠乏症・過剰症は，第2章（▶27ページ）で述べた。また，疾患や治療の結果，ビタミン欠乏症が生じることもある（▶表9-12）。経静脈栄養時に糖質のみでビタミン（とくにビタミンB_1）を投与されないと，乳酸アシドーシスを発症することがある。栄養剤投与の際に，ビタミン類の含有を確認することが重要である。

食事療法▶　ビタミン欠乏症の治療には，原則としてビタミン製剤の投与が行われる。また，不足・欠乏しているビタミンを多く含む食品を積極的に摂取させる。できるだけ食事によって必要量を満たすとともに，必要に応じてビタミン強化食品なども利用する。

●ビタミン過剰症

　ビタミン過剰症は，ビタミンの含有量が多い食品や，ビタミン剤を大量に摂取することによっておこる。水溶性ビタミンは過剰摂取しても尿中に排泄されるため過剰症はおこりにくいが，脂溶性ビタミンは体内脂肪組織への沈着性が

高いため，過剰症をおこすことがある。ビタミン過剰症の多くはサプリメント の摂取によるため，摂取の中止，または摂取量を減量する。

5　ミネラルの欠乏症・過剰症

●ミネラル欠乏症

　ミネラルの欠乏症は，ミネラル含有量の多い食品の摂取不足，吸収能力の低 下，体内の需要量の増大，排泄増加，疾患による必要量の増大を原因とし，ミ ネラルの不足の状態が長期にわたることによって出現する。各ミネラルの欠乏 症・過剰症は，第2章(▶32ページ)で述べた。

食事療法▶　低ナトリウム血症・低カリウム血症・低カルシウム血症・低リン血症といっ た，マクロミネラル(多量ミネラル)の欠乏症は，さまざまな疾患や症状に起 因して体内の水・電解質のバランスがくずれて生じることが多い。症状に合わ せて，水分や電解質の補給を行う。

　ミクロミネラル(微量ミネラル)の欠乏症は，おもに鉄や亜鉛にみられる。 不足しているミネラルを多く含む食品を摂取するとともに，必要に応じてサプ リメントからの補給も検討する。

●ミネラル過剰症

　ミネラル過剰症は，ミネラルを長期にわたり過剰に摂取した場合に出現する。 ナトリウム(おもに食塩として)の過剰摂取が高血圧の危険因子となることは， よく知られている。ミネラルの過剰症も，ビタミンの過剰症と同様にサプリメ ントの摂取が原因となることが多く，その場合は摂取の中止や減量を行う。

⑥ 腎臓疾患患者の食事療法

1　急性糸球体腎炎

　急性糸球体腎炎は，急性に発症する血尿，タンパク尿，高血圧，糸球体濾過 量(GFR)の低下，浮腫をきたす症候群である。そのほとんどはA群β溶血性 レンサ球菌(溶レン菌)の感染が原因で，感染約2週間後に発症する，溶レン 菌感染後急性糸球体腎炎(APSGN)である。

食事療法▶　APSGNの急性期では，感染症の治療と安静とともに，食事療法が重要とな る。乏尿期には，腎機能をまもるためにタンパク質を制限する(標準体重1kg あたり0.5g/日)とともに，十分なエネルギー摂取，塩分制限(0〜3g/日)，飲 水制限を行う。高カリウム血症があるときは，カリウム制限も行う。回復期以 降はタンパク質・塩分・水分の制限を緩和する。

2 慢性腎臓病

慢性腎臓病（CKD）は，①尿異常，画像診断，血液，病理組織などで腎臓の障害の存在が明らか，② GFR が 60 mL/分/1.73 m² 未満の腎機能低下の，いずれかまたは両方が 3 か月以上継続している場合をいう。メタボリックシンドロームや加齢，糖尿病，慢性糸球体腎炎や自己免疫疾患，薬の副作用などが原因で生じる。

食事療法▶　CKD が進行すると末期腎不全となり，人工透析や腎移植が必要となるため，進行を抑制するためにステージにあわせた食事療法を行うことが重要である。適正なエネルギー摂取のもと，病状に合わせてタンパク質，食塩，カリウムを制限する（▶表9-13）。

● 透析療法

透析療法は，腎不全に陥った際に，腎臓の機能の一部を人工的に代行する治療法である。血液を体外の人工透析膜に通して水分や老廃物をとり除く血液透析と，患者自身の腹膜を利用して水分や老廃物を取り除く腹膜透析がある。

食事療法▶　透析患者では，栄養状態が低下しないように，適切なエネルギーとタンパク質の摂取を基本として，状態に合わせた水・電解質の調整が必要不可欠となる。溢水（いっすい）や高カリウム血症の予防につとめ，長期的には高リン血症にも留意する。

血液透析（週 3 日）では，溢水による心不全への影響を考慮し，透析間の体重増加は，中 1 日の場合で 3% 以内が，中 2 日の場合で 5% 以内が許容量とされており，水分摂取量の把握および調整が必要となる（▶表9-14）。

腹膜透析では，腹膜から吸収されるエネルギー分を差し引いたエネルギー摂取とする。腹膜透析では，基本的にカリウム制限は行わないが，高カリウム血

▶表9-13　CKD ステージによる食事療法基準

ステージ（GFR）	エネルギー（kcal/kgBW/日）	たんぱく質（g/kgBW/日）	食塩（g/日）	カリウム（mg/日）
ステージ 1（GFR≧90）		過剰な摂取をしない		制限なし
ステージ 2（GFR 60〜89）		過剰な摂取をしない		制限なし
ステージ 3a（GFR 45〜59）	25〜35	0.8〜1.0	3 以上 6 未満	制限なし
ステージ 3b（GFR 30〜44）		0.6〜0.8		≦2,000
ステージ 4（GFR 15〜29）		0.6〜0.8		≦1,500
ステージ 5（GFR<15）5D（透析療法中）		0.6〜0.8　　　　　別表（▶表9-14）		≦1,500

注）エネルギーや栄養素は，適正な量を設定するために，合併する疾患（糖尿病，肥満など）のガイドラインなどを参照して病態に応じて調整する。性別，年齢，身体活動度などにより異なる。
注）体重は基本的に標準体重（BMI＝22）を用いる。

（日本腎臓学会：慢性腎臓病に対する食事療法基準 2014 年版．p.2，東京医学社，2014 による）

▶ 表 9-14　CKD ステージによる食事療法基準（透析療法中）

ステージ 5D	エネルギー (kcal/kgBW/日)	たんぱく質 (g/kgBW/日)	食塩 (g/日)	水分	カリウム (mg/日)	リン (mg/日)
血液透析 （週 3 回）	30〜35[注1, 2]	0.9〜1.2[注1]	＜6[注3]	できるだけ 少なく	≦2,000	≦たんぱく質 (g)×15
腹膜透析	30〜35[注1, 2, 4]	0.9〜1.2[注1]	PD 除水量(L)×7.5 ＋尿量(L)×5	PD 除水量 ＋尿量	制限なし[注5]	≦たんぱく質 (g)×15

注 1) 体重は基本的に標準体重（BMI＝22）を用いる。
注 2) 性別，年齢，合併症，身体活動度により異なる。
注 3) 尿量，身体活動度，体格，栄養状態，透析間体重増加を考慮して適宜調整する。
注 4) 腹膜吸収ブドウ糖からのエネルギー分を差し引く。
注 5) 高カリウム血症をみとめる場合には血液透析同様に制限する。

（日本腎臓学会：慢性腎臓病に対する食事療法基準 2014 年版．p.2, 東京医学社，2014 による）

症をみとめた場合は，カリウムを制限する。

● 小児の慢性腎臓病

食事療法 ▶ 　小児は成長過程にあるため，食事療法においては身体的・精神心理的な発達をさまたげない配慮が必要となる。CKD であっても，基本的には健常児と同等のエネルギー，タンパク質量を摂取することとされている。ただし，タンパク質の過剰摂取には注意する。エネルギー不足にならないよう留意し，とくに 2 歳までの経口摂取で十分な栄養がとれない乳幼児では，経管栄養や胃瘻管理も考慮する。

⑦ 血液疾患患者の食事療法

1 鉄欠乏性貧血

　鉄欠乏性貧血は，赤血球中のヘモグロビン合成に必要な鉄の不足によって血液中のヘモグロビン濃度が低下した状態をいう。原因は，食事からの摂取不足，成長期や妊娠期などの鉄の需要増大，月経過多や慢性的な出血などによる鉄の排泄増加，腸管からの鉄吸収率の低下，があげられる。舌炎や口角炎などの症状により，食事摂取に影響が出ることもある。

　治療は基本的に鉄剤の補給が主となり，食事療法は補助的手段とされているが，鉄欠乏性貧血の再発防止のために，食生活上の問題点を改善することは意義がある。

食事療法 ▶ 　①バランスのよい食事　バランスのよい食事を摂取することが基本である。

　②鉄摂取量の増加　鉄分を多く含む食品を意識的に摂取する。食品に含まれる鉄には，肉や魚などに含まれるヘム鉄とおもに植物性食品に含まれる非ヘム鉄がある。吸収率はヘム鉄のほうがすぐれているが，ヘム鉄が含まれる食品ばかりにかたよらず，いろいろな食品から鉄を摂取することが大切である。

③**鉄の吸収・利用をよくする成分**　鉄は，動物性タンパク質やビタミンC と同時に摂取すると吸収率が高まるので，これらを多く含む食品を摂取する。

④**鉄の吸収を阻害する成分**　緑茶に含まれるタンニン，穀類や豆類に含まれるフィチン酸，食物繊維は鉄の吸収を阻害するため，過剰摂取に注意する。

2 巨赤芽球性貧血

巨赤芽球性貧血とは，骨髄に核と細胞質の成熟度の解離した巨赤芽球がみられる貧血で，ビタミン B_{12} あるいは葉酸の欠乏などによる DNA 合成障害が原因で発症する。

食事療法▶　①**ビタミン B_{12} 欠乏**　ビタミン B_{12} 欠乏の原因には，摂取不足のほか，ビタミン B_{12} の吸収障害がある。ビタミン B_{12} の吸収障害の原因としては，胃壁から分泌される内因子の欠乏や分泌低下による吸収不全，胃切除や小腸病変による吸収不良がある。胃切除後の患者の多くは，数年後にビタミン B_{12} 欠乏が生じ，静脈内注射による投与が必要になる。摂取不足が原因の場合には，レバー，貝類，卵黄，牛乳などのビタミン B_{12} を多く含む食品を十分に摂取することが大切である。貧血の改善過程で鉄の需要が増えるため，同時に鉄分も十分に摂取する。

②**葉酸欠乏**　葉酸の欠乏の原因には，摂取不足，吸収障害，葉酸需要量の増大や利用障害などがある。とくに，アルコール依存や認知症により食事量が減少した場合や，極端な偏食がある場合には，葉酸が不足しやすい。葉酸を多く含むレバー，大豆，鶏卵，ブロッコリーなどを積極的に摂取し，適正な食事をとることで，摂取不足が改善すると考えられる。

3 白血病

白血病は，造血幹細胞の異常により白血球の一部ががん化し，異常に増殖した疾患である。

食事療法▶　白血病の患者は低栄養状態に陥りやすく，バランスのとれた高エネルギー・高タンパク質・高ビタミン食を基本とする。化学療法時には，嘔吐や下痢・便秘が生じたり，口腔内粘膜などに障害がおこったりするため，低刺激で消化のよい食品を選択する。経口摂取がむずかしい場合は，経静脈栄養も考慮する。

また，白血病では免疫能の低下により感染しやすい状態となるため，栄養の管理とともに，食事の衛生管理に配慮する。急性期の治療中や造血幹細胞移植時にはとくに注意が必要で，加熱食・低菌食などを用いる。

⑧ 食物アレルギー患者の食事療法

食物アレルギーとは，食物中の特定の成分が抗原（アレルゲン）となり，免疫学的機序を介して，生体にとって不利益な症状が引きおこされるものである。

▶表9-15　除去食の留意点

① その除去が過剰とならないよう必要最小限の除去を心がける。

② 十分な誤食防止対策をとる。

③ 除去した食物により不足する可能性のある栄養素を，ほかの食品で補うようにする。

④ 個々の患者，家庭環境に応じた指導をする。

　食物アレルギーによって，皮膚，粘膜，呼吸器，消化器，神経，循環器などのさまざまな器官に症状が誘発される。また，複数臓器にわたって全身性にアレルギー症状が引きおこされ，生命に危機を与えうる過敏反応をアナフィラキシーといい，なかでも血圧低下や意識障害を伴う場合をアナフィラキシーショックという。

食物アレルゲン▶　アレルゲンとなる成分は，おもに食品中のタンパク質である。原因食物は，鶏卵，牛乳，小麦が多く，以下，ピーナッツ，果物，魚卵，甲殻類，ナッツ類，そば，魚類が上位10抗原である。

　アレルギーをもつ人の健康危害の発生を防止する観点から，特定原材料を定め，容器包装された加工食品について，当該特定原材料を含む旨を表示することが義務づけられている（▶249ページ）。

食事療法▶　各種の皮膚テストや特異的 IgE 抗体測定などにより，原因となるアレルゲンを同定し，食品そのものおよび加工品中に含まれる成分を含めて除去すること（除去食）が一般的である。その際の留意点を，表9-15 にまとめる。

⑨ 骨粗鬆症患者の食事療法

　骨粗鬆症は，低骨量と骨組織の微細構造の異常を特徴とし，骨の脆弱性が増大し，骨折の危険性が増大する疾患である。特定の疾患や薬物によっておこる続発性のものと，加齢にともなう老人性骨粗鬆症や閉経後骨粗鬆症などの原発性のものがある。患者の多くは閉経後の女性または高齢者であるが，女性では40歳代でも診断される場合がある。

食事療法▶　骨量を維持するための栄養素，すなわち，エネルギーをはじめ各栄養素の推奨量を充足することが基本である。まずは，カルシウムを十分に摂取する。また，腸管からのカルシウムの吸収を高めるビタミン D や，骨量増加作用のあるビタミン K の摂取も重要となる。このほか，マグネシウム，ビタミン B_6，ビタミン B_{12}，葉酸なども必要である。

　一方，リンを多く含む食品（加工食品，一部の清涼飲料水）や，食塩，カフェインを多く含む食品，アルコールの過剰摂取は，カルシウムの吸収に影響を及ぼすとされているため，注意する。

　そのほか，適度な運動を行うことで骨量増加の効果を促すこと，紫外線にあたることにより皮膚でビタミン D が合成されるため，適度に日光にあたるこ

とも重要である。

⑩ 摂食・嚥下障害患者の食事療法

　摂食・嚥下障害は，食物を咀嚼して嚥下する過程（▶表9-16）に障害が生じた状態で，それにより誤嚥性肺炎や栄養障害が生じる。歯の喪失や義歯の不適合，舌や口腔周囲の筋力の低下など，摂食・嚥下にかかわる器官の障害が原因となる。また，嚥下反射や咳嗽反射の低下など，機能的な障害も原因となる。脳卒中，パーキンソン病，認知症などの疾患に合併することも多い。

食事療法▶　**①食形態の調整**　咀嚼・嚥下機能を適切に評価し，適切な形態の食事を提供することが求められる。日本摂食嚥下リハビリテーション学会による学会分類（嚥下食ピラミッド，▶図9-7）や日本介護食品協議会のユニバーサルデザイン

▶ 表9-16　摂食・嚥下の過程

①先行期	食物を認識し，食べ方を判断する
②準備期	口腔内に食物を取り込み，咀嚼して食塊を形成する
③口腔期	食塊を口腔から咽頭へ送る
④咽頭期	食塊を咽頭から食道へ送る
⑤食道期	食塊を食道から胃へ送る

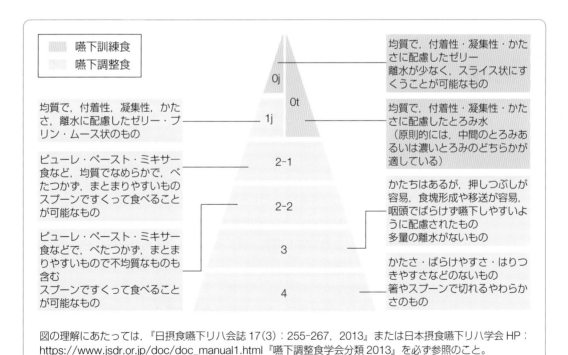

図の理解にあたっては，『日摂食嚥下リハ会誌 17（3）：255-267，2013』または日本摂食嚥下リハ学会 HP：https://www.jsdr.or.jp/doc/doc_manual1.html『嚥下調整食学会分類 2013』を必ず参照のこと。

（日本摂食・嚥下リハビリ学会医療検討委員会：日本摂食・嚥下リハビリテーション学会嚥下調整食分類 2013．日摂食嚥下リハ会誌 17（3）：255-267，2013 をもとに作成）

▶ 図9-7　日本摂食・嚥下リハビリテーション学会嚥下調整食分類

▶表9-17　ユニバーサルデザインフードの区分

区分		容易にかめる	歯ぐきでつぶせる	舌でつぶせる	かまなくてよい
かむ力の目安		かたいものや大きいものはやや食べづらい	かたいものや大きいものは食べづらい	細かくてやわらかければ食べられる	固形物は小さくても食べづらい
飲み込む力の目安		ふつうに飲み込める	ものによっては飲み込みづらいことがある	水やお茶が飲み込みづらいことがある	水や茶が飲み込みづらい
かたさの目安	ごはん	ごはん～やわらかごはん	やわらかごはん～全がゆ	全がゆ	ペーストがゆ
	さかな	焼き魚	煮魚	魚のほぐし煮（とろみあんかけ）	白身魚の裏ごし
	たまご	厚焼き玉子	だし巻き卵	スクランブルエッグ	やわらかい茶碗蒸し（具なし）

（日本介護食品協議会による，一部改変）

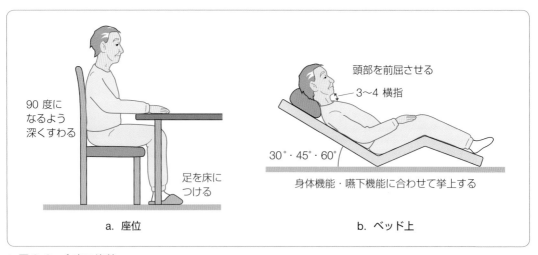

▶図9-8　食事の姿勢

フードの区分（▶表9-17）を参考にしたり，特別用途食品の病者用食品（嚥下困難者用食品）を利用したりして，適切な食事を用意する。

②**姿勢の保持**　摂食・嚥下障害では，食事の際の姿勢の保持など，食環境の整備を行うことが必要である。誤嚥を予防するため，可能な場合は，90度の座位になるよう背もたれのあるいすに深くすわり，足を床につける。ベッド上での食事の場合は，身体機能と嚥下機能に合わせてリクライニング位30・45・60度と調整する。

G 場面別の栄養管理

① 治療を要する小児の栄養管理

1 低出生体重児

　　出生週数に関係なく，出生体重 2,500 g 未満で生まれた子どもを低出生体重児といい，さらに 1,500 g 未満で生まれた場合を極低出生体重児，1,000 g 未満で生まれた場合を超低出生体重児とよんでいる。わが国における低出生体重児の出生率は 1951（昭和 26）年から 1970（昭和 45）年にかけて 7.4 % から 5.7 % へと低下していたが，1980 年代から増加し，2017（平成 29）年には 9.4 % となっている。この背景には妊娠中の食事制限や喫煙率の上昇，高齢出産の増加などが複合的に関連していると考えられている。

特徴 ▶　低出生体重児の特徴としては，低体温となりやすい，水・電解質のバランス異常，呼吸障害・循環障害をきたしやすい，感染防御能が不十分であることなどがあげられる。また，栄養素の備蓄量が少ない，代謝量が大きく成長のための必要栄養素量が多い，消化・代謝機能の発達が未熟である，栄養障害に陥りやすいことなど，栄養学的リスクも存在している。また，将来的に正常出生児よりも糖尿病，高血圧症などの生活習慣病となるリスクが高いとされている。

栄養アセスメント ▶　小児の栄養アセスメントの基本は身長・体重・頭囲の計測であるが，低出生体重児の望ましい発育については明確な指針は出ていないのが現状である。これは，低出生体重児の発育が在胎期間別出生体格標準値や乳幼児発育基準値を下まわる場合には，神経学的異常や発育障害のリスクが高まるため，発育が早期に回復していくことが重要である一方で，生活習慣病予防の観点から，どの程度体重増加を進めたらよいかが明確となっていないためである。現時点では，出生後できるだけ早く在胎期間別出生体格標準値に近づけるほうがよいという考え方が一般的となっている。

栄養補給 ▶　低出生体重児には，呼吸障害・循環障害などの救命を目的とした治療と，適切な栄養補給を行い，後遺症のない健全な成長・発育を目ざす。栄養補給法については，消化管機能が未熟な極低出生体重児や人工呼吸管理を実施している児では，経静脈栄養が用いられる。

　　修正在胎週数 34 週未満では，嚥下反射が未完成であるため経管栄養となり，経口摂取の開始は 34 週以降が目安となる。その際，母乳栄養が原則となり，授乳開始の時期，投与量，1 日の増加量は出生時の体重をもとに決定される。母乳には免疫グロブリンなど，児の成長に必要な物質が多く含まれるため，生後 1 か月は母乳を中心とした栄養補給が望ましい。それ以後は，栄養状態に合わせて母乳添加物質や低出生体重児用ミルクなどが追加される。

2 小児下痢症

　　小児下痢症の原因には，①ウイルスや細菌などによる感染性のもの，②食事の過剰(食べすぎ，高濃度ミルクの摂取，ミルクの与えすぎなど)，③アレルギー性のもの，④寒冷刺激，⑤胃腸疾患・内分泌疾患などの基礎疾患に伴うもの，などがあげられる。

下痢への対応▶　治療には食事療法・輸液療法・薬物療法などが行われる。食事療法は症状の程度によって異なるが，一般的な下痢をしたときの対応は次のとおりである。

(1) 初期には絶食とし，湯冷まし，薄い番茶(麦茶)などで水分補給を行う。野菜スープ・リンゴ果汁などでもよい。

(2) その後，母乳栄養児では母乳を，人工栄養児では希釈乳を少量ずつ飲ませていく。希釈乳は便の様子をみながら1/2希釈乳，次に2/3希釈乳と，徐々に濃度を高めていき，量も増やしていく。症状によっては，ラクトース(乳糖)の量を調節した治療乳を用いる。

(3) 離乳期では野菜スープや重湯，くず湯，リンゴのすりおろしなどの半流動状のものを与え，その後は徐々に発症前の形態に戻すようにする。

(4) 幼児では，経口摂取は重湯・くず湯からかゆへ移行する。タンパク質食品は，最初は卵黄・とうふ，次に白身魚・とりのささみなどを与える。野菜は食物繊維の多いものやかたいものは避ける。

3 先天性代謝異常

　　先天性代謝異常とは，先天的な代謝酵素の欠損によってさまざまな代謝障害がおこり，そのまま放置すると栄養障害・発達障害・知的障害を引きおこす疾患である。

　　先天性代謝異常のうち，フェニルケトン尿症・メープルシロップ尿症・ガラクトース血症・ホモシスチン尿症などは，新生児マススクリーニングの対象となっており，早期発見と，食事療法を中心とした早期治療が行われ，大きな効果をあげている。また，先天性尿素サイクル異常症・糖原病・先天性有機酸代謝異常症も食事療法が重要となる。

　[1] フェニルケトン尿症　必須アミノ酸であるフェニルアラニンをチロシンに転換する酵素が先天的に欠損しているためにおこる疾患である。

　　食事療法の基本はフェニルアラニンの制限であり，必要最低限量しか与えないようにする。乳児期にはフェニルアラニン除去ミルク・低フェニルアラニン乳を用いる。幼児期以降は，フェニルアラニン除去ミルクと通常の食品で必要なタンパク質を摂取させる。なお，エネルギーが不足しやすいので，タンパク質を含まない糖質食品(デンプンめん・デンプン米など)で補うようにする。

　[2] メープルシロップ尿症　イソロイシン・ロイシン・バリンの3つのアミノ酸の代謝障害がおこる疾患である。そのため，生後早期からこれら3つのア

ミノ酸を制限した治療乳を用いる。

[3] **ガラクトース血症**　ラクトース（乳糖）を構成する糖質の1つであるガラクトースの代謝に関連する酵素の欠損によっておこる疾患であり、Ⅰ型、Ⅱ型、Ⅲ型に分類される。食事療法が必要なのは、原則としてⅠ型およびⅡ型である。

食事療法の基本はガラクトースの入っていない特殊なミルクを飲ませ、乳児期以降も一切のラクトースを含む食品を禁止することである。大部分の加工食品や風味調味料にはラクトースが含まれているので注意が必要である。

[4] **先天性尿素サイクル代謝異常症**　体内でつくられたアンモニアを無毒な尿素に変換する過程ではたらく酵素の欠損によっておこる疾患である。高アンモニア血症による痙攣や、知能障害が引きおこされる。

食事療法は、低タンパク質と十分なエネルギー摂取が基本となる。

② 術前・術後における栄養管理

入院患者のなかには、エネルギー・タンパク質・ビタミンの不足とともに、電解質の喪失、酸塩基平衡異常を伴った脱水を呈するなど、さまざまな栄養素の不足状態に陥る者がいる。その原因には、経口摂取不能、食欲低下、消化管の通過障害、消化・吸収障害などがあげられる。

手術前▶　低栄養状態のままで手術を行うと、手術成績の低下や手術後の創傷治癒の遅延による縫合不全、免疫能低下による術後感染症などがおこりやすくなる。したがって、手術前に、低栄養とみとめられる患者や、消耗性疾患やその他の理由によって異化亢進がみられる患者、脱水がみられる患者などを対象として、適切な栄養補給を行うことが大切となる。

手術後▶　一方、手術により切開や出血、組織の壊死、感染などの侵襲および精神的ストレスを受けることで、生体内でエネルギー代謝の亢進やタンパク代謝の変動をはじめ、さまざまな代謝変動が引きおこされる。そのため、手術後には、それらの変動に応じた栄養補給が必要である。

集学的管理▶　最近では、手術時の低侵襲や安全性の向上、術後の早期回復などを目ざして、各専門職が知識をもちよった集学的管理が実施されるようになっている。その1つが、ヨーロッパで開発された ERAS®（Enhanced Recovery After Surgery）プロトコールとよばれるものである。入院前の患者へのカウンセリングから術中管理、術後管理、栄養管理などが集学的に行われている。

わが国でも、日本外科代謝栄養学会が、①生体反応侵襲の低減、②身体活動性の早期自立、③栄養摂取の早期自立、④周術期の不安軽減と回復意欲の励起、の4つをおもな目的として ESSENSE[1] とよばれるプロジェクトを進行している。

---

1) ESSENSE：ESsential Strategy for Early Normalization after Surgery with patient's Excellent satisfaction の略。

1 術前食

食欲，経口摂取の可否，消化・吸収能の状態，栄養状態などを考慮して，適切な栄養法を選択する。嘔吐や腸閉塞症がなく，経口摂取可能であれば，とくに絶食する必要はないが，1日1,600 kcal以上のエネルギー摂取が望ましい。

低栄養状態の患者には，中心静脈栄養法または経腸栄養法を施行する。

2 術後食

手術後における栄養・食事療法の意義の1つには，手術による侵襲や術後早期の合併症などによる体内の異化状態を是正し，腸管機能，代謝状態，摂食機能(咀嚼・嚥下)などに合わせた栄養管理を行うことで，栄養状態を改善し，手術後の回復を促進することがあげられる。

術後後期では，たとえば消化器疾患の場合，喪失または減少した消化・吸収能に応じた栄養・食事療法を行うことで，合併症の治療や予防へとつながり，全身栄養状態の維持・改善や患者のQOLの向上にも大きな意義がある。

● 食道がん手術後

食道がん手術後には，誤嚥や食事摂取量の低下，消化・吸収能の低下などの障害がおこりやすい。手術直後には経静脈栄養による栄養補給が行われるが，腸管蠕動運動の確認後には早期に経腸栄養を開始するのが原則となる。

最近では，経腸栄養補給ルートとして手術時に胃瘻または腸瘻を造設して，十分な栄養補給を実施することが多い。これによって十分な栄養療法が可能となり，早期の創傷治癒が期待されている。

経口摂取は，手術後約7日目に消化管造影で問題がなければ開始される。流動食から開始し，全がゆ食まで適宜移行していくが，消化がよく低残渣の食品を選び，のどごしのよい食形態にすることが大切である。

食道切除後には喉頭の挙上障害や，頸部食道の屈曲と吻合部狭窄によって誤嚥が生じる。また，胃を食道の再建に用いるため，胃貯留量の低下や胃酸分泌の低下などがおこり食欲不振となり，消化・吸収能も低下しやすい。そのため，栄養摂取不良となり，経腸栄養や経静脈栄養を継続して実施しなければならない例も多い。

● 胃切除後

胃切除後早期では，術後の回復を目的としてエネルギー量は30〜35 kcal/kg/日とし，経静脈栄養や経腸栄養による栄養療法を実施するのが原則である。経口摂取は，『胃癌治療ガイドライン(第4版)』では，飲水は術後1日目以降，固形食は術後2〜4日目からの開始が推奨されている。おもに流動食から開始し，全がゆ食まで段階的に移行することが原則である。しかし，必ずし

▶ 表9-18　人工肛門造設時の食事

1. 下痢対策
   1) 規則正しい食生活を送る。
   2) 患者個々人にとって，どのような食品が下痢をしやすいか見きわめる。
   3) 冷たい飲み物・アイスクリーム類・揚げ物類・ピーナッツ・コンニャク・ゴボウ・イカ・さしみ類・牛乳・生野菜など，下痢をしやすい食品を避ける。ただし個人差がある。
   4) 水分を過剰に摂取しない。
2. 排ガス対策
   1) しゃべりながら食べたり，かき込むような食べ方をしない。
   2) ゴボウ・ダイコン・イモ類・マメ類・生野菜・貝類・炭酸飲料など，ガスを発生しやすい食品は避ける。
3. 便臭対策
   1) ニラ・ニンニク・タマネギ・ネギ・マメ類・食物繊維の多い野菜・チーズなど，便臭を強くする食品は避ける。
   2) リンゴ・ミカン・オレンジジュースなど，便臭を少なくなる食品を利用する。

も流動食から開始する必要はなく，おもに腹腔鏡下手術実施後では，患者の状態に合わせ，分がゆ食や全がゆ食などの食事の提供から開始されることもある。

　手術後1か月ほどは1日5〜6回食の頻回食とする。1回量を少なくして，消化がよく，残渣物の少ないものを提供する。また術後遠隔期には，ダンピング症候群・鉄欠乏性貧血・骨軟化症・骨粗鬆症などの合併症に対する栄養・食事療法上の配慮も大切である。

● 小腸広範囲切除後

　小腸広範囲切除後は，残存小腸の長さおよび病期によって適切な栄養法が決定される。多くの場合，数か月間は中心静脈栄養であり，患者の状態によっては術後の経過とともに経管栄養法（成分栄養剤・低残渣栄養剤）が実施される。

　その後，経口摂取が可能になれば，流動食から開始して順次，分がゆ食，全がゆ食，普通食へと移行していく。消化・吸収のよい食品や調理法を選択し，適切なエネルギー摂取のもとで，高タンパク質・低脂肪食とする。なお，経口摂取開始後も必要に応じて経静脈栄養や経腸栄養剤による栄養補給を行う。

● 人工肛門造設後（大腸切除後）

　手術後数日間における栄養管理は中心静脈栄養とし，手術後3〜4日に排ガスがあれば水分摂取を開始する。水分摂取に問題がなければ，翌日から流動食を開始し，段階的に分がゆ，全がゆ，普通食へと進める。術後後期には下痢・排ガス・便臭などに配慮した栄養・食事療法が必要となる（▶表9-18）。

③ 高齢者の在宅療養における栄養管理

　在宅療養患者の多くは高齢者である。高齢者は加齢による身体機能の低下や

社会生活上の問題などから適切な栄養摂取が困難となり，栄養状態が低下することが多い。したがって，在宅療養患者では個々人の身体状況・健康状況・栄養状態を十分に把握したうえで，適切な栄養補給法を決定することや，QOLを高めるための食事援助が大切となる。

1 食生活上の問題点

高齢者の食生活上の問題点として，次のことがあげられる。

①**適切な食事の管理**　ひとり暮らしの場合は，摂取する食品や献立がかたより，栄養素の摂取不足やアンバランスを生じやすい。また，衛生的な管理のもとでの食事づくりや，食事の摂取が困難となる場合が多い。

②**栄養素の過剰摂取**　加齢とともに味覚の閾値が上昇し，濃い味つけを好むため，砂糖や食塩の摂取量が増加する。

③**食事摂取機能の障害**　咀嚼・嚥下能力が低下している場合は，それに応じた食事形態を考慮する必要がある（▶225ページ）。また，上肢の障害によって，食事摂取機能が低下している場合もある。

④**食欲の低下**　身体的・心理的問題など，さまざまな原因によって食欲不振がおこり，食事摂取量が低下して栄養状態の低下をまねきやすい。

⑤**複数の疾患**　複数の疾患に罹患している場合も多いので，それぞれに応じた食事療法が必要となる。

⑥**薬物の影響**　高齢者は服用する治療薬も多岐にわたり，その薬物がビタミン・ミネラル代謝に影響を与えることがある。

2 在宅療養患者の栄養管理

適切な栄養補給▶　患者個々の状況に合わせた必要栄養素量を算出し，生活状況などをふまえた栄養ケアプランを作成することが大切である。たとえば，低栄養状態では不足する栄養素を補給するための食品の利用，咀嚼・嚥下障害があればその状況に応じた食形態を考慮することが大切となる。現在，農林水産省が中心となり，厚生労働省，消費者庁とも連携して，高齢者，咀嚼・嚥下障害を有する人や栄養問題を有する人への介護食品として，「スマイルケア食」が展開されている。なお，必要に応じて，在宅経腸栄養法や在宅経静脈栄養法も実施される。

在宅医療での連携▶　在宅療養患者は，入院患者と異なり，本人または介護者が食材を購入し，調理をして食事をする。在宅患者への栄養指導はおもに管理栄養士が実施するが，患者はさまざまな社会的・経済的要因をかかえていることが多い。そのため，これらの情報を管理栄養士と共有し，栄養指導が円滑に進むように連携するとともに，食事の際の適切な環境を整備することなどが，看護師の大切な役割となる。

食の QOL 向上▶　社会的支援については，ホームヘルパーによる買い物や調理などの家事援助，自治体・社会福祉協議会・企業・ボランティアなどが運営する配食サービスを

利用することで，在宅患者の食の QOL を高めることが可能になる。

H がんの食事療法

① がん患者の栄養状態

がん患者で最も注意しなければならない栄養問題は，低栄養状態である。低栄養状態は，薬物の効果や免疫能を低下させ，さらに術後の治癒の遅延にもつながる。がんの部位や病期，治療法によっても異なるが，その頻度は，消化器系がん患者の場合には 60～85% と高い。

1 がん悪液質とは

がん患者は，病状の進行に伴い，体重減少や低栄養・消耗状態が徐々に進行していく。がん患者にみられるこのようなエネルギー・タンパク質低栄養障害の状態をがん悪液質 cancer cachexia（カヘキシア）とよぶ。多くの場合，食欲不振を合併しているため，しばしば食欲不振悪液質症候群 anorexia cachexia syndrome ともよばれる。

悪液質の診断基準は明確ではないが，体重減少，とくに筋肉量 lean body mass（LBM）の減少が特徴的である。がん悪液質には，がんそのものの代謝変化，がんに対する宿主（患者自身）の反応，抗がん薬や放射線治療の影響など，多様な要因が関与している。近年の研究では，がん自体やがんに対する宿主の反応としてあらわれる炎症性サイトカインや，ホルモンのような各種の因子が影響していることが明らかになっている。

2 がん悪液質のメカニズム

悪液質はがん患者の約 20～80% に合併し，患者の QOL や予後とも強く相関する。そのために悪液質の病態生理に関してさまざまな研究が行われ，その過程でがんにおける栄養代謝の特異な病態も明らかにされてきた。

がん悪液質による体重減少，とくに LBM の減少の原因として，生体内の代謝異常と，食欲不振による栄養摂取量の減少の 2 つがあげられる。

代謝異常 ▶ 　代謝異常の原因の中心は，炎症性サイトカインの過剰分泌である。炎症性サイトカインによる代謝異常は病期の比較的早い段階からみとめられ，食事摂取量や体重の減少がまだみとめられない段階においても，LBM の減少やタンパク質分解の亢進がみとめられることが報告されている。また，転移などによって肝不全や腎不全がおきた場合にも代謝異常が生じる。

がん患者の安静時エネルギー消費量（REE）に関しては一定した傾向はないが，膵がんや肺がんなどの疾患を個々にみてみると，REE が上昇している症

例も報告されており，がんによるエネルギー消費や代謝異常が原因となっている可能性は高い。

摂食状況の悪化 ▶　がん患者には一般に，食欲低下や倦怠感，発熱などの全身症状がみられるが，食道がんでは嚥下障害が，胃がんでは上腹部痛などが生じ，とくに上部消化管のがんで食欲不振となる。また，抗がん薬の使用により味覚異常や吐きけ・嘔吐，さらに口内炎や便通異常をきたして摂食状況は一層悪化する。

　一方，がん細胞は異常な増殖をするために大量の栄養素を必要とし，エネルギー源として一貫してグルコース（ブドウ糖）を要求する。がん患者の体内では，摂食状況の悪化によるエネルギー不足状態下で一定のグルコース濃度を維持するために，脂質とアミノ酸からグルコースを産生する糖新生が活発になり，その供給源として体脂肪と体タンパク質の分解が亢進する。この結果，体重の減少と筋肉の喪失が生じ，LBM の低下がおこる。

② がん治療と栄養

　がん治療には，おもに①外科手術療法，②抗がん薬を用いる化学療法，③放射線療法がある。それぞれに低栄養状態をきたす特異的要因が存在する。

[1] **外科手術療法**　手術侵襲が加わることにより，全身の栄養必要量が増大する。一般的な手術の場合は一時的な低栄養状態であり，全身状態の改善とともに体重が増加して低栄養状態は解決される。しかし，口腔・食道・消化管などのがんにおいては，手術後も摂食・消化・吸収に影響が及び，継続的な栄養管理が必要になる。

[2] **化学療法**　多くの抗がん薬には，低栄養障害の要因となる副作用がある。たとえば，吐きけ・嘔吐，食欲不振，味覚・臭覚異常，下痢，粘膜障害，口内炎，代謝異常などがあげられる。これらが直接的・間接的に作用して，食事の摂取量の減少や消化・吸収の低下，さらに各種の代謝障害をおこして，栄養状態を悪化させる。

[3] **放射線療法**　栄養状態への影響は，放射線を照射する臓器の種類や範囲，線量，期間，そして個体の反応によって異なるが，一般には味蕾や唾液腺，神経細胞，消化管粘膜などへの照射により，食事の摂取量の低下や消化液の分泌低下がおこる。また頭頸部への照射では，食欲不振や食道炎，嚥下障害が出現しやすく，腹部や骨盤への照射では，急性下痢や食欲不振，吐きけ・嘔吐，腸炎などが引きおこされる。

③ がん患者の栄養・食事療法

1 栄養・食事療法の目標と栄養補給法

　　　　がん患者の栄養・食事療法の目標は，患者の栄養状態の悪化を防ぎ，栄養状態を改善して，可能な限りがん悪液質への進展を抑制することにある。そして，栄養アセスメントを継続的に行い，がんの進行に伴うエネルギー消費量の変化に合わせて栄養補給量を調節する。

　　　　栄養状態を改善するための栄養補給方法には，①経口補給による食事，②経腸栄養製品を用いた経管栄養，③末梢静脈や中心静脈を用いた経静脈栄養の3種類が存在する。これらにはそれぞれに長所と限界があるので，医師・管理栄養士・薬剤師などと連携して，がんの病態や治療方法，栄養状態を総合的に評価・判定しながら，栄養補給の方法を決定することが重要である。

2 食欲低下・味覚障害時の対応

　　　　一般に栄養補給は，食事による経口摂取が最も生理的で望ましい。しかし，がん患者の場合，食欲低下や味覚障害(味覚異常・味覚減退・味覚消失)の出現により，食事からの栄養摂取量が減少し，低栄養状態をまねくことが多い。この場合，経管栄養や経静脈栄養などの強制的な栄養補給法を検討するとともに，食欲低下や味覚障害に影響を与えている要因をさぐり，その対策を講じることが必要となる。

調理や献立の工夫▶ 　化学療法の影響や放射線の放射部位によっては，食欲低下や味覚障害の副作用が出現し，症状が著しい場合には使用薬剤や照射部位など，治療法そのものの検討が必要となる。しかし，軽度な場合には調理や献立上の工夫により改善することがある。

　　　　たとえば，調理では味つけにアクセントをつけたり，香辛料や風味の強い野菜やくだものを用いることがあげられる。また，献立に冷菜物を多くしたり，アイスクリームやシャーベットを提供すると食欲が改善することがある。

　　　　なお，味覚変化は患者ごとに異なるので，その変化に対応した味つけの工夫が必要になる。口腔や食道の病変により続発した味覚障害や摂食障害に関しては，食事の水分含有量を多くして流動性やとろみをもたせて，体温に近い温度で提供すると食べやすくなる。

タンパク質の摂取▶ 　病気や治療法によって個人が本来もつ嗜好(しこう)が著しく出現したり，変化したりして，好きだったものが食べられなくなったり，嫌いなものが食べられるようになることがある。すし，ラーメン，そば，くだものなら食べられるなど，特定の食品にかたよることもあるが，一般に肉類や魚介類のにおいを嫌う場合が多く，このような場合にはダイズ製品や乳製品からタンパク質を摂取するようにする。

看護師の役割▶　経口摂取を促す場合の看護師の役割としては，食欲や味覚，嗜好，摂食，嚥下などの変化をできるだけ詳細に把握して，その内容を他職種と共有し，それぞれの立場から解決できるようにすることが大切である。

3　がんと健康食品・サプリメント

　　近年，健康食品やサプリメントなどを利用するがん患者が増えている。摂食量が減少し，エネルギーや栄養素の不足状態がみられる場合に，これらを補給するために健康食品や栄養剤を活用することには意味がある。しかし，健康食品やサプリメントなどに含まれる成分で，がんを予防・治療できるとする科学的根拠(エビデンス)がないものが多い。なかには有害成分が含まれる場合もある。

患者への指導▶　がん患者やその家族への指導においては，健康食品やサプリメントに過度に依存して，逆にがんを増悪させたり，栄養状態を悪化させて手術や化学療法，放射線療法などの治療効果を低下させないようにすることが必要である。

　　看護師は，患者や家族から健康食品やサプリメントの使用実態をできる限り正確に聞き出し，対応が困難である場合は，専門的知識を有する医師・管理栄養士・薬剤師，さらにサプリメントアドバイザーに対応を相談することが必要である。また，科学的なエビデンスに基づいて多くの専門家の支持を得ている論文・書物や，国立健康・栄養研究所のウェブサイトに掲載されている「『健康食品』の安全性・有効性情報」などの信頼できる情報をもとにした対応が必要となる。

ゼミナール
復習と課題

❶ 栄養補給法の種類と特徴をあげ，その選択の基準をまとめなさい。
❷ 病院食を形態別に分類し，その特徴をまとめなさい。
❸ おもな検査食の内容をまとめなさい。
❹ 経静脈栄養法の合併症についてまとめなさい。
❺ 経腸栄養法に用いられる栄養製品の種類と特徴をまとめなさい。
❻ おもな疾患について，食事療法の概要と留意点をまとめなさい。
❼ 術前・術後における栄養管理の要点をあげなさい。
❽ がん患者の栄養管理が必要な理由を説明しなさい。

栄養学

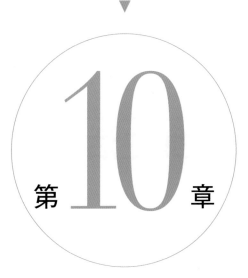

第 **10** 章

健康づくりと食生活

明治以降，日本人は食事の洋風化を進め，食生活の改善をはかってきた。しかしその結果，現在では過食や脂質の過剰摂取がリスクとなり生活習慣病が増大し，その一方で若年女性や高齢者の低栄養という問題もおこっている。本章では，このような問題を解決するために策定された「食生活指針」および「21世紀における国民健康づくり運動（健康日本21）」などについて学ぶ。

A 食生活の変遷と栄養の問題点

● わが国の経済と食生活の変遷

明治から昭和▶　日本政府は明治以降，国民の栄養状態をよくするために欧米の食生活を見習い，食事の洋風化や肉食化を進め，食生活の改善をはかった。しかし，明治末期から第二次世界大戦前にかけての食糧事情の悪化によって，国民の栄養状態はしだいにわるくなり，とくに昭和20年代前半は戦後の混乱と食糧供給量の減少で著しい低栄養に悩まされた。

戦後・経済成長期▶　しばらくの間，わが国は戦後の食糧難にみまわれたが，経済復興期である昭和20年代後半から30年代半ばには，食糧の増産や輸入食料の増加，また流通機関の発展によってこれを脱却した。その後，昭和30年代半ばから昭和50年代の高度経済成長期には食の欧米化が進行し，穀類の減少，畜産食品と油脂類の増加など，食生活の質的変化をきたした。

現在まで▶　このような変化に伴って肥満が国民の健康問題となりはじめ，食事のコントロールおよび運動による減量（ダイエット）が注目されるようになった。昭和50年代から昭和60年代にかけては安定経済成長期であり，食の欧米化がさらに進み，そして日本経済は1989（平成元）年から今日までの経済停滞期にいたっている。

● 栄養摂取量の変化と国民の栄養状態

栄養摂取量の変化▶　明治末期から現在にいたるまで，日本人は短期間に低栄養から過剰栄養までを経験し，人類の歴史上かつて経験したことがないほど食生活を変化させた。

たとえば，1946（昭和21）年のエネルギーおよび各種栄養素摂取量を基準として，その後の変化をみてみると，動物性脂質は約5倍，動物性タンパク質と脂質は約4倍，カルシウムは約2倍と，それぞれの摂取量が増大している（▶図10-1）。

その一方で，総摂取エネルギーには変化がないのは，炭水化物の摂取量が減少傾向にあるためである。しかも，このような著しい変化は1975（昭和50）年ごろまでの約30年間におきたことであり，その後も，炭水化物の摂取量はゆっくりと減少している。

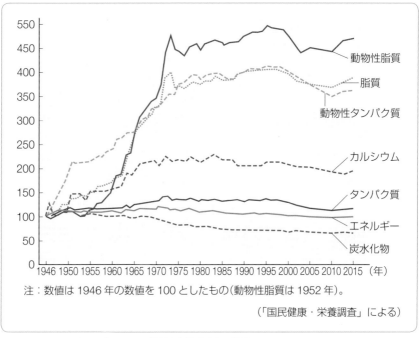

注：数値は 1946 年の数値を 100 としたもの（動物性脂質は 1952 年）。

（「国民健康・栄養調査」による）

▶ 図 10-1　エネルギーおよび栄養素摂取量の推移

新たな栄養問題▶　国民 1 人あたりの食品や栄養素の摂取状況をみると，第二次世界大戦後から今日までは良好な状態にあるといえる。しかし，その内訳を詳細にみると新たな問題がおきていることがわかる。最も重大な問題は，わが国の現在の栄養状態には，**過剰栄養**と**低栄養**が混在しているということである。

　　BMI が 25 以上の肥満者の割合は，1982 年から 2017 年までの推移をみると，女性では変化は少ないが，男性では増加傾向にある（▶図 10-2）。これを年齢別にみると，男性では 50 歳ごろまで加齢に伴って増加し，70 歳をすぎると減少する（▶図 10-3）。また女性では，年齢が高くなるにしたがって増加している。

　　一方，BMI が 18.5 未満のやせの者の割合は女性で高く，1982 年からの 30 年間でゆるやかに増加している（▶図 10-2）。年齢別では，とくに 30 歳未満の女性で著しく高い状況にある（▶図 10-3）。男女ともに，加齢に伴って肥満者の割合と対照的に，やせの割合は低下するが，高齢者では再び高くなる。

栄養問題の要因▶　肥満の具体的な要因は，豊かな食生活における過食や脂質の過剰摂取であり，糖尿病・高血圧症・脂質異常症などの生活習慣病を増大させている。

　　一方で，若年女性では，やせ志向によって低栄養，さらに拒食症・過食症などの摂食障害，骨粗鬆症などが生じて，大きな問題になっている。また高齢者をはじめ，医療施設での患者や福祉施設における障害者では，消化・吸収機能の低下に健康管理能力の低下が重なり，低栄養障害につながる。こうした低栄養障害は，さまざまな影響を及ぼしている（▶表 10-1）。

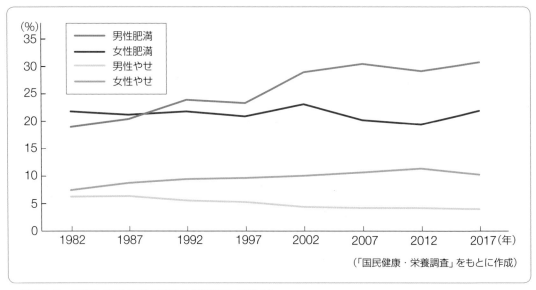

▶ 図 10-2　肥満とやせの者の割合の推移（20歳以上）

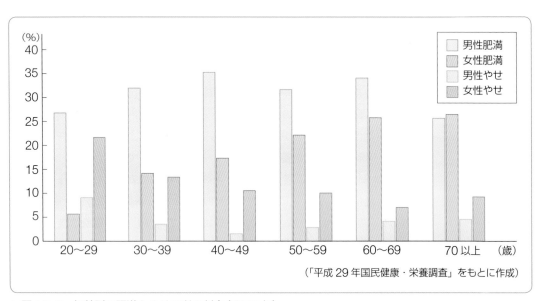

▶ 図 10-3　年齢別の肥満とやせの者の割合（2017年）

▶ 表 10-1　高齢者・障害者の低栄養が及ぼす影響

1. 加齢や障害に伴う食欲・味覚の低下によって，食物の摂取量が減少し，エネルギー・タンパク質低栄養状態，あるいはビタミン・ミネラルの欠乏状態があらわれる。
2. 低栄養状態では免疫機能が低下し，疾病からの回復が遅れる。また，合併症をおこしやすくなって介護も増加する。
3. 疾病の回復の遅れや合併症の発症によって，薬物使用や入院日数が増加し，医療費や介護費が増大する。

●かたよった情報や嗜好食品の氾濫

このような問題をかかえたなかで，マスメディアからの過剰でかたよった健康情報や栄養情報，さらにさまざまな健康食品やダイエットの普及によって，わが国の食生活の一部は混乱状態になりつつある。

食生活の変化の例として，**ファーストフード**（ファストフード）の急速な普及がある。ファーストフードはfast（速い）をキーワードとした言葉で，国によってさまざまな定義があるが，一般にはアメリカ資本のフードチェーンの食事が例としてよく知られており，安価で手軽に食べられるものと考えられている。

ファーストフード▶
とジャンクフード
ファーストフードは，手軽に安価で食べられることにより，わが国でも急速に普及した。しかし，高エネルギー・高脂肪・低食物繊維であるうえに，手ばやく食べられるために過剰摂取の危険性が高い。そのためにジャンクフードの一種と考えられ，しばしばこれらの過剰摂取が生活習慣病のリスクファクター（危険因子）として取り上げられている。

ジャンクフードとは，くずのような食品という意味であり，一般には，油っこく糖分・塩分が多く，エネルギーが著しく高く，さらにタンパク質・ビタミン・ミネラル，さらに食物繊維などの栄養素の含有量が少ない食品をいう。ポテトチップス・ハンバーガー・ドーナツ・炭酸飲料水などが該当する。食生活の簡便化によって，食事は手をかけた家庭での料理ではなく，外食を中心としたものになっているため，ジャンクフードの摂取量が多くなっている。

ペットボトル▶
症候群
また，**ペットボトル症候群**（清涼飲料水ケトアシドーシス）も問題になっている。ペットボトル症候群とは，スポーツドリンク・清涼飲料水などの糖質の含有量が多い飲料水を大量に飲みつづけることによっておこる急性の糖尿病症状をいう。ふだん健康でありながら糖尿病ケトアシドーシス症状を呈した人の多くがペットボトルで清涼飲料水を飲んでいたことから，このように名づけられた。

清涼飲料の多くは100 mLあたり10 g程度の糖質が含まれるため，水分やミネラルの補給目的で摂取していても，実際には同時に大量の糖質を摂取している。1日に2 L程度飲むと仮定すれば，120〜200 gの糖質をとることになる。

B | 生活習慣病の予防

不適正な生活習慣が誘因となって発症する非感染性の慢性疾患を，**生活習慣病**という。生活習慣病には，がん・心疾患・脳血管疾患・糖尿病・高血圧症・脂質異常症などがある。かつては成人病とよばれていたが，発症誘因として生活習慣の影響が大きいことから，このようによばれるようになった。

　　生活習慣のなかでも，とくに栄養素のかたよった食事は血圧の上昇や内臓脂肪の蓄積などにつながるために，生活習慣病の発症や増悪の予防には食習慣の改善が重要となる。

　　生活習慣病の対策には，①健康者に対して発症を予防する一次予防，②早期発見・早期治療・発症後の増悪の防止を目的とする二次予防，③リハビリテーションとしての三次予防がある。生活習慣病の予防・治療のためには，疾患の一次予防から三次予防までの連続した健康教育や栄養教育が必要である。

①一次予防

　　生活習慣病の発症を予防するためには，栄養教育が必要である。食品や料理のバランスのわるい偏食やひとりで食事をする孤食のほか，過食，不必要な減食，食生活の不規則性などがおこらないようにしなければならない。

　　正しい食習慣を形成するために，子どものうちからの栄養教育（食育）が実施されている。食料の生産や消費，食品の安全性など，食事に関するさまざまな知識を身につけ，適切な判断力を養うことは，健康の増進のために重要である。

②二次予防

　　生活習慣病の増悪防止のためには，対象者を分類し，それに基づいて積極的に健康教育や栄養教育を行うことが必要である。

　　対象者の分類には健康診断が有用であり，健康診断を行うことで，対象者を健康者，疾患の移行期にある境界領域者，患者の３つに分けることができる。このなかでもとくに，移行期・境界領域にあるハイリスク者，さらに疾患の早期にある人々に対して，栄養教育や食事療法の指導が行われている。このような初期段階では，食事療法は薬物療法以上の効果をあげる場合もある。

　　また，医療機関や福祉施設においても，患者に対して疾患の増悪防止のための食事療法が行われている。

③三次予防

　　生活習慣病の三次予防として，塩分や脂質などの摂取量を調節して，糖尿病の合併症や心筋梗塞，脳梗塞などが進展して機能障害をおこさないための食事指導がなされている。また，患者や高齢者に対して，リハビリテーション訓練で機能回復を行い，要介護度が進まないようにする取り組みとともに，筋肉や骨を維持するためのタンパク質・カルシウムなどを十分に摂取できるように食事指導が行われている。

C 食生活の改善への施策

　わが国では，食生活の改善による疾病・障害の一次予防を実現するため，これまでさまざまな取り組みが行われてきた。たとえば，個人が食生活・食習慣を改善しやすいような環境を整え，社会全体として支援したり，また，摂取すべき栄養素の基準や食事バランスの目安などを示している。

　なお，健康増進のための取り組みでは，施策を効果的に進めるために，科学的根拠に基づいた具体的な目標が設定されている。たとえば，実験や調査などによって，減塩することが健康のために有効性があるという根拠が得られたとしても，単に「減塩しましょう」では効果は得られにくい。スローガンだけに終わらず，「1年間で15gから12gまでの3gを減少しましょう」といった目標を掲げて，その方法を具体的に指導することが必要である。

① 栄養所要量から食事摂取基準へ

　1947（昭和22）年，日本人に必要なエネルギーおよび栄養素の量を算定し，食料を安定に確保する目的で，最初の「日本人1人1日あたりの栄養所要量」が発表された。その後，国民の主要な栄養問題は，食糧不足による低栄養問題から肥満や生活習慣病のような過剰栄養問題に変化し，複雑化してきた。そのために栄養所要量は5年ごとに改訂され，1999（平成11）年に発表された第6次改定の際には，はじめて"食事摂取基準"の概念が導入された。

日本人の食事摂取▶
基準
　2004（平成16）年には「日本人の食事摂取基準（2005年版）」として発表され，栄養所要量という用語は削除された。最も新しい食事摂取基準は，2019（令和元）年に発表された「日本人の食事摂取基準（2020年版）」である（▶93, 253ページ）。

② 食生活指針

厚生省による指針▶
　1985（昭和60）年に厚生省（現厚生労働省）は，国民の健康の保持・増進をはかるために，食生活が健康に及ぼす影響，さらに日本人が食生活でとくに留意すべき事項を明らかにした。それが「健康づくりのための食生活指針」である。厚生省は食生活改善の具体的目標として5大項目を示し，その啓発と普及に努めた。その後，時代の変化に応じて1990（平成2）年には「対象特性別食生活指針」を策定した。

農林水産省による▶
指針
　一方，農林水産省は，健康の保持と食料自給力を維持するためには，米食を中心とした日本型食生活を定着させる必要があるとして，1983（昭和58）年に

「私達の望ましい食生活──日本型食生活のあり方を求めて」を，また 1990 （平成 2）年には「新たな食文化の形成に向けて──90 年代の食卓への提案」 を提言した。

新たな食生活指針▶　1990 年代はこれらが併存していたが，食生活指針が 2 種類存在することで 国民の混乱をまねくことから，2000（平成 12）年には当時の厚生省・農林水産省・ 文部省の 3 省合同で，新たな「**食生活指針**」が策定された（▶表 10-2）。さらに，

▶ 表 10-2　食生活指針（2016 年）

○食事を楽しみましょう
・毎日の食事で，健康寿命をのばしましょう
・おいしい食事を，味わいながらゆっくりよくかんで食べましょう
・家族の団らんや人との交流を大切に，また，食事づくりに参加しましょう
○一日の食事のリズムから，健やかな生活リズムを
・朝食で，いきいきした一日を始めましょう
・夜食や間食はとりすぎないようにしましょう
・飲酒はほどほどにしましょう
○適度な運動とバランスのよい食事で，適正体重の維持を
・ふだんから体重をはかり，食事量に気をつけましょう
・ふだんから意識して身体を動かすようにしましょう
・無理な減量はやめましょう
・とくに若年女性のやせ，高齢者の低栄養にも気をつけましょう
○主食・主菜・副菜を基本に，食事のバランスを
・多様な食品を組み合わせましょう
・調理方法がかたよらないようにしましょう
・手づくりと外食や加工食品・調理食品をじょうずに組み合わせましょう
○ごはんなどの穀類をしっかりと
・穀類を毎食とって，糖質からのエネルギー摂取を適正に保ちましょう
・日本の気候・風土に適している米などの穀類を利用しましょう
○野菜・果物，牛乳・乳製品，マメ類，魚なども組み合わせて
・たっぷり野菜と毎日の果物で，ビタミン・ミネラル・食物繊維をとりましょう
・牛乳・乳製品，緑黄色野菜，マメ類，小魚などで，カルシウムを十分にとりましょう
○食塩は控えめに，脂肪は質と量を考えて
・食塩の多い食品や料理を控えめにしましょう。食塩摂取量の目標値は，男性で 1 日 8 g 未満，女性で 1 日 7 g 未満とされています
・動物・植物・魚由来の脂肪をバランスよくとりましょう
・栄養成分表示を見て，食品や外食を選ぶ習慣を身につけましょう
○日本の食文化や地域の産物をいかし，郷土の味の継承を
・「和食」をはじめとした日本の食文化を大切にして，日々の食生活にいかしましょう
・地域の産物や旬の素材を使うとともに，行事食を取り入れながら，自然の恵みや四季の変化を楽しみましょう
・食材に関する知識や調理技術を身につけましょう
・地域や家庭で受け継がれてきた料理や作法を伝えていきましょう
○食料資源を大切に，むだや廃棄の少ない食生活を
・まだ食べられるのに廃棄されている食品ロスを減らしましょう
・調理や保存をじょうずにして，食べ残しのない適量を心がけましょう
・賞味期限や消費期限を考えて利用しましょう
○「食」に関する理解を深め，食生活を見直してみましょう
・子どものころから，食生活を大切にしましょう
・家庭や学校，地域で，食品の安全性を含めた「食」に関する知識や理解を深め，望ましい習慣を身につけましょう
・家族や仲間と，食生活を考えたり，話し合ったりしてみましょう
・自分たちの健康目標をつくり，よりよい食生活を目ざしましょう

2016(平成28)年には，食文化や食品ロスの問題も含めて改定され，今日にいたっている。

この食生活指針は，食料生産，食品の流通，食卓のあり方，そして健康づくりと，幅広く食生活のあり方を視野に入れた内容になっている。それらは全体で10大項目からなり，それぞれの項目に対して，具体的に実践するための手だてが2〜4項目策定されている。

③ 健康日本21と健康フロンティア戦略

1 健康日本21

厚生労働省は2000(平成12)年に，健康づくりと疾病の一次予防を目的とした「21世紀における国民健康づくり運動(健康日本21)」を策定した(▶表10-3)。各目標については，2010(平成22)年までの改善が目ざされた。

改善目標のうち，(1)〜(5)は栄養状態をよりよくするための「栄養素(食物)摂取」に関する項目である。つづく(6)〜(11)は，適正な栄養素を摂取するための「行動変容」に関する項目である。そして(12)〜(14)は，個人の行動変容を支援するための「食環境づくり」に関する項目である。

健康日本21は2011(平成23)年にその最終評価が行われ，翌年からは「21世紀における第2次国民健康づくり運動(健康日本21〔第二次〕)」が推進されている(▶表10-4)。ここでは大きく5つの目標が設定されており，食を通して

▶表10-3 健康日本21における「栄養・食生活」に関する目標

栄養素(食物)摂取	行動変容	食環境づくり
(1)適正体重の維持 (2)脂肪エネルギー比率の減少 (3)食塩摂取量の減少 (4)野菜の摂取量の増加 (5)カルシウムの摂取量の増加	(6)適性体重の認識と体重コントロールの実践 (7)朝食の欠食率の減少 (8)量・質ともにきちんとした食事をする (9)栄養成分表示を参考にする (10)適性体重を維持する食事量の理解 (11)食生活の改善意欲の増加	(12)施設などでのヘルシーメニューの提供 (13)学習の場の増加と参加の促進 (14)学習や活動をする自主グループの増加

▶表10-4 健康日本21(第二次)における「栄養・食生活」に関する目標

生活の質の向上	社会環境の質の向上
(1)適正体重の維持 (2)適切な量と質の食事 　a. 主食・主菜・副菜を組みあわせた食事 　b. 食塩摂取量の減少 　c. 野菜とくだものの摂取量の増加 (3)食事をひとりで食べる子どもの減少	(4)食塩や脂肪の低減に取り組む企業・飲食店の増加 (5)個別の栄養・食事計画を実施する特定給食施設の増加

「生活の質」と「社会環境の質」を向上させるねらいがある。

2 健康フロンティア戦略

健康日本 21 を支える政策として，2004（平成 16）年に「健康フロンティア戦略」が，2007（平成 19）年に「新健康フロンティア戦略」が策定された。

これらは基本的には健康寿命をのばすことを目的としており，国民みずからがそれぞれの立場に応じて健康づくりを行うことや，地域や産業界が健康づくりをしやすい体制をつくることを支援する内容となっている。数値目標としては，がんやメタボリックシンドロームをはじめとした生活習慣病対策や，介護予防の推進，運動の習慣化，食育の推進などが掲げられている。

④ 健康増進法

健康日本 21 の推進根拠法として，2002（平成 14）年に「健康増進法」が制定された。本法は，壮年期死亡の減少，健康寿命の延伸および QOL（生活の質）の向上を実現することを目的としたものであり，厚生労働大臣により定められた，次の 4 つの基本方針に基づいて具体的な取り組みが行われている。

1 一次予防の徹底

国民的課題である生活習慣病の予防は，従来，健康診断による早期発見・早期治療あるいは保健指導，さらに発症後の機能回復や増悪予防を行うこと，すなわち二次予防を目標とした政策が中心的に行われてきた。

しかし，生活習慣病の予防において最も効果的かつ経済的な方法は，発症の誘因となる不適正な生活習慣が形成されないようにすること，あるいはすでに形成されていたらその習慣を改善すること，つまり一次予防の徹底である。健康増進法では，生活習慣病の危険因子にならない食習慣を定着させるために，保健指導や栄養指導を地域や社会全体で行うことの重要性が述べられている。

2 環境の整備

健康づくりは，本来個々人が主体的に取り組む課題であるために，個人の知識や意識，努力などの問題としてかたづけられてきた。たとえば，減量ができない人に対しては，それに関する知識や意識を増大するような指導方法が議論されてきた。しかしながら，社会的に健康づくりに取り組むためには，人々が生活をしている場所から見直し，個人が健康づくりを実践しやすいようにする必要がある。

健康増進法では，家庭・地域・職場など，社会全体として支援する環境整備も重要であると述べている。現在，食習慣の改善が行いやすい環境を整備するために，食品や献立への栄養表示，適正な食品やサプリメントの開発，給食施

設やレストランへの指導，地域での民間団体の協力などがなされている。

3 目標の設定と評価

「健康増進法」の施策の基本方針では，効果的に健康増進を進めるためには，取り組む課題を明確にし，科学的根拠に基づいて具体的な目標を設定すべきとされている。また，目標を達成するための活動を評価し，その後の取り組みに反映することの必要性も述べられている。健康日本21（第二次）では，健康日本21の評価をもとに，引きつづき取り組む目標と新たな目標が策定された。

4 保健・医療・福祉の連携

健康増進の対象は人間の一生にわたり，その施策は母子保健に始まり，学校保健，産業保健，精神保健，高齢者保健，さらに街づくりや自然環境の利用促進，スポーツ振興など，幅広く多様である。

ここからもわかるように，ある特定の組織や職種だけで健康増進を実施することは不可能である。国・地方自治体・健康増進事業実施者・医療機関などの団体，さらにさまざまな保健・医療・福祉の専門家が，相互に連携しながら協力していくことが求められている。

⑤ 食育基本法

「食育基本法」は，国民が食事を通して生涯にわたり健全な心身をつちかい，豊かな人間性をはぐくむことができる社会の実現を目ざして，2005（平成17）年に定められた法律である。施策としての基本方針には以下の7項目がある。

基本方針▶
(1) 国民の心身の健康の増進と豊かな人間形成
(2) 食に関する感謝の念と理解
(3) 食育推進運動の展開
(4) 子どもの食育における保護者，教育関係者などの役割
(5) 食に関する体験活動と食育推進活動の実践
(6) 伝統的な食文化，環境と調和した生産などへの配慮および農山漁村の活性化と食料自給率の向上への貢献
(7) 食品の安全性の確保などにおける食育の役割

第3次食育推進▶
基本計画
2016（平成28）年に，2016年度からの5年間を対象とする「第3次食育推進基本計画」が策定された。「生涯にわたる食の営み」や「生産から食卓までの食べ物の循環」にあらためて目を向け，それぞれの環をつなぎ，広げていき，健全な食生活を実践していくために，食育の5つの重点課題を定めている。その趣旨は，①若い世代を中心とする，②多様な暮らしに対応する，③健康寿命の延伸，④食の循環や環境を意識する，⑤食文化の継承，にある。

D 食の安全性と表示

① 食の安全と安心とは

生命を維持し，健康を維持・増進し，いつまでも元気で若さを保つためには，エネルギーとさまざまな栄養素の補給が必要である。人類は長い年月をかけ，健康の維持に必要かつ安全で嗜好性のある動植物を経験的に選択してきた。

また，現代人は近代の科学技術を用いて食物の生産・調理・加工・保存・流通を発展させ，いつでも，どこでも，容易に食品が獲得できる，いわば豊かな食生活を可能にしてきた。その結果，現代人の食生活は多様化・複雑化・情報化・国際化する一方，安全で安心できる食物の獲得が困難になってきた。

安全で安心な食事▶
をするためには　安全な食事とは，生体に害を与えない食事である。また，安心な食事とは，食品に対する安全性への心配がなく飲食ができることといえよう。したがって，安心な食事を可能にするためには，誰もが食品に対する適正な知識を得て，生体に害がないことを確認できる必要がある。

食品表示の活用▶　生体に害がない食品の条件には，飲食による急性毒性や慢性毒性がなく，咀嚼・嚥下を含む経口摂取の過程および消化・吸収に障害が発生せず，さらにアレルギーがおきないといったことがあげられる。このような食品を知るためには食品表示が役だち，適正な知識をもって活用することが大切である。

食品衛生対策▶　このように食の安心・安全をまもり，適正な食品を届けるための施策を**食品衛生対策**といい，多方面からの取り組みが行われている（▶表 10-5）。

② 食品表示

食品表示とは，食品を摂取する際の安全性および消費者の自主的かつ合理的な食品選択の機会を確保するために食品に関する情報を表示したものである。食品表示の内容にはさまざまなものがあるが，整理すると，食品の①安全性，②品質，③栄養素，の 3 種類に関する表示に大別される。

従来，これらの表示は，食品の安全性に関しては「食品衛生法」に，品質に

▶表 10-5　食品衛生対策

1. 輸入食品対策
2. 食品添加物，残留農薬，動物用医薬品，環境由来化学物質など，食品に含まれる化学物質による食品汚染対策
3. 遺伝子組換え食品対策
4. アレルギー食品対策
5. 牛海綿状脳症（BSE）の安全対策
6. 食中毒対策
7. 保健機能食品対策

関しては「農林物資の規格化等に関する法律」(JAS 法)に, 栄養素に関するものは「健康増進法」に規定され, 具体的な表示ルールは各法令のもとに別々に定められていた。その背景には, 食品衛生法と健康増進法は厚生労働省が, JAS 法は農林水産省が管轄していた状況があった。しかし, 食の安全や国民の健康に資するため, これら 3 法の規定を統合することとなり, 2013 (平成 25) 年に「食品表示法」が公布され, 消費者庁が一元的に管轄することとなった。食品表示法は 2015 (平成 27) 年 4 月から施行されている。

食品表示法の目的 ▶ 食品表示法は, 消費者政策の一環として, 消費者の権利(安全確保, 選択の機会確保, 必要な情報の提供)の尊重と消費者の自立の支援を基本に作成されたものである。食品表示は義務化され, 食品表示基準に従った表示がされない場合は食品の販売をしてはならない。

表示内容 ▶ 食品表示基準に定められた表示内容は, 名称, アレルゲン, 保存方法, 期限, 原材料, 添加物, 栄養成分の量および熱量, 原産地, その他食品関連事業者などである。

1 アレルゲン

食物アレルギーの原因となる物質はアレルゲンとして表示される。表示対象は「特定原材料」と「特定原材料に準ずるもの」に大別される。

[1] 特定原材料 食物アレルギー症状を引きおこすことが明らかになった食品のうち, とくに発症数, 重篤度から勘案して表示する必要性の高いものを食品表示基準において特定原材料として定め, エビ, カニ, クルミ, 小麦, ソバ, 卵, 乳, ラッカセイ (ピーナッツ) の 8 品目の表示を義務づけている。

[2] 特定原材料に準ずるもの 食物アレルギー症状を引きおこすことが明らかになった食品のうち, 症例数や重篤な症状を呈する者の数が継続して相当数みられるが, 特定原材料に比べて少ないものを特定原材料に準ずるものとして, 大豆やイカ, リンゴ, 豚肉, ゼラチンなどの 20 品目を定めている。これらを原材料として含む加工食品については, 当該食品を原材料として含む旨を可能な限り表示するよう努めることとされている。

2 期限

期限表示は, 食品が一定の品質を有しているとみとめられる期限を示す日付であり, 消費期限と賞味期限の 2 つがある。すべての加工食品は商品の特性に応じて, 消費期限または賞味期限のどちらかを表示しなければならない。

[1] 消費期限 定められた方法で保存すれば, 微生物による腐敗や成分の化学的変化(変敗), そのほか食品の劣化に伴って安全性を欠くおそれがないとみとめられる期限である。いわば食べられる期限であり, この期限を過ぎたら安全上食べないほうがよいことを示している。

[2] 賞味期限 定められた方法で保存すれば, すべての食品特性が十分に保

持される期間を示している。いわばおいしく食べることができる期限であり，期限を過ぎたら安全上すぐ食べられなくなるということではない。ただし，食品は未開封かつ，記載の保存方法で保存されていることが前提となる。

3 原材料と食品添加物

原材料▶　食品に使用されている原材料は，原材料に占める重量の割合の高いものから順に，最も一般的な名称で記載する。

食品添加物▶　食品添加物は，原材料に占める重量の割合の高いものから順に，食品衛生法施行規則に従って記載する。食品添加物は，保存料・甘味料・着色料・香料など，食品の製造過程または食品の加工・保存の目的で使用されるものである。

4 栄養成分

栄養成分表示は，消費者が食品を安全に摂取し，自主的かつ合理的に食品を選択するために必要とされる栄養成分を表示したものである。消費者が栄養成分表示を見ることを習慣化することで，適切な食品選択や栄養成分の過不足の確認などに役だてることを目的にしている。

食品表示基準で表示が義務化されているものは，熱量および，タンパク質，脂質，炭水化物，ナトリウムである。ただし，ナトリウムは食塩相当量に換算して表示される。飽和脂肪酸や食物繊維，糖質・糖類，トランス脂肪酸，コレステロール，ビタミン，ミネラルなどは任意表示であり，そのなかでも飽和脂肪酸と食物繊維は表示が推奨される成分である。表示すべき項目の順序および単位ならびに食品の単位については図10-4に示した。

5 その他の表示

その他の食品表示として，食品の保健的な機能や患者などへの活用を表示した保健機能食品や特別用途食品（▶108, 110ページ）がある。

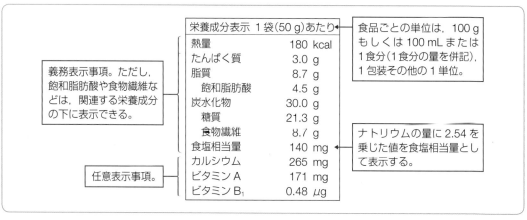

▶ 図10-4　栄養成分表示の例

▶表10-6　安全と安心な食生活を営むための要点

1. 生産地のわかるものにする。
2. できる限り国産のものにする。
3. 添加物の少ないものにする。
4. 低農薬のものにする
5. まとめ買いを避ける。
6. 長期保存せずに早く食べる。
7. 食品表示を見ることを習慣化する。
8. 信頼できる製造業者や販売店をさがす。
9. 生ものはできるだけ控える。
10. 外食はできるだけ避ける。

③ 安全で安心な食生活のために

　安全で安心できる食生活を営むためには，いくつかの工夫が必要である。その要点を表10-6にまとめた。

ゼミナール
復習と課題

❶ 食生活の変遷と現在の栄養問題について述べなさい。
❷ 栄養や食生活の側面から，生活習慣病の予防についてまとめなさい。
❸ 「食生活指針」および「健康日本21」の意義と内容について述べなさい。
❹ 「健康増進法」に基づいて身のまわりで行われている，生活習慣の改善に関する取り組みをあげてみよう。
❺ 食の安全性について話し合ってみよう。

付録 日本人の食事摂取基準（2020年版）抄録

▶ 表　推定エネルギー必要量（kcal/日）

性別	男性			女性		
身体活動レベル[*1]	I	II	III	I	II	III
0～5（月）	—	550	—	—	500	—
6～8（月）	—	650	—	—	600	—
9～11（月）	—	700	—	—	650	—
1～2（歳）	—	950	—	—	900	—
3～5（歳）	—	1,300	—	—	1,250	—
6～7（歳）	1,350	1,550	1,750	1,250	1,450	1,650
8～9（歳）	1,600	1,850	2,100	1,500	1,700	1,900
10～11（歳）	1,950	2,250	2,500	1,850	2,100	2,350
12～14（歳）	2,300	2,600	2,900	2,150	2,400	2,700
15～17（歳）	2,500	2,800	3,150	2,050	2,300	2,550
18～29（歳）	2,300	2,650	3,050	1,700	2,000	2,300
30～49（歳）	2,300	2,700	3,050	1,750	2,050	2,350
50～64（歳）	2,200	2,600	2,950	1,650	1,950	2,250
65～74（歳）	2,050	2,400	2,750	1,550	1,850	2,100
75以上（歳）[*2]	1,800	2,100	—	1,400	1,650	—
妊婦（付加量）[*3] 初期				+50	+50	+50
中期				+250	+250	+250
後期				+450	+450	+450
授乳婦（付加量）				+350	+350	+350

*1：身体活動レベルは，低い，ふつう，高いの3つのレベルとして，それぞれI，II，IIIで示した。
*2：レベルIIは自立している者，レベルIは自宅にいてほとんど外出しない者に相当する。レベルIは高齢者施設で自立に近い状態で過ごしている者にも適用できる値である。
*3：妊婦個々の体格や妊娠中の体重増加量および胎児の発育状況の評価を行うことが必要である。
注1：活用にあたっては，食事摂取状況のアセスメント，体重およびBMIの把握を行い，エネルギーの過不足は，体重の変化またはBMIを用いて評価すること。
注2：身体活動レベルIの場合，少ないエネルギー消費量に見合った少ないエネルギー摂取量を維持することになるため，健康の保持・増進の観点からは，身体活動量を増加させる必要がある。

▶ タンパク質の食事摂取基準(推定平均必要量，推奨量，目安量：g/日，目標量(中央値)：% エネルギー)

性別	男性				女性			
年齢など	推定平均 必要量	推奨量	目安量	目標量[*1]	推定平均 必要量	推奨量	目安量	目標量[*1]
0〜5(月)	—	—	10	—	—	—	10	—
6〜8(月)	—	—	15	—	—	—	15	—
9〜11(月)	—	—	25	—	—	—	25	—
1〜2(歳)	15	20	—	13〜20	15	20	—	13〜20
3〜5(歳)	20	25	—	13〜20	20	25	—	13〜20
6〜7(歳)	25	35	—	13〜20	25	30	—	13〜20
8〜9(歳)	30	40	—	13〜20	30	40	—	13〜20
10〜11(歳)	40	45	—	13〜20	40	50	—	13〜20
12〜14(歳)	50	60	—	13〜20	45	55	—	13〜20
15〜17(歳)	50	65	—	13〜20	45	55	—	13〜20
18〜29(歳)	50	65	—	13〜20	40	50	—	13〜20
30〜49(歳)	50	65	—	13〜20	40	50	—	13〜20
50〜64(歳)	50	65	—	14〜20	40	50	—	14〜20
65〜74(歳)[*2]	50	60	—	15〜20	40	50	—	15〜20
75 以上(歳)[*2]	50	60	—	15〜20	40	50	—	15〜20
妊婦(付加量) 　　初期 　　中期 　　後期					+0 +5 +20	+0 +5 +25	—	—[*3] —[*3] —[*4]
授乳婦(付加量)					+15	+20	—	—[*4]

*1：範囲に関しては，おおむねの値を示したものであり，弾力的に運用すること．
*2：65 歳以上の高齢者について，フレイル予防を目的とした量を定めることはむずかしいが，身長・体重が参照体位に比べて小さい者や，とくに 75 歳以上であって加齢に伴い身体活動量が大きく低下した者など，必要エネルギー摂取量が低い者では，下限が推奨量を下まわる場合がありうる．この場合でも，下限は推奨量以上とすることが望ましい．
*3：妊婦(初期・中期)の目標量は，13〜20% エネルギーとした．
*4：妊婦(後期)および授乳婦の目標量は，15〜20% エネルギーとした．

▶ 脂質の食事摂取基準（% エネルギー）

性別	男性		女性	
年齢など	目安量	目標量[*1]	目安量	目標量[*1]
0〜5（月）	50	—	50	—
6〜11（月）	40	—	40	—
1〜2（歳）	—	20〜30	—	20〜30
3〜5（歳）	—	20〜30	—	20〜30
6〜7（歳）	—	20〜30	—	20〜30
8〜9（歳）	—	20〜30	—	20〜30
10〜11（歳）	—	20〜30	—	20〜30
12〜14（歳）	—	20〜30	—	20〜30
15〜17（歳）	—	20〜30	—	20〜30
18〜29（歳）	—	20〜30	—	20〜30
30〜49（歳）	—	20〜30	—	20〜30
50〜64（歳）	—	20〜30	—	20〜30
65〜74（歳）	—	20〜30	—	20〜30
75 以上（歳）	—	20〜30	—	20〜30
妊婦			—	20〜30
授乳婦			—	20〜30

＊1：範囲に関しては，おおむねの値を示したものである。

▶ 炭水化物の食事摂取基準（% エネルギー）

性別	男性	女性
年齢など	目標量[*1, 2]	目標量[*1, 2]
0〜5（月）	—	—
6〜11（月）	—	—
1〜2（歳）	50〜65	50〜65
3〜5（歳）	50〜65	50〜65
6〜7（歳）	50〜65	50〜65
8〜9（歳）	50〜65	50〜65
10〜11（歳）	50〜65	50〜65
12〜14（歳）	50〜65	50〜65
15〜17（歳）	50〜65	50〜65
18〜29（歳）	50〜65	50〜65
30〜49（歳）	50〜65	50〜65
50〜64（歳）	50〜65	50〜65
65〜74（歳）	50〜65	50〜65
75 以上（歳）	50〜65	50〜65
妊婦		50〜65
授乳婦		50〜65

＊1：範囲に関しては，おおむねの値を示したものである。
＊2：アルコールを含む。ただし，アルコールの摂取をすすめるものではない。

▶ 食物繊維の食事摂取基準（g/日）

性別	男性	女性
年齢など	目標量	目標量
0〜5（月）	—	—
6〜11（月）	—	—
1〜2（歳）	—	—
3〜5（歳）	8 以上	8 以上
6〜7（歳）	10 以上	10 以上
8〜9（歳）	11 以上	11 以上
10〜11（歳）	13 以上	13 以上
12〜14（歳）	17 以上	17 以上
15〜17（歳）	19 以上	18 以上
18〜29（歳）	21 以上	18 以上
30〜49（歳）	21 以上	18 以上
50〜64（歳）	21 以上	18 以上
65〜74（歳）	20 以上	17 以上
75 以上（歳）	20 以上	17 以上
妊婦		18 以上
授乳婦		18 以上

▶ エネルギー産生栄養素バランス(% エネルギー)

性別	男性				女性			
	目標量*1,2				目標量*1,2			
年齢など	タンパク質*3	脂質*4		炭水化物*5,6	タンパク質*3	脂質*4		炭水化物*5,6
		脂質	飽和脂肪酸			脂質	飽和脂肪酸	
0〜11(月)	―	―	―	―	―	―	―	―
1〜2(歳)	13〜20	20〜30	―	50〜65	13〜20	20〜30	―	50〜65
3〜5(歳)	13〜20	20〜30	10以下	50〜65	13〜20	20〜30	10以下	50〜65
6〜7(歳)	13〜20	20〜30	10以下	50〜65	13〜20	20〜30	10以下	50〜65
8〜9(歳)	13〜20	20〜30	10以下	50〜65	13〜20	20〜30	10以下	50〜65
10〜11(歳)	13〜20	20〜30	10以下	50〜65	13〜20	20〜30	10以下	50〜65
12〜14(歳)	13〜20	20〜30	10以下	50〜65	13〜20	20〜30	10以下	50〜65
15〜17(歳)	13〜20	20〜30	8以下	50〜65	13〜20	20〜30	8以下	50〜65
18〜29(歳)	13〜20	20〜30	7以下	50〜65	13〜20	20〜30	7以下	50〜65
30〜49(歳)	13〜20	20〜30	7以下	50〜65	13〜20	20〜30	7以下	50〜65
50〜64(歳)	14〜20	20〜30	7以下	50〜65	14〜20	20〜30	7以下	50〜65
65〜74(歳)	15〜20	20〜30	7以下	50〜65	15〜20	20〜30	7以下	50〜65
75以上(歳)	15〜20	20〜30	7以下	50〜65	15〜20	20〜30	7以下	50〜65
妊婦　初期					13〜20	20〜30	7以下	50〜65
中期					13〜20			
後期					15〜20			
授乳婦					15〜20			

*1：必要なエネルギー量を確保したうえでのバランスとすること。
*2：範囲に関しては，おおむねの値を示したものであり，弾力的に運用すること。
*3：65歳以上の高齢者について，フレイル予防を目的とした量を定めることはむずかしいが，身長・体重が参照体位に比べて小さい者や，とくに75歳以上であって加齢に伴い身体活動量が大きく低下した者など，必要エネルギー摂取量が低い者では，下限が推奨量を下まわる場合がありうる。この場合でも，下限は推奨量以上とすることが望ましい。
*4：脂質については，その構成成分である飽和脂肪酸など，質への配慮を十分に行う必要がある。
*5：アルコールを含む。ただし，アルコールの摂取をすすめるものではない。
*6：食物繊維の目標量を十分に注意すること。

▶ ビタミン A の食事摂取基準（μgRAE/日）[*1]

性別	男性				女性			
年齢など	推定平均 必要量[*2]	推奨量[*2]	目安量[*3]	耐容 上限量[*3]	推定平均 必要量[*2]	推奨量[*2]	目安量[*3]	耐容 上限量[*3]
0〜5(月)	—	—	300	600	—	—	300	600
6〜11(月)	—	—	400	600	—	—	400	600
1〜2(歳)	300	400	—	600	250	350	—	600
3〜5(歳)	350	450	—	700	350	500	—	850
6〜7(歳)	300	400	—	950	300	400	—	1,200
8〜9(歳)	350	500	—	1,200	350	500	—	1,500
10〜11(歳)	450	600	—	1,500	400	600	—	1,900
12〜14(歳)	550	800	—	2,100	500	700	—	2,500
15〜17(歳)	650	900	—	2,500	500	650	—	2,800
18〜29(歳)	600	850	—	2,700	450	650	—	2,700
30〜49(歳)	650	900	—	2,700	500	700	—	2,700
50〜64(歳)	650	900	—	2,700	500	700	—	2,700
65〜74(歳)	600	850	—	2,700	500	700	—	2,700
75 以上(歳)	550	800	—	2,700	450	650	—	2,700
妊婦(付加量) 　初期 　中期 　後期					+0 +0 +60	+0 +0 +80	— — —	— — —
授乳婦(付加量)					+300	+450	—	—

＊1：レチノール活性当量（μgRAE）＝レチノール（μg）＋β-カロテン（μg）×1/12＋α-カロテン（μg）×1/24＋β-ク
　　リプトキサンチン（μg）×1/24＋その他のプロビタミン A カロテノイド（μg）×1/24
＊2：プロビタミン A カロテノイドを含む。
＊3：プロビタミン A カロテノイドを含まない。

▶ ビタミン B₁ の食事摂取基準(mg/日)[*1, 2]

性別	男性			女性		
年齢など	推定平均必要量	推奨量	目安量	推定平均必要量	推奨量	目安量
0～5(月)	—	—	0.1	—	—	0.1
6～11(月)	—	—	0.2	—	—	0.2
1～2(歳)	0.4	0.5	—	0.4	0.5	—
3～5(歳)	0.6	0.7	—	0.6	0.7	—
6～7(歳)	0.7	0.8	—	0.7	0.8	—
8～9(歳)	0.8	1.0	—	0.8	0.9	—
10～11(歳)	1.0	1.2	—	0.9	1.1	—
12～14(歳)	1.2	1.4	—	1.1	1.3	—
15～17(歳)	1.3	1.5	—	1.0	1.2	—
18～29(歳)	1.2	1.4	—	0.9	1.1	—
30～49(歳)	1.2	1.4	—	0.9	1.1	—
50～64(歳)	1.1	1.3	—	0.9	1.1	—
65～74(歳)	1.1	1.3	—	0.9	1.1	—
75 以上(歳)	1.0	1.2	—	0.8	0.9	—
妊婦(付加量)				+0.2	+0.2	—
授乳婦(付加量)				+0.2	+0.2	—

*1：チアミン塩化物塩酸塩(分子量＝337.3)の重量として示した。
*2：身体活動レベルⅡの推定エネルギー必要量を用いて算定した。
特記事項：推定平均必要量は，ビタミン B₁ の欠乏症である脚気を予防するに足る最小必要量からではなく，尿中にビタミン B₁ の排泄量が増大しはじめる摂取量(体内飽和量)から算定。

▶ ビタミン B₂ の食事摂取基準(mg/日)[*1]

性別	男性			女性		
年齢など	推定平均必要量	推奨量	目安量	推定平均必要量	推奨量	目安量
0～5(月)	—	—	0.3	—	—	0.3
6～11(月)	—	—	0.4	—	—	0.4
1～2(歳)	0.5	0.6	—	0.5	0.5	—
3～5(歳)	0.7	0.8	—	0.6	0.8	—
6～7(歳)	0.8	0.9	—	0.7	0.9	—
8～9(歳)	0.9	1.1	—	0.9	1.0	—
10～11(歳)	1.1	1.4	—	1.0	1.3	—
12～14(歳)	1.3	1.6	—	1.2	1.4	—
15～17(歳)	1.4	1.7	—	1.2	1.4	—
18～29(歳)	1.3	1.6	—	1.0	1.2	—
30～49(歳)	1.3	1.6	—	1.0	1.2	—
50～64(歳)	1.2	1.5	—	1.0	1.2	—
65～74(歳)	1.2	1.5	—	1.0	1.2	—
75 以上(歳)	1.1	1.3	—	0.9	1.0	—
妊婦(付加量)				+0.2	+0.3	—
授乳婦(付加量)				+0.5	+0.6	—

*1：身体活動レベルⅡの推定エネルギー必要量を用いて算定した。
特記事項：推定平均必要量は，ビタミン B₂ の欠乏症である口唇炎，口角炎，舌炎などの皮膚炎を予防するに足る最小量からではなく，尿中にビタミン B₂ の排泄量が増大しはじめる摂取量(体内飽和量)から算定。

▶ ビタミン C の食事摂取基準（mg/日）*1

性別	男性			女性		
年齢など	推定平均必要量	推奨量	目安量	推定平均必要量	推奨量	目安量
0〜5（月）	—	—	40	—	—	40
6〜11（月）	—	—	40	—	—	40
1〜2（歳）	35	40	—	35	40	—
3〜5（歳）	40	50	—	40	50	—
6〜7（歳）	50	60	—	50	60	—
8〜9（歳）	60	70	—	60	70	—
10〜11（歳）	70	85	—	70	85	—
12〜14（歳）	85	100	—	85	100	—
15〜17（歳）	85	100	—	85	100	—
18〜29（歳）	85	100	—	85	100	—
30〜49（歳）	85	100	—	85	100	—
50〜64（歳）	85	100	—	85	100	—
65〜74（歳）	80	100	—	80	100	—
75 以上（歳）	80	100	—	80	100	—
妊婦（付加量）				+10	+10	—
授乳婦（付加量）				+40	+45	—

＊1：L-アスコルビン酸（分子量 176.12）の重量で示した。
特記事項：推定平均必要量は，ビタミン C の欠乏症である壊血病を予防するに足る最小量からではなく，心臓血管系の疾病予防効果および抗酸化作用の観点から算定。

▶ ナトリウムの食事摂取基準（mg/日，（　）は食塩相当量 [g/日]）*1

性別	男性			女性		
年齢など	推定平均必要量	目安量	目標量	推定平均必要量	目安量	目標量
0〜5（月）	—	100（0.3）	—	—	100（0.3）	—
6〜11（月）	—	600（1.5）	—	—	600（1.5）	—
1〜2（歳）	—	—	（3.0 未満）	—	—	（3.0 未満）
3〜5（歳）	—	—	（3.5 未満）	—	—	（3.5 未満）
6〜7（歳）	—	—	（4.5 未満）	—	—	（4.5 未満）
8〜9（歳）	—	—	（5.0 未満）	—	—	（5.0 未満）
10〜11（歳）	—	—	（6.0 未満）	—	—	（6.0 未満）
12〜14（歳）	—	—	（7.0 未満）	—	—	（6.5 未満）
15〜17（歳）	—	—	（7.5 未満）	—	—	（6.5 未満）
18〜29（歳）	600（1.5）	—	（7.5 未満）	600（1.5）	—	（6.5 未満）
30〜49（歳）	600（1.5）	—	（7.5 未満）	600（1.5）	—	（6.5 未満）
50〜64（歳）	600（1.5）	—	（7.5 未満）	600（1.5）	—	（6.5 未満）
65〜74（歳）	600（1.5）	—	（7.5 未満）	600（1.5）	—	（6.5 未満）
75 以上（歳）	600（1.5）	—	（7.5 未満）	600（1.5）	—	（6.5 未満）
妊婦				600（1.5）	—	（6.5 未満）
授乳婦				600（1.5）	—	（6.5 未満）

＊1：高血圧および慢性腎臓病（CKD）の重症化予防のための食塩相当量の量は，男女とも 6.0 g/日未満とした。

▶ カリウムの食事摂取基準（mg/日）

性別	男性		女性	
年齢など	目安量	目標量	目安量	目標量
0～5（月）	400	―	400	―
6～11（月）	700	―	700	―
1～2（歳）	900	―	900	―
3～5（歳）	1,000	1,400 以上	1,000	1,400 以上
6～7（歳）	1,300	1,800 以上	1,200	1,800 以上
8～9（歳）	1,500	2,000 以上	1,500	2,000 以上
10～11（歳）	1,800	2,200 以上	1,800	2,000 以上
12～14（歳）	2,300	2,400 以上	1,900	2,400 以上
15～17（歳）	2,700	3,000 以上	2,000	2,600 以上
18～29（歳）	2,500	3,000 以上	2,000	2,600 以上
30～49（歳）	2,500	3,000 以上	2,000	2,600 以上
50～64（歳）	2,500	3,000 以上	2,000	2,600 以上
65～74（歳）	2,500	3,000 以上	2,000	2,600 以上
75 以上（歳）	2,500	3,000 以上	2,000	2,600 以上
妊婦			2,000	2,600 以上
授乳婦			2,200	2,600 以上

▶ カルシウムの食事摂取基準（mg/日）

性別	男性				女性			
年齢など	推定平均必要量	推奨量	目安量	耐容上限量	推定平均必要量	推奨量	目安量	耐容上限量
0～5（月）	―	―	200	―	―	―	200	―
6～11（月）	―	―	250	―	―	―	250	―
1～2（歳）	350	450	―	―	350	400	―	―
3～5（歳）	500	600	―	―	450	550	―	―
6～7（歳）	500	600	―	―	450	550	―	―
8～9（歳）	550	650	―	―	600	750	―	―
10～11（歳）	600	700	―	―	600	750	―	―
12～14（歳）	850	1,000	―	―	700	800	―	―
15～17（歳）	650	800	―	―	550	650	―	―
18～29（歳）	650	800	―	2,500	550	650	―	2,500
30～49（歳）	600	750	―	2,500	550	650	―	2,500
50～64（歳）	600	750	―	2,500	550	650	―	2,500
65～74（歳）	600	750	―	2,500	550	650	―	2,500
75 以上（歳）	600	700	―	2,500	500	600	―	2,500
妊婦（付加量）					＋0	＋0	―	―
授乳婦（付加量）					＋0	＋0	―	―

▶ 鉄の食事摂取基準（mg/日）

性別	男性				女性					
					月経なし		月経あり			
年齢など	推定平均必要量	推奨量	目安量	耐容上限量	推定平均必要量	推奨量	推定平均必要量	推奨量	目安量	耐容上限量
0〜5（月）	―	―	0.5	―	―	―	―	―	0.5	―
6〜11（月）	3.5	5.0	―	―	3.5	4.5	―	―	―	―
1〜2（歳）	3.0	4.5	―	25	3.0	4.5	―	―	―	20
3〜5（歳）	4.0	5.5	―	25	4.0	5.5	―	―	―	25
6〜7（歳）	5.0	5.5	―	30	4.5	5.5	―	―	―	30
8〜9（歳）	6.0	7.0	―	35	6.0	7.5	―	―	―	35
10〜11（歳）	7.0	8.5	―	35	7.0	8.5	10.0	12.0	―	35
12〜14（歳）	8.0	10.0	―	40	7.0	8.5	10.0	12.0	―	40
15〜17（歳）	8.0	10.0	―	50	5.5	7.0	8.5	10.5	―	40
18〜29（歳）	6.5	7.5	―	50	5.5	6.5	8.5	10.5	―	40
30〜49（歳）	6.5	7.5	―	50	5.5	6.5	9.0	10.5	―	40
50〜64（歳）	6.5	7.5	―	50	5.5	6.5	9.0	11.0	―	40
65〜74（歳）	6.0	7.5	―	50	5.0	6.0	―	―	―	40
75 以上（歳）	6.0	7.0	―	50	5.0	6.0	―	―	―	40
妊婦（付加量） 　　初期 中期・後期					+2.0 +8.0	+2.5 +9.5	― ―	― ―	― ―	― ―
授乳婦（付加量）					+2.0	+2.5	―	―	―	―

付録 日本人の身体計測基準値*

●身長（男性）(cm)

年齢	95%	50%	5%	年齢	95%	50%	5%
＜25	182.2	171.0	161.0	55〜59	175.4	165.6	156.0
25〜29	181.0	171.3	160.2	60〜64	174.5	164.0	153.0
30〜34	181.0	172.0	163.4	65〜69	176.0	163.0	153.1
35〜39	182.0	170.9	162.0	70〜74	172.0	160.0	149.0
40〜44	179.2	170.0	161.0	75〜79	170.8	160.7	152.5
45〜49	176.9	168.3	159.0	80〜84	171.0	159.5	142.3
50〜54	177.6	167.0	156.7	≧85	173.1	156.0	140.4

●身長（女性）(cm)

年齢	95%	50%	5%	年齢	95%	50%	5%
＜25	169.3	159.0	150.5	55〜59	161.1	153.0	143.7
25〜29	168.5	158.0	150.0	60〜64	159.0	152.0	143.1
30〜34	167.0	158.0	150.0	65〜69	158.2	151.2	141.2
35〜39	166.8	158.0	150.0	70〜74	160.0	150.0	139.0
40〜44	165.0	156.0	148.0	75〜79	156.0	146.9	134.7
45〜49	164.6	156.0	146.0	80〜84	155.0	144.3	130.1
50〜54	164.2	155.0	146.3	≧85	150.0	141.0	130.0

●体重（男性）(kg)

年齢	95%	50%	5%	年齢	95%	50%	5%
＜25	79.9	61.5	50.0	55〜59	77.6	63.0	47.0
25〜29	85.4	64.0	49.5	60〜64	73.7	61.9	45.0
30〜34	90.0	69.0	54.4	65〜69	74.3	60.3	47.4
35〜39	83.0	68.0	53.5	70〜74	72.2	57.9	43.1
40〜44	83.7	67.0	52.6	75〜79	68.2	55.0	41.0
45〜49	83.7	64.0	51.7	80〜84	68.9	54.0	38.1
50〜54	82.7	65.5	50.1	≧85	69.0	50.5	36.0

●体重（女性）(kg)

年齢	95%	50%	5%	年齢	95%	50%	5%
＜25	65.0	50.4	41.7	55〜59	67.6	52.0	39.5
25〜29	63.4	50.0	41.0	60〜64	65.1	51.9	39.2
30〜34	70.1	49.5	42.0	65〜69	68.0	52.0	40.0
35〜39	67.7	52.0	41.2	70〜74	63.3	48.4	37.0
40〜44	68.4	52.0	43.5	75〜79	63.0	46.7	33.9
45〜49	68.5	53.0	42.7	80〜84	59.5	44.0	32.0
50〜54	67.7	52.0	40.0	≧85	52.6	40.5	29.5

● BMI（男性）

年齢	95%	50%	5%	年齢	95%	50%	5%
＜25	26.9	20.7	17.7	55〜59	27.1	22.9	18.5
25〜29	28.4	22.0	17.4	60〜64	27.2	23.3	17.9
30〜34	30.2	23.3	18.8	65〜69	25.4	22.1	17.5
35〜39	28.8	23.4	18.8	70〜74	27.5	22.0	16.5
40〜44	28.7	23.2	19.0	75〜79	26.0	21.2	15.4
45〜49	28.8	23.0	18.8	80〜84	28.9	20.6	16.1
50〜54	28.8	23.3	18.4	≧85	30.1	20.2	15.2

● BMI（女性）

年齢	95%	50%	5%	年齢	95%	50%	5%
＜25	24.2	20.1	17.3	55〜59	29.6	22.0	17.5
25〜29	24.1	19.9	17.0	60〜64	29.0	22.8	17.9
30〜34	26.5	19.8	17.5	65〜69	28.8	21.9	17.7
35〜39	26.6	20.8	17.0	70〜74	29.2	21.4	16.9
40〜44	27.9	21.8	17.8	75〜79	29.0	21.2	15.6
45〜49	28.4	21.7	17.7	80〜84	31.0	20.5	14.6
50〜54	27.5	21.7	17.5	≧85	25.6	20.5	14.3

●上腕三頭筋皮下脂肪厚（男性）(mm)

年齢	95%	50%	5%	年齢	95%	50%	5%
＜25	23.5	10.0	4.0	55〜59	20.2	9.0	4.0
25〜29	26.0	11.0	4.0	60〜64	18.9	9.0	4.0
30〜34	24.6	13.0	6.0	65〜69	19.0	10.0	5.0
35〜39	24.0	12.0	4.9	70〜74	20.0	10.0	5.0
40〜44	20.5	11.0	5.0	75〜79	18.7	9.3	4.2
45〜49	22.0	10.2	6.0	80〜84	18.5	10.0	4.0
50〜54	25.7	10.0	5.0	≧85	19.0	8.0	2.3

●上腕三頭筋皮下脂肪厚（女性）(mm)

年齢	95%	50%	5%	年齢	95%	50%	5%
＜25	29.1	14.0	5.0	55〜59	32.7	16.0	5.0
25〜29	28.0	14.0	2.1	60〜64	26.0	15.1	5.1
30〜34	29.1	14.0	2.5	65〜69	32.0	20.0	9.0
35〜39	28.1	15.0	6.0	70〜74	30.0	16.0	7.0
40〜44	31.7	15.5	7.0	75〜79	28.0	14.0	5.0
45〜49	31.1	16.0	5.0	80〜84	22.8	12.5	4.0
50〜54	27.1	14.5	5.0	≧85	22.0	10.0	3.3

＊日本栄養アセスメント研究会：日本人の新身体計測基準値 JARD 2001. 栄養-評価と治療 19（Suppl.）：46-81, 2002 による

●肩甲骨下部皮下脂肪厚（男性）（mm）

年齢	95%	50%	5%	年齢	95%	50%	5%
＜25	22.2	10.0	5.6	55〜59	22.9	13.0	6.0
25〜29	27.0	12.5	7.0	60〜64	20.3	12.5	7.0
30〜34	28.7	15.0	8.0	65〜69	30.0	18.0	8.0
35〜39	27.0	15.5	8.0	70〜74	29.0	16.0	7.0
40〜44	25.3	16.0	8.0	75〜79	28.0	15.0	6.0
45〜49	22.7	14.0	8.0	80〜84	29.7	14.0	5.1
50〜54	24.1	16.0	6.4	≧85	26.0	10.0	5.0

●肩甲骨下部皮下脂肪厚（女性）（mm）

年齢	95%	50%	5%	年齢	95%	50%	5%
＜25	21.7	12.8	7.4	55〜59	29.1	16.5	6.5
25〜29	25.5	12.0	7.6	60〜64	31.3	13.8	6.0
30〜34	29.5	13.5	5.8	65〜69	39.0	22.0	10.0
35〜39	33.4	14.0	8.0	70〜74	36.0	18.0	7.0
40〜44	31.8	14.5	9.0	75〜79	31.0	16.0	6.0
45〜49	30.2	16.0	7.6	80〜84	28.9	13.3	6.0
50〜54	26.3	13.0	6.4	≧85	21.5	10.0	4.0

●上腕周囲長（男性）（cm）

年齢	95%	50%	5%	年齢	95%	50%	5%
＜25	32.5	27.0	22.3	55〜59	31.0	27.0	22.0
25〜29	33.4	27.4	23.1	60〜64	30.6	26.8	21.2
30〜34	33.2	28.6	24.0	65〜69	31.2	27.5	22.7
35〜39	33.8	28.0	24.2	70〜74	31.2	26.8	21.0
40〜44	32.5	28.0	23.9	75〜79	30.3	26.2	20.5
45〜49	32.2	27.8	23.8	80〜84	31.6	25.0	19.2
50〜54	32.3	27.6	23.0	≧85	29.1	24.0	19.0

●上腕周囲長（女性）（cm）

年齢	95%	50%	5%	年齢	95%	50%	5%
＜25	29.6	24.6	21.3	55〜59	31.3	26.2	20.3
25〜29	29.4	24.3	20.7	60〜64	32.0	25.7	19.6
30〜34	29.8	24.3	21.0	65〜69	31.0	26.2	22.0
35〜39	30.2	25.0	21.4	70〜74	30.8	25.6	20.2
40〜44	31.7	26.4	22.1	75〜79	30.4	24.8	18.5
45〜49	31.0	26.0	21.3	80〜84	29.0	24.0	18.0
50〜54	31.8	25.6	21.4	≧85	29.1	22.6	17.7

●下腿周囲長（男性）（cm）

年齢	95%	50%	5%	年齢	95%	50%	5%
＜25	42.1	35.9	28.9	55〜59	40.5	35.6	30.1
25〜29	42.3	36.5	30.9	60〜64	40.0	34.8	29.9
30〜34	43.5	38.0	31.9	65〜69	38.6	34.0	28.5
35〜39	42.2	37.5	32.8	70〜74	37.6	33.4	27.8
40〜44	41.8	37.7	31.1	75〜79	38.1	32.8	27.2
45〜49	41.4	36.9	32.4	80〜84	37.8	31.9	25.2
50〜54	42.1	36.9	29.8	≧85	36.0	30.0	24.7

●下腿周囲長（女性）（cm）

年齢	95%	50%	5%	年齢	95%	50%	5%
＜25	39.5	34.5	30.4	55〜59	37.9	33.1	26.3
25〜29	38.7	33.9	30.0	60〜64	38.3	32.5	25.1
30〜34	39.4	33.8	30.3	65〜69	37.6	32.2	28.0
35〜39	39.3	34.6	29.5	70〜74	37.2	31.6	27.0
40〜44	40.2	35.0	31.3	75〜79	35.9	30.6	25.7
45〜49	41.0	34.3	28.1	80〜84	35.4	29.6	22.6
50〜54	38.4	33.6	28.3	≧85	33.7	28.3	21.7

●上腕筋囲（男性）（cm）

年齢	95%	50%	5%	年齢	95%	50%	5%
＜25	28.0	23.2	18.8	55〜59	27.6	23.7	19.7
25〜29	28.8	23.7	19.1	60〜64	27.1	23.4	18.3
30〜34	28.6	24.4	19.9	65〜69	27.6	24.0	19.4
35〜39	29.0	24.1	19.9	70〜74	28.1	23.6	18.5
40〜44	28.8	24.4	20.1	75〜79	26.9	22.9	18.0
45〜49	28.6	24.0	20.0	80〜84	26.9	21.8	16.4
50〜54	28.2	23.8	19.3	≧85	25.2	21.4	15.8

●上腕筋囲（女性）（cm）

年齢	95%	50%	5%	年齢	95%	50%	5%
＜25	24.7	19.9	15.5	55〜59	26.0	20.5	16.5
25〜29	24.4	19.5	16.4	60〜64	25.1	20.6	16.8
30〜34	25.5	19.9	16.4	65〜69	24.3	20.8	16.4
35〜39	24.0	20.2	16.1	70〜74	24.5	20.3	15.8
40〜44	24.9	21.1	17.5	75〜79	24.8	20.2	15.5
45〜49	25.1	20.6	17.4	80〜84	23.6	20.0	15.5
50〜54	24.1	20.8	17.6	≧85	23.3	19.3	15.1

●上腕筋面積（男性）（cm²）

年齢	95%	50%	5%	年齢	95%	50%	5%
＜25	62.5	43.0	28.2	55〜59	60.6	44.7	30.8
25〜29	66.0	44.7	28.9	60〜64	58.3	43.4	26.6
30〜34	65.1	47.5	31.4	65〜69	60.6	46.0	29.9
35〜39	65.9	45.8	31.4	70〜74	62.7	44.3	27.2
40〜44	66.1	47.3	32.1	75〜79	57.8	41.6	25.8
45〜49	65.1	45.9	31.8	80〜84	57.6	37.9	21.4
50〜54	63.3	45.2	29.5	≧85	50.6	36.6	19.9

●上腕筋面積（女性）（cm²）

年齢	95%	50%	5%	年齢	95%	50%	5%
＜25	48.6	31.5	19.2	55〜59	53.8	33.5	21.7
25〜29	47.6	30.2	21.3	60〜64	50.2	33.6	22.5
30〜34	51.6	31.5	21.9	65〜69	46.8	32.1	21.5
35〜39	46.0	32.6	20.7	70〜74	47.8	32.7	20.0
40〜44	49.5	35.4	24.5	75〜79	48.9	32.4	19.1
45〜49	50.2	33.8	24.1	80〜84	44.4	31.7	19.1
50〜54	46.3	34.4	24.6	≧85	43.2	28.8	17.3

参考文献

1) 江指隆年・中嶋洋子編：基礎栄養学．同文書院，2002．

2) 金川克子監修，鈴木志保子編：食生活の基礎と事例から学ぶ食事支援・指導（行動変容につなげる保健指導スキルアップBOOK）．中央法規出版，2009．

3) 厚生労働省・「日本人の食事摂取基準」策定検討会：日本人の食事摂取基準（2020年版）．2019．

4) 五島雄一郎監修，中村丁次編：食事指導のABC，改訂第2版．日本医師会，2002．

5) 高野克己編著：食品学各論．樹村房，2000．

6) 中村丁次編著：栄養食事療法必携，第3版．医歯薬出版，2005．

7) 中村丁次編著，川島由紀子ほか著：栄養と食事療法の知識．医学書院，1995．

8) 日本栄養士会監修，中村丁次ほか編：生活習慣病予防と高齢者ケアのための栄養指導マニュアル．第一出版，2002．

9) 馬場忠雄・山城雄一郎編：新臨床栄養学，第2版．医学書院，2012．

10) 東口高志編：「治る力」を引き出す 実践！ 臨床栄養（JJNスペシャル）．医学書院，2010．

11) 広田才之ほか編：栄養学総論．共立出版，1993．

12) 藤沢良知・原正俊編著：新公衆栄養学，第2版．第一出版，2003．

13) 細谷憲政編著：今なぜエネルギー代謝か——生活習慣病予防のために．第一出版，2000．

14) 細谷憲政監修，川久保清ほか著：健康科学の視点に立った生活習慣病の一次予防．第一出版，1999．

15) 細谷憲政監修，杉山みち子著：更年期の保健学——半健康状態と生活習慣の改善．第一出版，1995．

16) 細谷憲政・松田朗監修，小山秀夫・杉山みち子編：これからの高齢者の栄養管理サービス——栄養ケアとマネジメント．第一出版，1998．

17) 細谷憲政：三訂人間栄養学．調理栄養教育公社，2000．

18) 松本仲子監修：調理のためのベーシックデータ，第4版．女子栄養大学出版部，2012．

19) 宮井潔編：NEW臨床検査診断学．南江堂，1992．

20) 文部科学省：日本食品標準成分表2015年版（七訂）追補2018年．2018．

索引

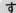

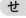